Manon Mannherz
Ismene Ditrich
Christa Koentges

Die Welt autistischer Frauen und Mädchen

Manon Mannherz
Ismene Ditrich
Christa Koentges

Die Welt autistischer Frauen und Mädchen

Warum sie anders genau richtig sind

BELTZ

Dieses Buch ist erhältlich als:
ISBN 978-3-407-86183-2 Print
ISBN 978-3-407-86184-9 E-Book (EPUB)

5. Auflage 2026

Werderstraße 10, 69469 Weinheim
service@beltz.de

Illustration: Karina Bolte
Lektorat: Bettina Brinkmann, Julia Matthias
Umschlaggestaltung: anjagrimmgestaltung.de
Bildnachweis: ©moremar– stock.adobe.com

Herstellung: Sarah Veith
Layout: Sarah Veith und Rooda Lee
Satz: Publikations Atelier, Weiterstadt
Printed in Germany

Weitere Informationen zu unseren Autor:innen und Titeln finden Sie unter: www.beltz.de

Inhalt

Vorwort

Es ist nicht lange her, da wurde Autismus in erster Linie mit Männern und Jungen in Verbindung gebracht. Die empirische Forschung ging lange von einem Geschlechterverhältnis von 8:1 aus. Autistische Frauen und Mädchen: eine Rarität. Die Vorstellung der »männlichen Krankheit« wurde in den letzten zwanzig Jahren durch die *Extreme Male Brain Theory* des britischen Psychologen Simon Baron-Cohen unterfüttert, wonach Autisten die Extremform eines männlichen Gehirns ausprägen, d. h. ganz wenig Empathie entwickeln und außerordentlich gut systematisieren. Als zentrale Ursache wurden erhöhte Testosteronspiegel zu bestimmten Zeiten der pränatalen Entwicklung angenommen.

Vielleicht steckt ja ein Körnchen Wahrheit in der Theorie. Was aber sicher nicht stimmt, ist die Annahme, dass Autismus nur Jungen und Männer betrifft. Zumindest aus klinischer Sicht wird immer deutlicher, dass wir lange Zeit nicht deswegen Mädchen und Frauen mit Autismus außer Acht gelassen haben, weil Autismus auf das männliche Geschlecht beschränkt wäre, sondern weil unser Blick auf Autismus eingeengt war. »Männlicher Autismus« ist – wie bei der ADHS – im Alltag auffälliger, was aber definitiv nicht heißt, dass er auch stärker ausgeprägt ist.

»Männlicher Autismus«, »weiblicher Autismus« – ist das nicht binär gedacht, zu sehr an Klischees orientiert? An dieser Stelle scheint eine kleine Erklärung notwendig: Wenn wir von Frauen oder Männern mit Autismus, von »männlichem Autismus« und »weiblichem Autismus« sprechen, ist das natürlich idealtypisch gemeint und nicht ohne Weiteres auf den Einzelfall übertragbar. Wie Autismus sich jeweils ausprägt, unterliegt vielen Faktoren und lässt sich nicht auf die Achse männlich-weiblich herunterbrechen. So werden sicher einige Männer mit Autismus – denen die Lektüre dieses Buches ausdrücklich empfohlen werden kann – sich eher im »weiblichen Autismus« wiederfinden als im männlichen und umgekehrt.

Trotz der großen individuellen Vielfalt zeigt sich aus klinisch-diagnostischer Sicht allerdings deutlich, dass sich die Autismus-Symptome bei Frauen und Männern ziemlich unterschiedlich ausprägen. Ob dieses Phänomen biologisch verankert ist oder gesellschaftlich bedingt, ist dabei zuerst einmal weniger wichtig. In der Diagnostik von erwachsenen Autist:innen wird jedenfalls klar erkennbar: Frauen zeigen ihre autistischen Symptome häufig *anders* und erhalten oft *später* im Leben die Diagnose.

Viele Frauen und Mädchen mit Autismus zeigen eine höhere soziale Orientierung und häufig auch Spezialinteressen im sozialen Bereich. Außerdem können Mädchen und Frauen mit Autismus ihre Mitmenschen deutlich besser nachahmen als Jungen und Männer. Zudem sind Mädchen mit Autismus auch deutlich besser darin als Jungen, still zu sein, wenn sie nicht mitkommen oder der sozialen Dynamik nicht folgen können, was insbesondere im schulischen Kontext zur Folge hat, dass sie kaum auffallen.

Diese Kompensation ist allerdings in den meisten Fällen teuer erkauft, sie ist mental hochgradig anstrengend und weckt in der Umgebung deutlich höhere Erwartungen, als ein auffälliger autistischer Junge dies tut. Und wenn die Anforderungen an die soziale Kompetenz steigen, stoßen diese sozialen Kompensationsmechanismen an ihre Grenzen, z. B. beim Einstieg in den Beruf oder den Multitasking-Herausforderungen in der »Rushhour des Lebens«. Hier kommt es nicht selten zu Dekompensationen: Der Leidensdruck steigt, und Autistinnen werden z. B. depressiv, ängstlich oder entwickeln psychosomatische Symptome. Und nicht selten erfolgt erst in dieser Lebensphase die Autismus-Diagnostik. Das erklärt auch das in der Erwachsenendiagnostik deutlich verschobene Geschlechterverhältnis von 2:1. Das sind zwar immer noch mehr

Männer, von einem »männlichen Zustandsbild« zu sprechen, ist aber definitiv nicht mehr angebracht.

Die Folgerung daraus für die Diagnostik liegt auf der Hand: Reine Verhaltensbeobachtung kann ziemlich in die Irre führen. Denn Verhalten kann auf verschiedene Weise entstehen, es kann intuitiv-automatisch oder überlegt-gesteuert sein. Ein Blickkontakt, ein Begrüßungslächeln oder eine emotionale Geste kann »einfach passieren« oder geplant und algorithmisch durchorganisiert sein. In der Diagnostik muss also genau darüber reflektiert werden, wie ein Verhalten entstanden ist, z. B. ob es von den Eltern vorgeschrieben oder nach Vorbild einer Netflix-Serie entwickelt wurde.

Auch wird deutlich, dass das Selbstverstehen und Selbstverständnis von Autistinnen oft ein anderes ist als das von Autisten: Autisten kriegen häufig von ihrer Umwelt gespiegelt, dass sie offenkundig »anders« sind als andere Menschen; im besten Falle wird dies ein gut integrierter Teil ihrer Identität. Autistinnen hingegen passen sich im Laufe ihrer Kindheit und Jugend häufig so gut an, dass sie nicht mehr »offenkundig anders«, sondern nur noch »irgendwie anders« sind. Dies stellt Frauen und Mädchen in der Identitätsfindung vor ganz andere Fragen. Und daraus wird klar, wie notwendig das Buch ist, das Sie in den Händen halten.

Als Gemeinschaftswerk von autistischen und nicht autistischen Autorinnen schützt es vor großen Missverständnissen, vor Herablassung nicht Betroffener, autistischer Überheblichkeit und falschem Mitleid. Auch der augenzwinkernde Humor und die immer wieder aufblitzende Selbstironie trägt dazu bei, sich mit allem Ernst ins Thema zu vertiefen und herauszufinden, wie ein gutes Leben mit Autismus gelingen kann.

Andreas Riedel, Leiter Autismus-Ambulanz für Erwachsene
der Luzerner Psychiatrie
Luzern, 16. September 2024

Kapitel 1
Irgendwie anders – was ist Autismus?

Autistische Frauen und Mädchen sind in vielerlei Hinsicht anders: Sie sind anders als ihre nicht autistischen Verwandten, Kolleginnen oder Mitschülerinnen. Sie sind aber auch anders als autistische Jungen und Männer. Trotz typischer autistischer Symptome machen Autistinnen Tag für Tag ganz andere Erfahrungen als Autisten und wissen dabei oft nicht einmal, dass sie autistisch sind. Oder sie wissen es, aber in ihrem Umfeld ahnt es niemand. In unserer Gesellschaft wird von Frauen und Mädchen ein anderes Verhalten als von Jungen und Männern erwartet und ihr Verhalten wird dementsprechend auch anders bewertet. So ist es nicht verwunderlich, dass es ganz eigene Herausforderungen mit sich bringt, Autistin zu sein.

Um zu verstehen, was es bedeutet, eine autistische Frau oder ein autistisches Mädchen zu sein und damit anders zu sein als die Frauen und Mädchen um dich herum, müssen wir zunächst darüber nachdenken, was eigentlich als »normal« gilt und was von »normalen Frauen und Mädchen« erwartet wird. Und das ist ein weites Feld. Vielleicht interessieren dich deshalb beim ersten Lesen gar nicht alle Abschnitte in diesem Kapitel. Du darfst diese Teile natürlich überspringen.

Außerdem findest du in diesem ersten Kapitel grundlegende Informationen über Autismus. Es ist für alle, die sich noch nicht so gut auskennen oder ihr Wissen erweitern möchten. Und auch wenn du dich schon intensiv mit dem Thema beschäftigt hast, lohnt es sich. Denn trotz – oder gerade wegen – der zahlreichen Informationsmöglichkeiten ist es oft gar nicht so leicht, den Wahrheitsgehalt der Quellen zu beurteilen. Wir haben uns alle Mühe gegeben, dir die wichtigsten Informationen zum Thema zusammenzufassen.

Ist normal, was die anderen normal finden?

Viele Menschen sind irgendwie anders. Aber anders als was? Anders als die übrigen Leute im Dorf? Anders als die Mehrheit der Bevölkerung? Anders als das, was deine Großeltern angemessen fanden? Anders als das, was auf Instagram oder TikTok die meisten Kommentare und Likes bringt?

Das lateinische Adjektiv *normalis* bedeutet »nach dem Winkelmaß, nach der Regel gemacht«. Es geht also darum, etwas möglichst Ähnliches herzustellen oder zu beschreiben. Vielleicht musstest oder durftest du im Kindergarten diese lustigen Girlanden basteln, die entstehen, wenn man ein Papier ganz oft im Zickzack faltet und dann eine Form hineinschneidet? Alle Formen, die du da produziert hast, sind beinahe identisch, abgesehen von ein paar kleinen Zipfeln und Knittern.

Wer später dann Ethik in der Schule hatte, erinnert sich vielleicht noch daran, dass es einen deskriptiven (»wie etwas ist«) und einen normativen (»wie etwas sein soll«) Normalitätsbegriff gibt. Es ist ein großer Unterschied, ob wissenschaftlich beschrieben wird, dass ein Ball immer zu Boden fällt, wenn man ihn in Richtung eines Basketballkorbs wirft (es also »normal« ist, dass der Ball runterfällt), oder ob man Aussagen der Art trifft, dass die Familie mit Mutter, Vater und Kind die einzige »normale« Variante des Zusammenlebens sei (bzw. »bitte schön zu sein hat«).

Und so ist oft gar nicht ganz klar, ob bei dem Begriff »normal« oder »nicht normal« schon eine moralische Bewertung mitschwingt oder ob es sich um eine neutrale Beschreibung einer Abweichung von einem Durchschnittswert handelt. Allerdings ist »nicht normal« in der Alltagssprache häufig abwertend gemeint, wenn nicht sogar beleidigend (»Die Alte ist doch nicht normal im Kopf!«). Also ist es nicht verwunderlich, dass jede Debatte um Normalität und Abweichung ein sensibles Thema berührt.

Normalität ist nichts Stabiles. Das hat uns allen die Coronapandemie gezeigt: Ganz plötzlich war es nicht mehr normal, ohne Maske herumzulaufen, sich die Hände zu schütteln oder einen bestimmten Abstand zum Gegenüber zu unterschreiten. Auch in die Schule zu gehen oder zur Arbeit, war nicht mehr normal. Diese neuen Vorgaben wurden also nach einer neuen Regel gemacht, ein anderes »Winkelmaß« wurde angelegt. Und obwohl die Pandemie vorbei ist, sind einige dieser neuen Normalitäten geblieben. Zumindest herrscht jetzt auch unter Nichtautistinnen gelegentlich Verwirrung darüber, ob ein Händedruck noch sozial angemessen ist oder aufgrund des Infektionsrisikos vermieden werden sollte.

Nach aktuellen epidemiologischen Daten sind etwa ein Prozent der Menschen autistisch.[1] Die restlichen 99 Prozent sind es demnach nicht. Wenn es andersherum wäre, würdest du vielleicht in diesem Augenblick ein Buch über die Herausforderungen von nicht autistischen Frauen und Mädchen lesen. Die statistische Mehrheit bestimmt, was wir als normal erachten. Wer deutlich anders aussieht oder tickt, stellt eine statistische Abweichung von der Norm dar. Mit deiner Hautfarbe bist du in manchen Ländern Teil der Mehrheit, in anderen eine Minderheit. Deine Hautfarbe ist nicht besser oder schlechter, wenn du das Land wechselst und sie jetzt nicht mehr mit vielen Mitmenschen gemeinsam hast, sondern nur mit ganz wenigen. Aber es prägt deine Lebensrealität ganz entscheidend, ob du mit deinem Erscheinungsbild der breiten Masse oder einer Minderheit angehörst.

Welches Verhalten und welche Einstellungen in deinem Umfeld als normal empfunden werden und welche als abweichend, hängt davon ab, was die Gesellschaft, in der du lebst, diesbezüglich »ausgehandelt« hat. Deine Großeltern fanden es (na ja, kommt darauf an, wie alt du bist) nicht unbedingt normal, vor der Ehe in einen gemeinsamen Haushalt zu ziehen (»Wilde Ehe!«). Solches Verhalten konnte ein ganzes Dorf zu anhaltender Tuschelei verleiten – wobei sich die Ortsansässigen stets gegenseitig versicherten, dass »das ja wirklich nicht normal« ist.

Du siehst regelmäßig die Geister deiner verstorbenen Verwandten? In westlichen Kulturen des 21. Jahrhunderts würdest du damit wahrscheinlich als psychisch auffällig gelten, während du mit solchen Erfahrungen in anderen Kulturkreisen nicht weiter für Verwunderung sorgst. Du wurdest als Kind dafür kritisiert, dass du anderen Menschen zur Begrüßung nicht in die Augen siehst? In unserem Kulturkreis gilt Augenkontakt tatsächlich als essenzieller Bestandteil höflichen Verhaltens in Unterhaltungen. In vielen anderen Ländern hingegen, zum Beispiel in nordafrikanischen oder asiatischen, gilt direkter Augenkontakt als unhöflich oder zu dominant. Und wusstest du, dass es in Japan als höflich gilt, nach dem Essen am Tisch zu rülpsen? Das war vor einigen Hundert Jahren auch in Deutschland nichts Ungewöhnliches.

In welchem Kulturkreis du auch lebst – ob du die dort geltenden Normen nachvollziehen kannst, hängt von vielen Faktoren ab. Viele Autistinnen fühlen sich wie ein Alien auf dem Planeten Erde. Wenn es dir so geht, wirst du hoffentlich früher oder später die Erfahrung machen, dass du damit nicht allein bist. Menschen, die deine Ansichten zu »Normalität« teilen, tummeln sich vielleicht nicht in deiner Schulklasse oder auf deiner Arbeitsstelle, aber du findest sie womöglich in einer Online-Community, einer Selbsthilfegruppe oder einem Verein, der sich einem Thema widmet, für das du brennst.

Ganz normale Mädchen – ein Definitionsversuch

Die Genderforschung beschäftigt sich unter anderem mit Geschlechtsstereotypen und Rollenerwartungen – also den Vorstellungen und Vorurteilen darüber, wie Männer und Frauen oder Jungen und Mädchen »sind« oder laut ihrer Umgebung »sein sollten« (wir erinnern uns: deskriptiv vs. normativ). Diese Vorstellungen bilden sich aus all unseren sozialen und kulturellen Einflussfaktoren (also

Familie, Lehrerinnen, Gleichaltrige, Filme, Internet, Bücher, Musik usw.), und interessanterweise sind sie über die Zeit und verschiedene Kulturen hinweg relativ stabil. Das heißt, dass es überall ziemlich klare Vorstellungen davon gibt, wie ein Mädchen oder ein Junge »zu sein hat«. Und zwar ab der frühen Kindheit: Schon vor dem Grundschulalter versuchen Jungen und Mädchen, ihr Verhalten den erlernten Vorstellungen anzupassen.

Auch wenn man wiederholt Beispielen begegnet, die den stereotypen Vorstellungen widersprechen, sind diese Annahmen ziemlich veränderungsresistent. Es genügt also nicht, wenn du einen männlichen Erzieher in deinem Kindergarten hattest oder die Mutter eines Freundes Polizistin war, um diese Voreingenommenheit aufzuheben.

Sex und Gender – die zwei Arten von Geschlecht

Die deutsche Sprache hat leider nur ein Wort für Geschlecht. In der Forschung wird jedoch zwischen den englischen Begriffen *Sex* und *Gender* unterschieden. Und diese Unterscheidung ist wichtig. *Sex* beschreibt das biologische Geschlecht, das sich teils an sichtbaren Merkmalen (äußere Geschlechtsorgane), teils an messbaren (hormonelle oder chromosomale Unterschiede) festmachen lässt. *Gender* wiederum bezeichnet die soziale Dimension von Geschlecht, die all die Erwartungen und Annahmen über die Geschlechter umfasst. Das biologische stimmt oft mit dem sozialen Geschlecht überein (»cis«), aber nicht immer (»trans«).

Wenn ein Mädchen oder eine Frau gegen die geltenden Stereotype verstößt, entsteht in ihrem Umfeld nicht etwa die Sorge, dass sie zu Unrecht von ihrem Umfeld abgelehnt werden könnte. Oder dass man sie einmal psychologisch untersuchen lassen sollte. Oder etwa der Impuls, sie dahin gehend zu unterstützen, ihre Individualität auszuleben. Nein, in der Regel reagiert das Umfeld auf Verstöße gegen erwartetes Verhalten entweder mit Überraschung (»Was soll das denn jetzt?«), Ablehnung (»So was macht ein Mädchen nicht!«) oder Bestrafung (»Wer sich so verhält, fliegt aus dem Klassenzimmer!«). Diese Reaktionen sind ganz unwillkürlich und die Ungleichbehandlung von Jungen und Mädchen oder Männern und Frauen geschieht sicher in den allermeisten Fällen unbewusst. Und doch haben sie weitreichende Konsequenzen für die Identitätsentwicklung der betroffenen Mädchen und die spätere Selbstwahrnehmung betroffener Frauen.

Aber was sind denn überhaupt die verbreitetsten Stereotype über Frauen und Mädchen und die an sie herangetragenen Rollenerwartungen? Wenn du dir die Tabelle ansiehst, erkennst du, dass besonders viele Kompetenzen, die von Frauen und Mädchen erwartet werden, im zwischenmenschlichen Bereich liegen.

»Typisch weiblich«	»Typisch männlich«
freundlich, angepasst	dominant, selbstbewusst
empathisch, herzlich, fürsorglich	stark, emotional unnahbar, unabhängig
kreativ und sprachbegabt	gut in Mathe und Technik
inkompetent in praktischen Dingen (z. B. einparken)	inkompetent im Umgang mit Emotionen (z. B. spricht nicht über Gefühle)
»falsch und intrigant«	»direkt und ehrlich«

Die gängigen geschlechtsspezifischen Stereotype und Rollenerwartungen lassen vermuten, dass es für autistische Frauen und Mädchen besonders schwierig ist, sich anzupassen. Denn diese liegen weit von ihrem Naturell entfernt. Die »typisch weiblichen« Eigenschaften stehen zu einem nicht unerheblichen Teil in Konflikt mit den autismusbedingten Eigenheiten in der sozialen Interaktion und Kommunikation. Und die Tatsache, dass schon kleine Kinder sich unbewusst an diese Rollenerwartungen anzupassen versuchen, könnte mit dazu beitragen, dass Mädchen schwerer als autistisch zu erkennen sind.

Körperlich gibt es zwischen Jungen und Mädchen bzw. Männern und Frauen einige markante und recht offensichtliche Unterschiede. Weniger sichtbar, aber immer noch messbar sind Unterschiede im Chromosomensatz (Männer haben anstatt zweier X-Chromosomen ein X- und ein Y-Chromosom), im Hormonsystem (Männer produzieren mehr Testosteron und Frauen mehr Östrogen) und im Stoffwechsel (bei Männern und Frauen werden z. B. Alkohol und einige Medikamente unterschiedlich schnell verstoffwechselt).

Wie sehr sich Männer und Frauen von Geburt an im Denken und Fühlen unterscheiden, lässt sich nicht so einfach sagen. Es gibt zwar Studien, die von Unterschieden zwischen Männern und Frauen in bestimmten psychologischen Tests berichten und den Schluss nahelegen, dass Männer tatsächlich besser navigieren können und Frauen besser in sprachlichen Dingen sind. Allerdings müssen diese Forschungsergebnisse kritisch betrachtet werden. Sie lassen keine Rückschlüsse auf das Ausmaß der »Angeborenheit« dieser Unterschiede zu. Deshalb hat man auch Babys und Kleinkinder auf geschlechtsspezifische Unterschiede hin untersucht und beispielsweise festgestellt, dass Mädchen ihre Aufmerksamkeit im Säuglingsalter länger auf Gesichter richten, während Jungen lieber ein Mobile anschauen.[2] Was die Geschwindigkeit der Sprachentwicklung angeht, liegen Mädchen vorne. Allerdings ist weitere Forschung vonnöten, um die strukturellen Gemeinsamkeiten und Unterschiede der Geschlechter wirklich sicher zu verstehen.

Verzerrte Sicht

Der englische Begriff *Bias* bedeutet so viel wie »Verzerrung« oder »Voreingenommenheit«. Unsere Wahrnehmung ist oft verzerrt, und unsere Gehirne haben diese Verzerrungen aus gutem Grund entwickelt: um im Ernstfall schnell und einwandfrei entscheiden zu können, wer Freund ist und wer Feind. Unser Frontalhirn kann diese Automatik zwar umgehen, das ist aber ein langsamerer Prozess, der viel mehr Energie kostet. Es gibt verschiedene *Bias*-Sorten.

Der *Confirmation Bias* (»Bestätigungsverzerrung«) besagt, dass wir bevorzugt Informationen berücksichtigen, die zu unseren Annahmen passen. Informationen, die auf etwas anderes hinweisen und weniger gut zu unseren Annahmen passen, fallen gerne mal – unbewusst – unter den Tisch. Wer z. B. Fan einer Serie ist, wird negative Besprechungen eher als Aussagen von »Trotteln, die keine Ahnung von Filmen haben« abtun.

Der *Perception Bias* (»Wahrnehmungsverzerrung«) lässt uns bestimmte Erwartungen gegenüber Mitgliedern verschiedener Gruppen haben, z. B. religiösen Gruppen, Ethnien oder den Geschlechtern. (Wusstest du, dass Personen, die dem gängigen Schönheitsideal entsprechen, für kompetenter gehalten werden? Auch ein *Perception Bias*! Denn die Annahme über die Kompetenz ist nicht die Folge schlauer Äußerungen oder immenser Arbeitsleistung, sondern sie basiert auf dem Äußeren.)

Die Verzerrungen, die unser Wahrnehmen, Denken und Urteilen beeinflussen können, verdeutlichen, warum das gleiche Verhalten oder die gleichen Symptome bei einem Mädchen oder einer Frau anders bewertet werden als bei einem Jungen oder einem Mann.

Und auch wenn Unterschiede zwischen den Geschlechtern in bestimmten Fertigkeiten nachgewiesen werden konnten: Sie lassen noch keine Rückschlüsse auf das individuelle Können von einzelnen Frauen und Mädchen zu. Dennoch werden sie stereotyp als zutreffend für jede einzelne Person angenommen, obwohl die Unterschiede innerhalb der Geschlechtergruppen viel größer sind als diejenigen zwischen männlichen und weiblichen Individuen. Der *Confirmation Bias* sorgt obendrein dafür, dass individuelles Können oder individuelle Schwierigkeiten oftmals ganz übersehen werden.

Frauen und Männer haben viel mehr Gemeinsamkeiten als Unterschiede und nur der kleinste Teil der Unterschiede ist angeboren.[3] Und trotzdem unterscheiden sich die Reaktionen auf männliches und weibliches Verhalten sehr stark.

Was Autismus (nicht) ist

Um zu verstehen, was autistische Mädchen und Frauen anders macht und ihr Leben prägt, haben wir uns zunächst damit befasst, wie man Normalität definieren kann und was die Erwartung an »normale Mädchen« in der Wahrnehmung der Gesellschaft ausmacht. Und damit kommen wir zum Autismus.

Fachleute sprechen von sogenannten Autismus-Spektrum-Störungen, wenn bei Menschen tiefgreifende Entwicklungsstörungen mit Einschränkungen in der Kommunikation und der sozialen Interaktion vorliegen sowie stereotype, sich wiederholende Interessen und Verhaltensweisen festzustellen sind.

Du fragst dich vielleicht, warum von einem Autismus-Spektrum die Rede ist. Der Begriff wurde in der fünften Ausgabe des *Diagnostic and Statistical Manual of Mental Disorders* (DSM) eingeführt, das von der Amerikanischen psychiatrischen Gesellschaft herausgegeben wird und das führende Klassifikationssystem für psychische Störungen in den USA ist. In Europa wird ein anderes Klassfikationssystem verwendet: die Internationale statistische Klassifikation der Krankheiten und verwandter Gesundheitsprobleme (ICD). In der neuesten Ausgabe, der ICD-11, ist der Autismus-Spektrum-

Begriff ebenfalls übernommen worden. Noch wird in Deutschland allerdings die Vorgängerversion ICD-10 verwendet. Dort tauchen unter dem Kapitel »Tiefgreifende Entwicklungsstörungen« Begriffe wie frühkindlicher Autismus, Asperger-Syndrom und atypischer Autismus auf. Da sich all diese verschiedenen Unterformen nicht zuverlässig unterscheiden ließen, werden sie in Zukunft unter dem Oberbegriff »Autismus-Spektrum-Störungen« zusammengefasst.

Autismus gilt als angeboren und zeigt sich ab der frühen Kindheit, spätestens ab dem dritten Lebensjahr. Die Besonderheiten verändern sich im Laufe des Lebens nicht wesentlich, aber selbstverständlich verändern sich viele andere Dinge, zum Beispiel die äußeren Anforderungen und die eigenen Fähigkeiten, mit diesen umzugehen. Daher kann es bei Autistinnen im Laufe des Lebens verstärkt zu sozialen Schwierigkeiten kommen, wenn die Art und Weise des sozialen Miteinanders komplizierter wird (mehr dazu in Kap. 2 und 3). Eltern berichten häufig von Auffälligkeiten ab dem Kindergartenalter, die jedoch oftmals erst in der Rückschau als Zeichen für Autismus erkannt werden.

Der Symptombeginn und -verlauf muss bei Frauen und Mädchen oft nachträglich rekonstruiert werden, weil sie insgesamt erst später die Autismus-Diagnostik durchlaufen als Jungen und Männer. Häufig wird die Aussage zitiert, dass sich Autismus bei Mädchen und Frauen erst später zeigen würde (z. B. in der Pubertät). Diese Aussage kann leicht falsch verstanden werden. Denn damit ist nicht gemeint, dass Autismus bei Mädchen wirklich später beginnt als bei Jungen.

Nicht autistisch = neurotypisch?

Mit dem Begriff »neurotypisch« werden Menschen mit einer »normalen« Gehirnentwicklung beschrieben. Er wird in Abgrenzung zum Begriff »neurodivergent« gebraucht, der für eine abweichende neurologische Entwicklung (z. B.

Autismus) steht. In der autistischen Community wird der Begriff »neurotypisch« zumindest von einigen abwertend gegenüber nicht autistischen Menschen gebraucht. Er hat sich umgangssprachlich trotzdem etabliert, um – in Abgrenzung zu autistischen – nicht autistische Personen zu beschreiben. Du findest den Begriff daher auch hin und wieder in diesem Buch. Wir schließen, wenn wir neurodivergent schreiben, übrigens auch Frauen und Mädchen mit anderen Entwicklungsstörungen (z. B. AD(H)S) ein.

Damit du etwas konkretere Vorstellungen davon bekommst, was die Besonderheiten von Autistinnen sind, wollen wir sie dir im Folgenden erklären und einige Beispiele nennen:

1. Schwierigkeiten in der Kommunikation und sozialen Interaktion

Kommunikation und soziale Interaktion können in die folgenden Fertigkeiten untergliedert werden: gesprochene Sprache, nonverbale Signale, Reaktion auf andere Personen, Interaktion mit anderen Personen, Blickkontakt, Gesten, Ideen und Vorstellungskraft. Es sind also eine ganze Reihe von Bereichen, in denen es zu Schwierigkeiten kommen kann. Vieles, was wir in der Kommunikation und der sozialen Interaktion tun, setzt sich aus mehreren dieser Bereiche zusammen. Es handelt sich insofern um komplexe Anforderungen, die an die Beteiligten gestellt werden.

Endgegner: Small Talk

Sprache ist ein grundlegendes Kommunikationsmittel der Menschen. Sind die sprachlichen Fähigkeiten eingeschränkt, führt das zu erheblichen kommunikativen Hürden. Die Sprachentwicklung kann bei Autismus beeinträchtigt sein, muss sie aber nicht. Das Autismus-Spektrum ist diesbezüglich sehr breit aufgestellt und reicht von Menschen, die gar nicht mit Worten kommunizieren, bis hin zu sprachlich überdurchschnittlich begabten Personen. Mädchen mit Sprachentwicklungsverzögerung und bzw. oder zusätzlichen intellektuellen Einschränkungen werden in der Regel früher diagnostiziert, da diese Auffälligkeiten kaum zu übersehen sind.

Doch auch bei einer altersgerechten Sprachentwicklung kann es Auffälligkeiten in der Art und Weise geben, wie gesprochen wird. Oft ist die Stimmmelodie, genannt »Prosodie«, weniger variantenreich, oder es gibt Schwierigkeiten beim Verstehen nicht wörtlich gemeinter Sprachelemente (z. B. Redewendungen, Scherze). Auch neigen viele autistische Kinder und Erwachsene dazu, wie ein kleines Echo nachzusprechen, was ihr Gegenüber gesagt hat (»Echolalie«), anstatt selbst Formulierungen zu finden. Echolalie ist ein Teil der normalen Sprachentwicklung, tritt aber im Regelfall als vorübergehende Phase auf.

Und dann ist da noch dieser Small Talk: eine Gewohnheit neurotypischer Menschen, die etwa ab dem Jugendalter einsetzt und sich später in so ziemlich allen anderen Bereichen sozialen Miteinanders abspielt. Autistinnen äußern häufig Unverständnis gegenüber dieser Gepflogenheit, oberflächliche Floskeln und irrelevante Informationen auszutauschen. Die Probleme mit dem Small Talk reichen von nicht können bis nicht wollen:

»Ich verstehe den Sinn von Small Talk nicht. Ich finde das nicht wichtig. Ich habe mir inzwischen ein paar Fragen und Themen zurechtgelegt. Meistens lasse ich aber die anderen reden. Um nicht ohne echtes Interesse nach dem Befinden anderer Leute fragen zu müssen, denn das wäre eine Lüge, habe ich mir angewöhnt, stattdessen zu sagen: ›Hey, na?‹«.

Du sagst A und dein Gesicht sagt B?

Die intuitive Kommunikation durch Mimik und Gestik ist bei Autistinnen deutlich reduziert. Schon kleine autistische Kinder zeigen weniger auf Dinge, um auf diese aufmerksam zu machen, und lächeln seltener spontan zurück, wenn sie angelächelt werden. Dieses

Weniger an mimischem Ausdruck führt bei ihren Mitmenschen oft zu Irritation und wird zu Unrecht als Desinteresse interpretiert.

Die Mutter einer Autistin berichtete, man habe oft nicht erkennen können, ob eine Information bei ihr »angekommen« sei. Auch habe man nicht sehen können, in welchem Gefühlszustand sie sich befinde. Sie habe diese fehlenden Rückmeldungen als Desinteresse oder fehlende Manieren gewertet. Die Autistin selbst merkte dazu an, ihr werde noch heute oft gesagt, dass sie ein »Resting Bitch Face«[4] habe.

Besonders unangenehm ist es, wenn die Mimik nicht nur reduziert ist, sondern überhaupt nicht zur Situation passt. Grinsen auf einer Beerdigung ist ein extremes, aber nicht erfundenes Beispiel für unpassende und für die Mitmenschen sehr irritierende Mimik (»Findet sie das lustig? Oder ist sie so kaltherzig?«, »Tickt sie nicht richtig?«).

Schau mir in die Augen, Kleines!

Viele autistische Frauen und Mädchen empfinden Augenkontakt als sehr unangenehm, irritierend, ablenkend oder einfach »zu viel«. In der Kindheit wird fehlender Blickkontakt unter Umständen als Zurückhaltung oder Schüchternheit interpretiert. In manchen Fällen wird er auch als unhöflich gedeutet. Durch die wiederholten Aufforderungen der Erwachsenen, ihnen gefälligst »in die Augen zu schauen, wenn ich mit dir rede«, lernen die allermeisten Autistinnen im Laufe ihres Lebens, so auszusehen, als würden sie tatsächlich Blickkontakt halten. Nur den wenigsten Menschen dürfte auffallen, dass ihr Blick nicht direkt auf die Augen, sondern häufig zwischen die Augen oder auf den Mundbereich gerichtet ist. Vielfach bleiben dennoch subtile Auffälligkeiten bestehen, zum Beispiel Schwierigkeiten beim Blickwechsel in Situationen mit mehreren Personen oder auch, dass der Augenkontakt zu lange und »starrend« geschieht. Oft genug bemerkt das ungeschulte Umfeld aber nichts von der ganzen Anstrengung.

Wird Blickkontakt vermieden, entgeht den Frauen und Mädchen natürlich eine ganze Menge von dem, was sich in der Mimik ihres Gegenübers abspielt. Für einige ist es daher hilfreich, zumindest das Gesicht der Person im Blick zu behalten. Andere geben an, dort keine für sie relevanten Informationen zu finden. Denn das Lesen von Gesichtsausdrücken ist ein weiteres typisches Problem für autistische Frauen und Mädchen. Vor allem die spontane, intuitive und dementsprechend schnelle Form der Interpretation ist ihnen oftmals nicht möglich. Zwar können sie durch rationales Zusammensetzen verschiedener Hinweise eine Situation ziemlich treffend einschätzen, dieses Vorgehen ist aber anstrengend und zeitintensiv. Außerdem funktioniert diese Methode häufig auch nur bis zu einem bestimmten Komplexitätslevel der Emotionen des Gegenübers oder wenn man die andere Person gut kennt. Unter Zeitdruck oder in Situationen mit mehreren Menschen gerät dieser Bewältigungsmechanismus jedoch in der Regel an seine Grenzen oder zieht unverhältnismäßig viel Energie aus dem »Sozial-Akku«.

Um den heißen Brei, durch die Blume und um die Ecke

Die Überschrift hat dich verwirrt? Kein Wunder, denn das intuitive Verständnis nicht wörtlich gemeinter Sprache ist ein Problem für viele autistische Frauen und Mädchen. »Dann versteht sie eben keine Sprichwörter, ist doch nicht so schlimm«, könnte man sagen. Und irgendwann kennt man ja die gängigsten Sprichwörter und ihre Bedeutung, vor allem wenn man sie, wie viele Autistinnen, ganz bewusst auswendig gelernt hat. Aber es hängt noch viel mehr an der sogenannten Sprachpragmatik. Ironie und Witz zum Beispiel, die wesentlich relevanter für das menschliche Miteinander sind als Sprichwörter. Autistische Frauen können ausgesprochen ironisch sein. Doch wenn die anderen ironisch sind, ist es für sie nicht immer einfach zu erkennen. Viele Autistinnen bevorzugen es deshalb, wenn die Dinge eindeutig formuliert werden.

Sprachpragmatik und Konkretismus

Sprachpragmatik untersucht die nicht wörtlichen Aspekte, die erst bei der Verwendung sprachlicher Ausdrücke entstehen, also in einer sozialen Situation. Ein »Hast du toll hinbekommen« hat eine ganz andere Bedeutung, je nachdem, ob ich souverän in der Parklücke gelandet bin oder ob ich allen umstehenden Autos einen Blechschaden zugefügt habe.

Konkretismus bedeutet im Gegenzug, dass Äußerungen ganz wortwörtlich verstanden werden. Redewendungen wie »Ich stehe auf dem Schlauch« erzeugen dann irritierte Blicke auf die Füße der vermeintlich auf dem Schlauch stehenden Person.

Frauen und Mädchen mit Einschränkungen in der Sprachpragmatik werden von ihrem Umfeld als »ernst« oder »unlustig« beschrieben, teilweise aber auch als »frech« wahrgenommen. Beispielsweise könnte ein autistisches Mädchen die rhetorische Frage der Lehrerin »Wollen wir uns dann mal an die Rechenaufgabe machen?« mit einem völlig ernst gemeinten »Nein, ich würde jetzt lieber etwas basteln« beantworten.

Und in der Arbeitswelt ist es das Gleiche: »Das müsste auch bald mal gemacht werden« deutet wörtlich genommen nicht auf eine Dringlichkeit hin – begleitet von dem fixierenden Blick der Vorgesetzten bedeutet es jedoch, dass dies am besten schon gestern hätte passieren sollen. Der Appell »Könntest du das bitte demnächst erledigen?« ist nicht deutlich formuliert. Das heißt, wenn später der Vorwurf »Ich hatte dich doch gebeten, das zu erledigen!« kommt, wird eine Autistin ihn nicht verstehen, sondern schlimmstenfalls erklären, dass das nicht dem Wortlaut zu entnehmen war. Das wiederum wird wahrscheinlich als freches oder unverschämtes Verhalten aufgefasst.

Für Frauen sind Probleme beim Erkennen von einschlägigen Andeutungen (»Willst du noch mit hochkommen auf ein Getränk?« oder »Lust auf Netflix & Chill?«[5]) und offensichtlichen

Lügen (»Ganz alleine hier? Steig ein, ich fahre dich nach Hause …«) besonders gefährlich. Allerdings ist hier der Übergang zu Schwierigkeiten mit der *Theory of Mind* (mehr dazu im nächsten Abschnitt) fließend, da auch die Fähigkeit, die Absichten anderer Personen einzuschätzen, in diesem Fall hilfreich wäre.

Die Sache mit der Empathie

Die pauschale Aussage, autistische Frauen und Mädchen hätten eine eingeschränkte Empathie und seien gefühlskalt, ist veraltet und nicht korrekt. Heutzutage geht man davon aus, dass bei Autismus verschiedene Aspekte von Empathie im Ungleichgewicht stehen.[6] So kann die kognitive Empathie, also die Fähigkeit, sich in den Standpunkt einer anderen Person hineinzuversetzen, eingeschränkt sein, während die emotionale Empathie, also das gefühlsmäßige Mitschwingen, uneingeschränkt oder sogar verstärkt vorhanden ist. Manche beschreiben das als ein sehr unangenehmes »Angestecktwerden« oder Überspringen von Emotionen anderer. Aber die Ausprägung der verschiedenen Komponenten von Empathie unterscheidet sich von Person zu Person im Autismus-Spektrum, sodass es bei dir auch ganz anders sein kann.

Wahrscheinlich hast du im Zusammenhang mit Autismus schon von der *Theory of Mind*, kurz ToM, gehört. Damit ist genau die Fähigkeit zur Perspektivübernahme gemeint, die erforderlich ist, um Gefühle, Bedürfnisse und Absichten anderer zu verstehen und entsprechende Handlungen vorausahnen zu können. Diese Fähigkeit ist ungemein wichtig, um soziale Situationen intuitiv einschätzen zu können und gefühlsmäßig passend reagieren zu können.

Master of Entschuldigung

Der britische Autismus-Experte Tony Attwood erklärte in einem seiner sehr unterhaltsamen Vorträge, dass autistische Frauen und Mädchen womöglich auch deshalb als weniger auffällig wahrgenommen werden, weil sie oft gut darin sind, sich für versehentliche Beleidigungen oder Kränkungen, wie sie häufig durch ToM-Defizite entstehen, zu entschuldigen.[7] Wenn sie wortreich und logisch nachvollziehbar erklären können, warum eine Aussage nicht als Beleidigung gemeint war, sondern aus Sorge heraus formuliert wurde, wird der Vorfall vom Umfeld rückwirkend ebenfalls umgedeutet.

2. Stereotype Verhaltensweisen und Interessen

Welche Assoziationen hast du, wenn du an autistische Kinder denkst? Die vieler Leute sieht etwa so aus: Kleine Jungs, die sich permanent gegen den eigenen Kopf schlagen oder, an guten Tagen, stundenlang eine Murmel ins Licht halten und betrachten können, ohne sich zu langweilen. Und sollte es doch einmal langweilig werden, lernen sie ein bisschen Pi auswendig. Für die meisten neurotypischen Kinder wäre das zu wenig abwechslungsreich. Natürlich ist das aber ein Klischee, das nur in den seltensten Fällen in dieser Offensichtlichkeit von autistischen Kindern erfüllt wird.

Das medial vermittelte Bild von Jungen, die das Periodensystem der Elemente auswendig lernen oder alle Fahrpläne der Deutschen Bahn herunterbeten können, verzerrt die Realität. Die sich immer wiederholenden Verhaltensweisen, Interessen und Aktivitäten müssen nicht immer naturwissenschaftlich orientiert oder liebenswert »schrullig« sein. Bei autistischen Mädchen sind sie häufig eher dem Alter angemessen und inhaltlich sozial akzeptiert, sodass es vor allem die Intensität ist, mit der die Mädchen der Beschäftigung nachgehen, die auffällt.

Wohltuende Wiederholungen

Sogenannte motorische Stereotypie sind Bewegungen, die wiederkehrend ausgeführt werden, wie zum Beispiel im Sitzen schaukeln, mit den Armen flattern oder auch immer wieder den Kopf gegen eine Oberfläche schlagen. Sie sind Teil der typischen Entwicklung des motorischen Nervensystems im Kindesalter und müssen nicht auf Autismus hinweisen.

Bei Autistinnen sind diese stereotypen Bewegungen jedoch stärker ausgeprägt und länger anhaltend. Autistische Mädchen machen sie noch wesentlich häufiger als erwachsene Autistinnen. Die Bewegungen werden den Mädchen jedoch in den meisten Fällen früh aberzogen, oder sie bemerken von sich aus, dass bestimmte Bewegungen auf andere befremdlich wirken. Dadurch machen die Mädchen zwar auf den ersten Blick auf ihre Umgebung einen »weniger autistischen« Eindruck – allerdings haben stereotype Bewegungen einen Nutzen, der den Autistinnen dann verloren geht. Schaukeln, im Kreis gehen, nesteln oder andere sich wiederholende Bewegungen können nämlich beruhigend wirken, während das willentliche Unterdrücken solcher Handlungen zu hoher Anspannung führen kann.

Bloß nicht die Komfortzone verlassen!

Autistische Frauen und Mädchen machen gerne alles auf die immer gleiche Weise. So entstehen im Alltag diverse Routinen, die ihnen ein Gefühl von Sicherheit geben. Typische Beispiele sind eine Morgen- und Abendroutine, bei der die einzelnen Handlungsschritte einer festgelegten Reihenfolge folgen, wie ein Ankleideritual, von dem unter keinen Umständen abgewichen wird.

Auf Unterbrechungen ihrer Routine reagieren sie ungehalten oder mit großer Irritation. Abweichungen von gewohnten Essens- oder Schlafenszeiten stellen für autistische Frauen und Mädchen ebenfalls häufig eine Schwierigkeit dar. Die Routinen werden von den Betroffenen für selbstverständlich und alternativlos gehalten, sodass in manchen Fällen mit Verwunderung darauf reagiert wird, dass nicht alle Menschen einer zuvor festgelegten Reihenfolge von Arbeitsschritten beim Duschen folgen.

Routinen werden in der Regel nicht als belastend, sondern als angenehm empfunden. Sie machen die Welt plan- und berechenbarer und können eine Komfortzone darstellen. Wenn sich aber die Umgebung ändert, kann es ziemlich schwierig werden: Bei einer Freundin oder dem Partner übernachten, verreisen oder gar ein neuer Lebensabschnitt, eine neue Schule oder Arbeitsstelle, der Auszug von zu Hause? In diesen Situationen fällt der Wegfall der Routinen dir wahrscheinlich besonders stark auf, und du musst, anders als in deinem gewohnten Umfeld, jeden Handgriff genau durchdenken und gefühlt eine Million Details verarbeiten. Diese Situationen – also Veränderungen vom gewohnten Ablauf – bringen für Autistinnen in der Regel enorme Herausforderungen mit sich, erfordern intensive Planung und Vorbereitung, führen zu enormer Erschöpfung und sind teilweise gar nicht umsetzbar.

Spontane Planänderung? Stress hoch zehn

Stell dir vor, du erhältst folgende Nachricht: »Hey, ich schaffe es nicht, jetzt gleich um 15:00 Uhr am Bahnhof zu sein. Können wir uns stattdessen um 15:15 Uhr am Theater treffen?« Wie hoch ist deine Anspannung jetzt auf einer Skala von 1 bis 10? Neurotypische Frauen und Mädchen haben grundsätzlich kaum Probleme mit spontanen Planänderungen. Aber natürlich kommt es auch bei ihnen vor, dass sie sich über Unzuverlässigkeit oder ständiges Zuspätkommen ärgern. Allerdings ist ihr Toleranzbereich typischerweise größer, und sie sind meistens in der Lage, ihren Plan an Veränderungen anzupassen – sofern sie das wollen. Wenn sie durch die Planänderung irritiert sind, dann liegt das an den daraus entstandenen Unannehmlichkeiten und nicht an der Tatsache, dass sich etwas verändert hat.

Das ist bei autistischen Frauen und Mädchen anders. Selbst wenn inhaltlich gesehen eine spontane Änderung günstig sein kann (z. B. der Sportunterricht fällt aus), kann es zu Irritation und Anspannung führen, sich spontan umstellen zu müssen. Und diese fehlende Flexibilität kann zu erheblichen Einschränkungen und Konflikten im Berufs- und Privatleben führen. Für neurotypische Mitmenschen ist es nur schwer nachvollziehbar, warum jemand auf – aus ihrer Sicht »kleine« – Planänderungen so extrem reagiert.

Sie fragen sich womöglich, was die Person denn »nun auf einmal hat« oder halten sie für überempfindlich, unkooperativ oder kompliziert.

Eine Welt voller Pferde und ohne Überraschungen

Manche Menschen interessieren sich für alles ein bisschen, aber für nichts in besonderem Ausmaß, andere verfolgen langjährig bestimmte Hobbys. Die meisten autistischen Frauen und Mädchen haben ausgeprägte Interessenschwerpunkte. Oft ist gar nicht das Thema an sich auffällig, sondern das Ausmaß, in dem sie sich damit beschäftigen. Ein bei Autistinnen häufig anzutreffendes Spezialgebiet ist die Tierwelt, mit einem klaren Spitzenreiter: Pferde. So weit, so unauffällig. Nur dass autistische Pferdemädchen diese »Phase«, in der jeder Zentimeter des Zimmers mit Pferdepostern tapeziert ist und sich alles im Leben um Pferde dreht, in vielen Fällen nicht »altersgemäß« ablegen wie ihre neurotypischen Altersgenossinnen, die irgendwann damit beginnen, sich (wir bedienen uns hier mal bewusst Klischees …) für Jungs, Make-up und Partys zu interessieren. Warum das so schwierig ist, erfährst du in Kapitel 3.

»Seit meiner Kindheit liebe ich Pferde. Ich kenne alle Rassen, kenne mich mit Pferdepsychologie und Ausbildung aus, habe mich in meiner Kindheit immer als Pferd verkleidet und wäre am liebsten selbst eines gewesen. Ich verbringe bis heute viel Zeit in meiner Fantasiewelt, in der es nur Pferde gibt und keine Menschen oder Überraschungen.«

3. Weitere häufige Symptome und Besonderheiten

Es gibt weitere typische Phänomene, die bei autistischen Frauen und Mädchen beobachtet oder von ihnen selbst berichtet werden. Diese sind nicht entscheidend dafür, ob die Diagnose Autismus vergeben wird, aber sie spielen häufig eine große Rolle im persönlichen Erleben von Autistinnen.

Blind für die eigenen Gefühle

Alexithymie, auch »Gefühlsblindheit«, ist die Unfähigkeit, die eigenen Gefühle »lesen« zu können. Alexithyme Menschen mögen es gar nicht, wenn man sie ständig fragt, wie es ihnen geht. Das bedeutet jedoch nicht, dass sie keine Gefühle haben. Es gibt verschiedene Spielarten der Alexithymie und unterschiedliche Ausprägungsgrade. Manchmal werden nur sehr intensive Emotionen erkannt – und dann tendenziell zu spät. Manchmal »fehlen« Betroffenen komplexere Emotionen, z. B. Fürsorge (ausgerechnet eine als typisch weiblich gelesene Emotion), eher selten Emotionen wie Freude oder Trauer. Manchmal sind im inneren Erleben ganz viele Emotionen vorhanden, aber es fällt den Betroffenen ausgesprochen schwer, sie zu sortieren oder allgemein verständliche Worte für sie zu finden.

Alexithymie ist kein exklusiv autistisches Symptom, sondern ein Phänomen mit verschiedenen Ursachen, das sowohl in der Allgemeinbevölkerung als auch bei verschiedenen psychischen Erkrankungen auftreten kann.

Unterwegs mit Kopfhörer und Sonnenbrille?

Fast immer vorhanden ist eine ausgeprägte Empfindlichkeit gegenüber äußeren Reizen. Auch dieses Symptom tritt nicht ausschließlich bei Autismus-Spektrum-Störungen auf, sondern kann ebenso auf andere psychische Erkrankungen oder Entwicklungsstörungen hinweisen. Sehr weit verbreitet ist bei Autistinnen eine hohe Geräuschempfindlichkeit, teilweise so ausgeprägt, dass auch Geräusche als störend empfunden werden, die die Mehrheit der Menschen überhaupt nicht wahrnimmt (z. B. das Geräusch eines »Katzenschreck«-Geräts, eines eingesteckten Ladekabels, das Ticken einer Uhr im Nachbarzimmer). Für einige Autistinnen sind andere vermeintlich unauffällige Reize belastend, z. B. die Supermarktbeleuchtung oder für andere kaum wahrnehmbare Gerüche. Nachvollziehbarerweise sind besonders reizintensive Umgebungen dann erst recht ein Problem.

Autistische Frauen und Mädchen haben häufig damit zu kämpfen, dass sie berührungsempfindlich sind (mehr dazu in Kap. 2). Der »Dresscode« sieht für junge Frauen vor, dass sie sich in enge und oft unbequeme Kleidung zwängen und sich verschiedene Produkte von oft fragwürdiger Konsistenz (Make-up) ins Gesicht schmieren. Die Kombination verschiedener Sinneskanäle (Supermarkt mit Musik und Gerüchen und Menschen) wird von vielen als besonders belastend erlebt und kann in Reizüberflutungszustände münden, in denen nur Rückzug, Ruhe und Zeit helfen, um wieder funktionsfähig zu werden. Viele Situationen werden daher von Autistinnen aufgrund negativer Vorerfahrungen gemieden bzw. können zwar für eine gewisse Zeit toleriert werden, haben aber einen hohen Preis auf dem Energiekonto des »Sozial-Akkus«.

»Ich kann auf ein Konzert gehen, aber danach kann ich drei Tage gar nichts machen. Das muss ich einplanen.«

Was ist die Summe der Teile?

Neurodivergente Menschen sehen, bildlich gesprochen, hin und wieder »den Wald vor lauter Bäumen nicht mehr«, wenn sie mit zu vielen Details konfrontiert sind. Sie können die Details dann nicht mehr ohne Weiteres in einen Gesamtzusammenhang stellen. Die Redewendung mit dem Wald und den Bäumen meint, dass das, was man sieht, nicht zu einem großen Ganzen verschmelzen will.

Was wir Fachleute »schwache zentrale Kohärenz« nennen, betrifft nicht nur das visuelle, sondern das gesamte Erleben von Autistinnen. Auch ihre Selbstwahrnehmung wird nicht automatisch ein »großes Ganzes«. Die Summe der körperlichen Signale wird zum Beispiel nicht als eine Stimmungslage oder ein Bedürfnis wie Hunger wahrgenommen. Und bei Sozialkontakten lassen sich die drei Sprachnachrichten und fünf Treffen nicht intuitiv als Bekanntschaft, Freundschaft oder Beziehung einordnen. Schwache zentrale Kohärenz ist typisch für Autismus, jedoch ebenfalls nicht ausschließlich bei Autistinnen vorhanden.

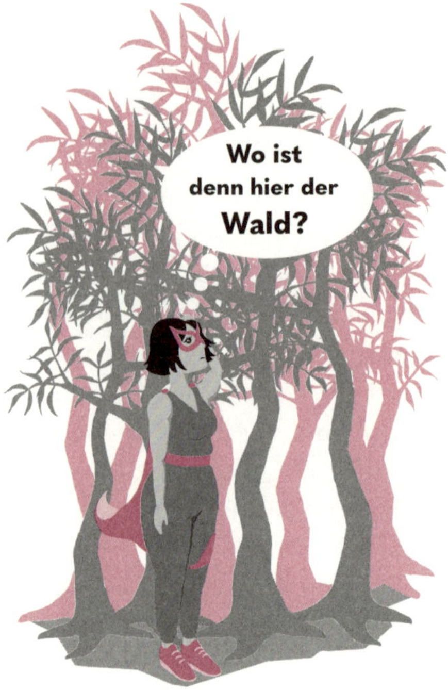

Nicht ohne mein Navi!

Ein mögliches Autismus-Symptom, das von vielen klischeehaft als »typisch weiblich« bewertet werden dürfte, ist ein Problem bei der räumlichen Orientierung. Ob dies wirklich mehr als nur ein Klischee ist, wird wissenschaftlich noch untersucht. Einige Studien weisen jedoch auf tatsächlich vorhandene Geschlechterunterschiede hin.[8]

Schwierigkeiten mit der räumlichen Orientierung werden sowohl von autistischen Frauen als auch von Männern berichtet und führen bei Erstgesprächen häufig dazu, dass der Weg in die neue Klinik oder Praxis mit hohem Stress verbunden ist. Auch kurze Fußwege werden mit Navigationsapps bestritten und der Rückweg ist nach dem erfolgreich gefundenen Hinweg keinesfalls eine weniger große Herausforderung.

Irgendwie »ungeschickt«?

Die Frage nach dem Sportunterricht in der Schule wird bei Autistinnen in der Regel mit »ganz furchtbar« beantwortet. Werfen, fangen, springen, komplexe Bewegungsabläufe koordinieren – nicht ihre Stärke. In den Schulzeugnissen wird außerdem oft die schwer leserliche Handschrift bemängelt – ein Hinweis auf sogenannte grafomotorische Schwierigkeiten. Und nicht selten erhalten betroffene Kinder früh Ergotherapie. Im Erwachsenenalter wirkt das Gangbild oft noch immer »irgendwie unrund« und es kommt zu wiederholten unfreiwilligen Kollisionen mit Türrahmen und Möbeln. Der nicht namentlich genannte Vater einer nicht namentlich genannten Autorin dieses Buches pflegte solche Vorfälle mit den Worten »In Fachkreisen bezeichnet man das als ungeschickt!« zu kommentieren. Vielleicht hast du solche oder ähnliche Bemerkungen in deiner Kindheit ebenfalls oft zu hören bekommen.

Wie viel Autismus ist »normal«?

Beim Lesen dieses Buches werden sich wahrscheinlich auch viele nicht autistische Frauen und Mädchen in einigen Schilderungen wiedererkennen. Das liegt daran, dass kein einzelnes autistisches Merkmal ausschließlich bei Autismus vorkommt. Vielmehr sind alle Symptome Spielarten des menschlichen Seins und werden erst in Kombination aus mehreren Symptomen und in Abhängigkeit von deren Ausprägung zu einem autistischen Syndrom. Daher hier ein paar Normalisierungen, bevor es weitergeht:

+ Alle Menschen haben einen »Sozial-Akku«, der zur Bewältigung von Interaktion mit den Mitmenschen notwendig, aber ab einem gewissen Punkt aufgebraucht ist, was zu Erschöpfung führt. Er ist unterschiedlich groß und effizient.
+ Da Kommunikation komplex ist, erleben die allermeisten Menschen (wenn nicht alle) hin und wieder Missverständnis-

se und Situationen, die sie nicht richtig einschätzen und die dadurch unangenehm, peinlich oder neudeutsch »awkward« werden. Solche Situationen können den »Sozial-Akku« ganz besonders beanspruchen.

+ Nicht alle Menschen sind spontan oder flexibel. Und je älter wir werden, desto unflexibler werden wir. Beobachte mal deine Großeltern oder die älteren Nachbarn bei ihren Ritualen. Auf eine gewisse Art ist das auch ein Mechanismus, um mit einem schwächer werdenden »Sozial-Akku« umzugehen (den meisten Menschen geht es da nicht anders als einem in die Jahre gekommenen Handy-Akku), da gewohnte Rituale weniger Energie kosten als neue, unerwartete Situationen.
+ Jeder Mensch hat »Marotten« wie zum Beispiel, dass die Spülmaschine auf die eine, einzig richtige Art eingeräumt werden muss. Deswegen ist frau noch nicht autistisch.
+ Die Empathiefähigkeit aller Menschen schwankt in Abhängigkeit verschiedener Faktoren, z. B. Stress. Deshalb sind Medizinstudentinnen im Durchschnitt noch deutlich empathischer als Ärztinnen.
+ Deutsche pflegen im Durchschnitt mit 3,7 Personen eine enge Freundschaft.[9] Das ist weniger, als viele annehmen, und mit Sicherheit weniger, als viele Accounts in den sozialen Medien uns glauben machen wollen.

Da die Frage, wo eine Autismus-Spektrum-Störung beginnt und wo das Ein-bisschen-speziell-Sein aufhört, so wichtig und komplex ist, werden wir weiter hinten in diesem Kapitel noch ausführlich auf den Spektrum-Begriff eingehen.

Mathestunde: Autismus in Zahlen

Seit Mitte der 1980er-Jahre ist Studien zufolge die Zahl der Menschen mit Autismus-Spektrum-Störungen stark angestiegen. Neben dem Wandel der Diagnosekriterien trägt auch die unterschiedliche Herangehensweise der Studien zu einer großen Streuung der angegebenen Häufigkeit bei. Ob die steigenden Diagnosezahlen also tatsächlich darauf zurückzuführen sind, dass es mehr Menschen mit Autismus-Spektrum-Störungen gibt – oder nur darauf, dass häufiger eine Diagnose gestellt wird –, lässt sich bislang nicht abschließend klären.[10] Womöglich spielen auch Faktoren, die die Häufigkeit des Auftretens von Autismus beeinflussen, eine Rolle bei den steigenden Zahlen (siehe »Biologiestunde«).

Wie wir schon wissen, sind etwa ein Prozent der Menschen autistisch. Damit handelt es sich nicht um eine seltene Diagnose. In der Europäischen Union gilt eine Erkrankung als selten, wenn nicht mehr als 5 von 10 000 Menschen (also 0,05 Prozent) von ihr betroffen sind.[11] Die Möglichkeiten zur Diagnostik und damit auch die Zahlen der diagnostizierten Personen sind je nach Region sehr unterschiedlich. Über die stetige Zunahme von Autismus-Diagnosen wird viel diskutiert. Während die einen von einer hohen Dunkelziffer ausgehen und insbesondere bei Frauen und Mädchen von einer Unterdiagnostizierung ausgehen, beklagen andere Fachpersonen, dass schon jetzt eine Überdiagnostik betrieben werde.

Früher wurde davon ausgegangen, dass Autismus in den allermeisten Fällen Jungen betrifft. Aktuelle Daten führen zu einer Annahme des Geschlechterverhältnisses von 2–3:1 zugunsten des männlichen Geschlechts. Einen entscheidenden Unterschied macht es, ob man die Gesamtbevölkerung untersucht oder nur die Personen, die schon in Behandlung sind und eine Diagnose erhalten haben. Denn in der Gesamtbevölkerung finden sich vergleichsweise mehr autistische Frauen, also auch solche, die bislang nicht als autistisch diagnostiziert worden waren. Das heißt, viele autistische Frauen und Mädchen werden gar nicht erst auf Autismus hin untersucht.

In der *Bergen Child Study*, einer norwegischen Gesamtbevölkerungsstudie, wurden Eltern und Lehrkräfte zu autistischen Symptomen von 7 bis 9 Jahre alten Kindern befragt. Sowohl die Eltern als auch die Lehrkräfte gaben stärkere autistische Symptome bei den Jungen an, bei den Lehrkräften war der Unterschied zwischen Jungen und Mädchen jedoch größer als bei den Eltern-Berichten.[12] Daraus lässt sich ableiten, dass in den Schulen, wo Kinder einen beträchtlichen Teil ihrer Zeit verbringen, die autistischen Symptome von Mädchen unterschätzt werden. Dies ist eine mögliche Erklärung dafür, dass Mädchen gar nicht erst zur Abklärung der Diagnose Autismus gelangen. Im Grunde können wir also bislang keine genaue Aussage darüber machen, wie es tatsächlich um das Geschlechterverhältnis steht.

Geschichtsstunde: Es war einmal ein Mädchen mit Autismus

Der Begriff »Autismus« wurde von Eugen Bleuler (1857–1939) im Zusammenhang mit schizophrenen Psychosen geprägt. Er betrachtete Autismus als eine Art geistigen Rückzug. Das, was wir heute unter Autismus-Spektrum-Störungen verstehen, wurde erstmals annähernd von der russischen Psychiaterin Grunja Sucharewa (1891–1981) beschrieben und hieß damals »schizoide Psychopathie«. Die Erforschung von Kindern mit ähnlichen Verhaltensweisen wurde von dem Kinderarzt Hans Asperger und dem Kinder- und Jugendpsychiater Leo Kanner in den Jahren um den Zweiten Weltkrieg unabhängig voneinander fortgeführt. Aber auch deren Erstbeschreibungen von autistischen Kindern bildeten nur in Teilen ab, was wir heute unter Autismus-Spektrum-Störungen verstehen. Autismus galt als sehr seltene und sehr schwerwiegende Behinderung. Im Gegensatz zu Leo Kanner, der in den USA den frühkindlichen Autismus beschrieb, deutete Hans Asperger in Wien schon damals einen möglichen Spektrum-Charakter der Störung mit verschiedenen Ausprägungen an.

Hans Asperger beobachtete unter den vielen autistischen Kindern auch Mädchen mit autistischen Symptomen. Allerdings schaffte es keines davon unter die vier prototypisch beschriebenen Fälle in seiner Habilitationsschrift. Die Erklärung dafür war interessanterweise, dass er bei Mädchen »zwar Kontaktstörungen [...], aber kein voll ausgeprägtes Bild, wie es etwa die Fälle [der vier Jungen] zeigen«, fand.[13] Leo Kanner hingegen beschrieb in seinen Studien acht Fälle von Jungen und drei Fälle von Mädchen. Der Prototyp von Autismus wurde somit als männlich festgeschrieben. Bei Mädchen scheinen die Auffälligkeiten schon immer dezenter oder atypischer gewesen zu sein, vielleicht wurden sie aber auch aufgrund von Geschlechterstereotypen (unbewusst) unterschiedlich bewertet.

Gesteigertes Interesse an autistischen Frauen und Mädchen sowie Gender-Aspekten bei Autismus lässt sich erst seit ungefähr 2010 in der wissenschaftlichen Literatur beobachten. Mit dazu beigetragen haben die biografischen Schilderungen betroffener Frauen wie Temple Grandin, deren Buch *Durch die gläserne Tür – Lebensbericht einer Autistin* bereits 1986 im Original erschien. Daraufhin folgten weitere erfolgreiche Publikationen. Grandin ist bis heute eine gefragte Rednerin in Sachen Autismus und hat Frauen und Mädchen mit Autismus zu mehr Sichtbarkeit verholfen.

Biologiestunde: die Entstehung von Autismus

Autismus-Spektrum-Störungen sind neurobiologisch begründet. Vereinfacht gesagt müssen zwei Dinge zusammenkommen, damit Autismus entstehen kann: die Gene und die Umwelt. Es gibt Formen von Autismus, die ganz klar auf ein genetisches Syndrom zurückgeführt werden können (z. B. Fragiles-X-Syndrom oder 22q11-Syndrom). Das nennt man sekundären Autismus, da die Ursache eine andere Störung ist. Menschen, die von sekundärem Autismus betroffen sind, bilden die klare Minderheit. Die meisten Autismus-Spektrum-Störungen sind primär idiopathisch, das heißt, man weiß nicht, woher sie kommen. Auch diese Variante von Autismus ist zu einem sehr großen Teil genetisch bedingt – es handelt sich aber um ein Zusammenspiel vieler Gene, die alle einen Einfluss haben. Da es so viele Gene und Kombinationen gibt, die infrage kommen, kannst du nicht einfach einen Gentest auf Autismus machen. Autistische Frauen und Mädchen haben im Vergleich zu Jungen und Männern mehr von diesen genetischen Veränderungen, wissenschaftlich ausgedrückt: eine höhere »Mutationslast«.[14]

Was die Umweltfaktoren betrifft, sind es vor allem frühe Einflüsse, die eine entscheidende Rolle spielen – und mit früh meinen wir sehr früh, nämlich noch im Mutterleib. Obwohl es nicht immer einfach ist, Umweltfaktoren sauber von genetischen Faktoren zu trennen, gibt es einige Umwelteinflüsse, die wahrscheinlich zur Entstehung von Autismus-Spektrum-Störungen beitragen. Hierzu zählen das Alter der Eltern bei der Geburt (je älter, desto wahrscheinlicher), die Einnahme von bestimmten Medikamenten während der Schwangerschaft, bestimmte Infektionen in der Schwangerschaft sowie Komplikationen bei der Geburt.

Der Female Protective Factor

Um zu erklären, warum es weniger Frauen und Mädchen mit Autismus gibt, wird ein sogenannter *Female Protective Factor* (frei übersetzt »Weiblicher Schutzfaktor«) angenommen und wissenschaftlich untersucht. Das zweite X-Chromosom, das nur Frauen haben, steht dabei in Verdacht, genetische Einflüsse und Umwelteinflüsse, die zu Autismus führen, in einem gewissen Rahmen zu kompensieren.

Diese Einflüsse führen dazu, dass das autistische Gehirn sich anders entwickelt und folglich anders funktioniert. Damit befinden wir uns auf der Ebene von Erklärungsmodellen, die alle noch diskutiert werden. Wie und warum autistische Frauen anders ticken als neurotypische, ist also weiterhin offen. Diskutiert werden zum Beispiel Unterschiede in der Hirnvernetzung und in der Aktivierung und Hemmung von Hirnaktivität.

Eine spannende Diskussion im Zusammenhang mit den Geschlechtsunterschieden bei Autismus ist die Rolle von Sexualhormonen bei der Fötusentwicklung im Mutterleib. Erhöhte Level des männlichen Sexualhormons Testosteron wurden schon vor längerer Zeit in der *Extreme Male Brain Theory* als mögliche Mitursache für Autismus diskutiert. Diese Theorie ist jedoch aus verschiedenen Gründen umstritten, wenn auch eine mögliche Relevanz von Sexualhormonen (männliche und weibliche) in der Entstehung von Autismus weiterhin diskutiert und beforscht wird.

Fake News

Ein finsteres Kapitel in der Autismus-Geschichte, das bis heute nachwirkt, ist die frühere »psychodynamische Entstehungsannahme«: die Beschuldigung der Eltern für das Autistischsein ihres Kindes. Der Begriff »Kühlschrankmutter«, der das Fehlen von emotionaler Zuwendung durch die Mutter für die Entstehung von Autismus verantwortlich machte, war äußerst stigmatisierend und für die Eltern autistischer Kinder ein nachvollziehbares Hindernis, diagnostische und therapeutische Beratung einzuholen. Zum Glück ist heute geklärt, dass das definitiv nicht der Entstehungsmechanismus von Autismus ist – wobei nicht verneint werden soll, dass der Umgang der Eltern mit ihren Kindern (autistisch oder nicht) einen gewaltigen Einfluss auf deren weiteren Lebensweg hat.

Ebenfalls vom Tisch ist die Debatte um Autismus als Folge von Schutzimpfungen. Diese Fehlannahme beruhte auf bewusst gefälschten Studien, die rasch nach Veröffentlichung zurückgezogen werden mussten.[15] Leider hält sich dieses Gerücht in Impfgegnerkreisen weiter hartnäckig und erlebte im Zuge der Coronapandemie eine traurige Renaissance.

Physikstunde: Sind wir nicht alle »auf dem Spektrum«?

Seit der Einführung des Spektrum-Begriffs hat sich »auf dem Spektrum sein« als geflügeltes Wort für autistisch sein etabliert. Der Paradigmenwechsel von Krankheitskategorien (z. B. Frühkindlicher Autismus vs. Asperger-Syndrom) hin zu einer dimensionalen Sicht auf psychische Zustände und Krankheiten betrifft eine ganze Reihe weiterer Diagnosen, zum Beispiel Persönlichkeitsstörungen oder Schizophrenien.

Was ist eigentlich ein Spektrum?

Vielleicht siehst du sie bei dem Wort Spektrum unwillkürlich vor deinem »inneren Auge«: die Spektralfarben. So schön bunt! Kurze Auffrischung des Physikunterrichts: Je kürzer die Wellenlänge, desto höher die Frequenz und desto höher die Energie, die ein Lichtquant in sich trägt (Photonenenergie), und das zeigt sich auch in der Farbe des Lichtes. Blaues Licht hat mehr Photonenenergie als rotes. Links auf dem Spektrum ist blau, rechts ist rot, dazwischen ist es schön bunt. Die Wellenlänge kann stufenlos von ganz kurz bis ganz lang in diesem Spektrum abgebildet werden.

Aus der »Geschichtsstunde« weißt du bereits, wie unterschiedlich Leo Kanners und Hans Aspergers Auffassungen vom Autismus-Spektrum (so hat man es damals natürlich nicht genannt) waren. Leo Kanner befand, dass Autismus extrem selten und eine schwerwiegende Behinderung ist. Hans Asperger ging davon aus, dass das Spektrum womöglich breiter ist. Und bis heute wird in Fach- und Betroffenenkreisen rege diskutiert, wie breit man das Spektrum begreifen möchte, und die Grenzen wurden im Laufe der Jahre tatsächlich Schritt für Schritt erweitert, sodass heute ganz selbstverständlich auch »mildere« oder besser kompensierte Symptomausprägungen auf dem Autismus-Spektrum verortet werden. Milder in Anführungsstrichen, weil diese Art der Unterscheidung von Schweregraden ein sensibles Thema ist, das vielen Betroffenen Unbehagen bereitet.

Innerhalb der autistischen Community wird die Ansicht, dass Autismus ein kontinuierliches Spektrum von »nicht autistisch« bis »schwer autistisch« sei, kritisch betrachtet. Diese Sichtweise würde unterstellen, dass es einerseits keinen grundlegenden Unterschied zwischen neurotypischen Menschen und Autistinnen gäbe. Außerdem würde sie den Eindruck erwecken, es gäbe leicht und schwer Betroffene, wodurch der Leidensdruck von Personen, die sehr hoch kompensieren, relativiert würde.

Einige Vertreterinnen der Community weisen daher darauf hin, dass das Autismus-Spektrum nicht mit einem Autismus-Gradienten verwechselt werden sollte. Das bedeutet, dass die unterschiedlichen Symptomausprägungen vielmehr als Verschiedenheiten begriffen werden sollten, nicht als Abstufungen. Schließlich kann an der Oberfläche nur schwer beurteilt werden, wie viel Kompensationsaufwand von den Betroffenen betrieben werden muss. Das innere Erleben kann sich deutlich von der äußeren Symptomschwere unterscheiden. So vertritt die autistische Community auch die Haltung: »Milde« bedeutet »Milde für die anderen«.

Und doch leben autistische Frauen und Mädchen in ganz unterschiedlichen Lebensrealitäten: Die einen können sehr gut kompensieren, was oft teuer erkauft ist und zusammen mit anderen Faktoren zu verschiedenen Gesundheitsproblemen führen kann (mehr dazu in Kap. 4). Dann gibt es Autistinnen mit erheblichem Unterstützungsbedarf, die nie in der Lage sein werden, in dem Maß zu kompensieren, dass sie außerhalb einer Institution selbstständig leben, geschweige denn einem Beruf nachgehen oder Kinder großziehen können. Beides ist Autismus, und doch sind die Herausforderungen, die sich den Frauen und Mädchen Tag für Tag stellen, sehr unterschiedlich.

Broader Autism Phenotype

Ein weiterer Begriff, der rund um das Autismus-Spektrum oftmals auftaucht, ist der *Broader Autism Phenotype*, frei übersetzt als autistische Persönlichkeitsstruktur. Dieser Begriff *wird dann verwendet, wenn zwar Symptome einer* Autismus-Spektrum-Störung vorliegen, die Ausprägung der Symptome jedoch nicht rechtfertigt, eine Autismus-Spektrum-Störung zu diagnostizieren. Autismus ohne Störung könnte man sagen. Trotzdem können wiederkehrende Konflikte aufgrund der autistischen Struktur entstehen, und es kann hilfreich sein, diese Struktur zu verstehen, um nicht immer wieder in die gleichen unangenehmen Situationen zu geraten.[16]

Ein eindimensionales Spektrum eignet sich zum Beispiel, wenn man verschiedene Körpergrößen darstellen möchte. Im Fall von Autismus erweckt ein eindimensionales Spektrum allerdings den Anschein, jeder Mensch befinde sich auf diesem Spektrum, und somit sei – überspitzt formuliert – jeder Mensch »ein bisschen autistisch«. Inzwischen gibt es aber zunehmend einen Konsens darüber, dass Autismus sich deutlich von Nichtautismus trennen lässt, der

Spektrum-Charakter also nur innerhalb der autistischen Personengruppe existiert.

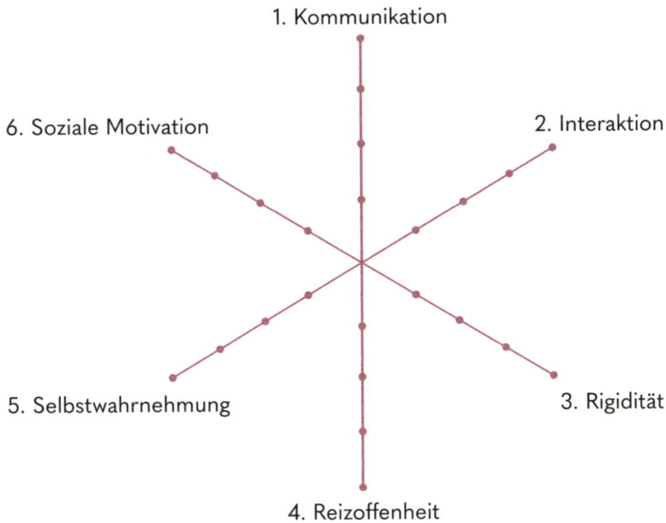

Sternförmiges Autismus-Spektrum
nach Dr. Klaus Renziehausen.

Die Vorstellung von Autismus in Gestalt eines in sich mehrdimensionalen Spektrums veranschaulicht die Grafik. Hier können verschiedene autistische Symptome in einer Art Sternenform eingezeichnet werden: bei geringer Ausprägung Richtung Mitte, bei stärkerer Ausprägung Richtung außen. Ohne Zweifel verändern sich manche der Symptome je nach Tagesform, z. B. die Reizoffenheit. So können Autistinnen also ihre persönliche Ausprägung von Autismus veranschaulichen, ohne sich in die Schablone »mehr oder weniger« pressen lassen zu müssen. Allerdings eignet sich dieses Modell nicht zur Diagnosestellung – die ist nämlich noch etwas komplexer (siehe Kap. 6).

Krankheit, Struktur, Störung oder Behinderung?

Bei einer Krankheit sind neben den Symptomen auch die Ursachen und der Entstehungsweg bekannt. Das bedeutet, dass es sich nicht bei allen Diagnosen, die vergeben werden, auch um Krankheiten handelt. Ist der Entstehungsweg nicht bekannt oder uneinheitlich (was auch auf erstaunlich viele körperliche Erkrankungen zutrifft), passt der Begriff »Störung« besser. Er wird verwendet, wenn eine typische Symptomkonstellation zu Leid oder Einschränkungen im Leben der Betroffenen führt. Auch bei der Autismus-Spektrum-Störung wird aufgrund der noch nicht in vollem Umfang erforschten Ursachen und der wahrscheinlich vielfältigen zugrunde liegenden Mechanismen der Störungsbegriff verwendet.

»Störung« klingt natürlich nicht besonders wertneutral, sondern deutet an, dass bestimmte Vorgänge bei Betroffenen nicht wie gewünscht – oder, hier haben wir es wieder, »normal« – funktionieren. Das widerspricht dem Erleben vieler autistischer Menschen, die sich nicht als »gestört«, sondern als anders und darin genau richtig wahrnehmen. Sie sehen die Ursachen für Störungen eher im gesellschaftlichen Umgang mit Andersartigkeit. Und das ist wahr: Wenn die Lebensumstände genau zu der autistischen Person passen und das Umfeld einen guten Umgang mit ihr findet, fallen der Leidensdruck und die Einschränkungen in der Teilhabe manchmal weg, obwohl die Person »autistisch strukturiert« ist (siehe oben *Broader Autism Phenotype*).

Zusätzlich stellt sich bei Autismus immer wieder die Frage, ob es sich um eine Behinderung handelt. Das Ausmaß einer Behinderung durch eine psychische oder auch körperliche Störung hängt von zahlreichen Faktoren ab und kann verschiedene Lebensbereiche in ganz unterschiedlicher Weise beeinflussen. Eine Behinderung bemisst sich daran, inwieweit die gesellschaftliche Teilhabe der betroffenen Person eingeschränkt ist. Insofern kann Autismus zu schwerer Behinderung führen, muss er aber nicht. Ähnlich wie beim vorherigen Thema »Krankheitswertigkeit« kann die Teilhabe nicht nur durch die individuelle Ausprägung der autistischen Symptomatik mehr oder weniger eingeschränkt sein, sondern auch durch das jeweilige Umfeld.

Anders ≠ krank? Die Neurodiversitätsbewegung

Es gibt Normalitätsbegriffe, die Abweichungen als Teil des Normalen begreifen. Die Welt ist bunt und genau das ist normal. Diese Haltung ist auch unter Psychiaterinnen und Psychotherapeutinnen weitverbreitet: Nur weil eine Person anders ist, erfüllt sie noch lange nicht irgendwelche Diagnosekriterien. Verschrobene Eigenbrötlerinnen und schräge Vögel gab es schon immer, und die meisten von ihnen sind nicht auf die Hilfe des Gesundheitssystems angewiesen, selbst wenn ihre Umgebung das mit ihrem festgefahrenen Normalitätsbegriff anders sehen mag.

Man kann sich fragen, ob es sich tatsächlich um ein junges Phänomen handelt, dass Menschen, die »anders« sind, vermehrt zur Ärztin »geschickt werden« oder sich selbst für eine Untersuchung entscheiden, weil sie eine Erklärung für ihre Andersartigkeit suchen oder sich verändern wollen bzw. sollen. Gleichzeitig ist medizinische und soziale Unterstützung in vielen Fällen absolut sinnvoll und notwendig. Und es ist ein Privileg, dass es hierfür Angebote gibt, wobei zu Recht beanstandet wird, dass die Angebote noch immer unzureichend sind.

Neurodiversität ist ein Konzept, das bereits in den 1990er-Jahren von Judy Singer beschrieben wurde, aber erst in den letzten Jahren durch die Arbeit von Aktivistinnen zunehmend bekannt geworden ist. Singer ist selbst Mutter einer autistischen Tochter und forschte nach ihrem Soziologiestudium über das Phänomen Behinderung.

Die Neurodiversitätsbewegung propagiert, dass neurologische Entwicklungsunterschiede nicht pathologisch sind, sondern ganz natürlich vorkommen und vielmehr eine Stärke sind als eine Behinderung. Sie setzt sich deshalb dafür ein, dass Menschen mit Autismus, AD(H)S und Co. nicht pathologisiert werden. In dieser Sichtweise steckt eine wichtige und unterstützenswerte Botschaft: Neurodiverse Menschen dürfen nicht stigmatisiert oder diskriminiert werden und sollten darin bestärkt werden, ihre individuellen Stärken in der Gesellschaft besser zum Ausdruck zu bringen.

Kritisch kann man jedoch die Behauptung sehen, dass eine abweichende Entwicklung nie einen Krankheitswert habe. Das Autismus-Spektrum ist so breit und facettenreich, dass es einerseits Menschen umfasst, die kaum Unterstützung benötigen – und vielleicht in einem toleranteren Umfeld gar keine benötigen –, andererseits aber auch Menschen, die noch deutlich schwerwiegendere Probleme haben als die Stigmatisierung durch ihre Diagnose und erhebliche Unterstützung benötigen, um ihren Alltag bewältigen zu können. Spricht man Entwicklungsstörungen pauschal den Krankheitswert ab, so befürwortet man in unserem aktuellen medizinischen und sozialtherapeutischen System (das man dafür wiederum kritisieren könnte) gleichzeitig den Wegfall aller Diagnostik, Unterstützungen, Therapien oder Medikamente für diejenigen, die sie brauchen.

Wir Autorinnen plädieren für einen Ansatz mit dem Wörtchen »und«: Neurodiversität ist eine Bereicherung; Anderssein bedeutet mitnichten, einen Makel oder eine Störung zu haben, weshalb es keinesfalls stigmatisiert werden sollte. *Und* gleichzeitig sind Autismus, AD(H)S und andere Entwicklungsstörungen oft behindernd und bzw. oder krankheitswertig, weshalb die Betroffenen alle Unterstützungsangebote erhalten sollten, die die moderne Medizin, Psychotherapie, Sozialarbeit, Sport-, Ergo- und Kreativtherapie zu bieten hat.

Fliegen Autistinnen unter dem Radar?

Im Zusammenhang mit der Häufigkeitsverteilung von Autismus bei Männern und Frauen werden immer auch mögliche Erklärungen diskutiert. Eine davon ist, dass autistische Frauen und Mädchen möglicherweise aufgrund besserer Kompensationsstrategien »unter dem Radar fliegen«. Das bedeutet, dass sie die gleichen autistischen Symptome wie Männer und Jungen haben, diese sich aber – von außen betrachtet – anders zeigen, weil Frauen und Mädchen gelernt haben, ihre Besonderheiten durch Anpassung zu verbergen. Und daher werden sie von den derzeitig gebräuchlichen Diagnostikmethoden auch nicht zuverlässig erfasst.

Außerdem wird diskutiert, ob Frauen und Mädchen einen anderen Phänotyp haben als Männer und Jungen, also eine besondere Ausprägung oder Spielart von Autismus-Symptomen. Beispielsweise wurden bei Autistinnen eine höhere soziale Motivation, mehr Freundschaften und geringer ausgeprägte stereotype Verhaltensweisen festgestellt. Auch von außen als störend wahrgenommenes Verhalten wie Wutanfälle oder Impulsivität ist bei Autistinnen seltener. Dafür sind sie anfälliger für nach innen gerichtete Symptome wie Ängste oder Depressionen.[17] Mehr dazu erfährst du in den folgenden Kapiteln.

Kapitel 2
Autismus im Alltag – die Kunst, die Löffel beisammenzuhalten

Autismus ist im Alltag einfach anstrengend. Nicht umsonst bezeichnen sich viele Autistinnen als »Spoonies«, in Anlehnung an die *Spoon Theory* (Löffel-Theorie),[1] die erstmals von Christine Miserandino in einem Blogartikel beschrieben wurde und die eine Metapher für das notwendige Energiemanagement bei unsichtbaren Behinderungen darstellt. In diesem Artikel dient eine Handvoll Löffel als Sinnbild für die täglich verfügbare Menge an Lebensenergie. Für jede alltägliche oder außergewöhnliche Tätigkeit muss man einen oder mehrere Löffel abgeben. Unter Umständen sind dann die Löffel – also die Energie – vor Tagesende aufgebraucht, sodass sehr genau mit ihnen gehaushaltet werden muss. Das trifft die Realität von Menschen mit Behinderungen sehr gut.

Auch Autistinnen sind gezwungen, »ihre Löffel zu zählen«, d.h. ihren Energieverbrauch so sorgfältig zu planen, dass sie damit über den Tag gut auskommen. Jedes unvorhergesehene Ereignis »kostet Löffel« und kann zu einer Überlastung führen.

Autistische Irritation: der unsichtbare Energiefresser

Die meisten Autistinnen empfinden sich selbst als weniger leistungsstark im Vergleich mit ihren neurotypischen Mitmenschen. Tatsächlich leisten sie aber tagtäglich mindestens so viel wie andere, nur mündet ihre Leistung nicht unbedingt in sichtbares Fortkommen.

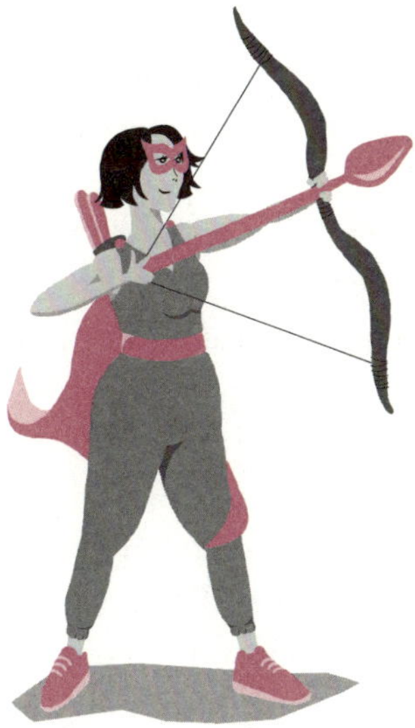

Einer der wesentlichen und meist unsichtbaren Energiefresser ist die sogenannte autistische Irritation. Alle eingehenden Reize laufen im Gehirn durch einen Filter, der selektiert, ob das, was uns gerade begegnet, im Bereich unserer Komfortzone liegt oder nicht und damit eine Stressantwort erfordert. Dieser Filter ist bei Autistinnen hoch sensibel und schlägt im Laufe eines Tages buchstäblich zigmal Alarm.

Wahrscheinlich sind dir nicht alle diese Stressmeldungen bewusst, denn meist sorgen Autistinnen für Abhilfe, indem sie möglichst schnell eine passende Strategie anwenden, um die Situation zu meistern. Es kommt dann »nur« zu einer vorübergehenden Irritation, z. B. weil man eine Redewendung nicht auf Anhieb versteht und sich erst bewusst machen muss, dass die Aussage bildlich gesprochen und nicht wörtlich gemeint ist.

Eine Patientin äußerte bei der Verabschiedung nach einer Therapiestunde ihr Bedauern darüber, dass wir die Zeit überschritten hatten und sie trotzdem nur für die übliche Zeit bezahlte. Als ich lächelnd »Ist nicht schlimm, das geht aufs Haus« sagte, blickte sie unwillkürlich nach oben in Richtung Dach. Im nächsten Moment bemerkte sie das Missverständnis, was ihr sichtlich peinlich war.

In anderen Fällen kann eine Antwort auf einen außerhalb der Komfortzone liegenden Reiz nicht überspielt werden. Dann kommt es zu einer Reaktion nach dem Muster »kämpfen, fliehen oder tot stellen«. Im »Kampfmodus« wird eine Autistin spontan ärgerlich, ihre Reaktion kann dabei erheblich schärfer ausfallen, als Mitbeteiligte nachvollziehen können. Ein Fluchtreflex kann sich sehr unterschiedlich äußern: still in Form von angespannter Oberschenkelmuskulatur, mit körperlicher Unruhe oder auch mental mit dem dringenden Wunsch, die Situation umgehend zu verlassen. Manche Autistinnen irritieren ihr Umfeld damit, dass sie spontan das Gesprächsthema wechseln und beginnen, über eines ihrer Lieblingsthemen zu sprechen. Sie haben damit sozusagen gedanklich die Flucht ergriffen. In manchen Stresssituationen wird eine Autistin tatsächlich körperlich »die Flucht ergreifen« müssen und die Situation verlassen. Sehr unangenehm fühlt sich für Autistinnen das »Totstellen« an, bei dem ihr Gehirn, vor allem das Sprachzentrum, und zeitweise auch ihr gesamter Körper den Betrieb einzustellen scheinen. Dann stecken sie in einer Blockade fest, aus der sie sich erst befreien können, wenn sich der Stress und der Aufruhr in ihrem Kopf wieder etwas gelegt haben.

Wohlgemerkt kennen auch Nichtautistinnen Stressantworten in überfordernden Situationen, und diese verlaufen genauso wie bei Autistinnen. Der Unterschied besteht in der Häufigkeit und dem Ausmaß des ausgelösten Stresspegels. Man wird wohl kaum jemals neurotypische Menschen innerlich blockiert im Regen an stark befahrenen Kreuzungen stehen sehen, weil der Verkehrslärm und der ungeplant einsetzende Regen sie in dem Moment völlig überfordern.

Zudem kann jede soziale Interaktion solche Irritation hervorrufen und tut es oft genug auch. Gerade autistische Frauen und Mädchen sind Meisterinnen der Tarnung und verstecken ihren Stress und ihre Unsicherheit hinter einer gut erlernten Fassade.

Masking

Der Teil der Kompensation, der für soziale Interaktion aufgewendet wird, wird in der autistischen Community als *Masking* (maskieren) oder *Camouflaging* (tarnen) bezeichnet. *Masking* wirkt zweifach: Zum einen unterdrückt eine Autistin damit ihre eigentliche autistische Reaktion, z. B. das »Hä?«, wenn sie eine Redewendung nicht versteht, und produziert stattdessen in Echtzeit eine sozial kompatible »gefällige« Reaktion, indem sie z. B. lächelt und nickt.

Bei manchen Autistinnen geht das *Masking* so weit, dass sie Mitschülerinnen oder auch Filmfiguren kopieren und auf Fragen mit Filmzitaten antworten, um soziale Interaktionen möglichst »richtig« zu bewältigen.

Jede Kompensationsleistung, sei es das *Masking* oder der Umgang mit einer hohen Reizbelastung im Allgemeinen, kostet Energie. Die Tarnung im sozialen Umfeld lässt sich zwar erlernen, aber nie weiter automatisieren als beispielsweise das Autofahren. Stell dir vor, du hättest deine gesamte Schul- und Ausbildungszeit, all die Zeit mit Freundinnen und Familie eigentlich während des Autofahrens gelebt!

Planung und Spontaneität: »Man müsste halt schon mal da gewesen sein«

Autistinnen brauchen eine wie auch immer geartete Vorstellung davon, was sie in der Zukunft erwartet, um sich langsam geistig und körperlich darauf einstellen zu können. Neuland ist in der Regel mit Stress verbunden – selbst dann, wenn eine Unternehmung sehr erwünscht und selbst initiiert ist. Viele Autistinnen berichten, dass eine »Fahrt ins Blaue« sie in Angst versetzt und sie Ausflüge lieber bis ins Detail vorgeplant haben.

Einer 21-jährigen Patientin stand ein Vorstellungsgespräch bevor. Schon Wochen vor dem Termin war sie sehr angespannt. Die Beschreibung der freundlichen Mitarbeiterin am Telefon, die ihr zu erklären versuchte, wie es vor Ort aussieht, wie alt die Person ist, mit der sie sprechen sollte, wie sie aussieht und wie sie »so drauf ist«, half ihr ein wenig. Dennoch sagte sie nach den Schilderungen etwas kläglich: »Man müsste halt schon mal da gewesen sein.«

Autistinnen machen sich also, wenn sie können, ein inneres Bild von dem, was sie in der Zukunft erwartet. Das tun sicher auch viele Nichtautistinnen. Autistinnen verwenden jedoch für ihre inneren Bilder und Pläne etwas, was man als »schnell abbindenden Zement« bezeichnen könnte. Das heißt, dieses Bild entsteht im Kopf und wird sehr schnell hart. Der Realität ist das aber ziemlich egal, und sie richtet sich nicht unbedingt danach. Während nicht autistische Menschen dann flexibel reagieren und ihre Vorstellung an die Gegebenheiten anpassen können, zerfällt das innere Bild einer Autistin zunächst in Scherben. Hierbei entsteht eine unter Umständen große Irritation, die eine entsprechend deutliche Stressreaktion nach sich ziehen kann.

Planänderungen sind für Autistinnen keine bloßen Änderungen, sondern komplette Neuplanungen. Auch wenn sich eine Verabredung nur um eine halbe Stunde verschiebt, kann es passieren, dass eine Autistin gedanklich den gesamten Nachmittag neu für sich planen muss. Wenn es dir genauso geht, dann kennst du es wahrscheinlich gar nicht anders. Aber glaub uns: Das kostet Löffel! Wenn du hingegen zu den neurotypischen Leserinnen gehörst, ist dir wahrscheinlich gar nicht bewusst, wie gut du es hast mit deinem flexiblen »Ich plan das einfach mal eben schnell um«-Gehirn.

Obwohl Autistinnen mit der Spontaneität anderer Menschen nicht gut zurechtkommen, können sie aber selbst spontan sein. An guten Tagen, wenn es nicht an Löffeln mangelt, ist es möglich, vom üblichen Weg abzuweichen, um eine kleine Besorgung zu machen oder tatsächlich ein Stück Neuland auszukundschaften. Auch größere Unternehmungen können ausnahmsweise mal drin sein. In vielen Fällen täuscht die vermeintliche Spontaneität nach außen allerdings. Dahinter können trotzdem gründliche Vorüberlegung und die exakte Abschätzung der benötigten Energie und möglichen Exit-Strategien stecken. Es kann sein, dass die Überlegungen im Inneren schon länger andauerten und die Autistin bloß vergessen hatte, ihr Umfeld darüber zu informieren.

Stimming und Routinen: die integrierten Werkzeuge gegen den Stress

Die Annahme, Autistinnen wären ihren schwachen Reizfiltern und den zahllosen täglichen Irritationen und Alarmierungen völlig hilflos ausgeliefert, ist falsch. Das autistische Betriebssystem stellt zwei mächtige Werkzeuge gegen den Stress zur Verfügung: Stimming und Routinen.

Automatische Selbstregulation: Stimming

»Stimming« ist ein Kunstwort, das vom englischen Begriff *Self-Stimulating Behaviour* abgeleitet ist und von der autistischen Community 1:1 ins Deutsche übernommen wurde. Man versteht darunter alles, was ein Mensch unwillkürlich tun kann, um Anspannung zu regulieren.

Stimming ist keineswegs exklusiv autistisch. Alle Menschen tun es. Denk zum Beispiel an eine Großmutter, die ihr kleines Enkelkind längere Zeit nicht gesehen und sehr vermisst hat. Stell dir vor, wie sie es bei der Begrüßung fest in die Arme nehmen und mit dem Oberkörper hin und her schwenken wird. Das tut sie nicht nur, um das Enkelkind zu erfreuen, sondern vor allem, um ihre Aufregung und Rührung unter Kontrolle zu bekommen. Dies ist eine sozial akzeptierte Form von Stimming. Weniger akzeptiert ist es, wenn jemand in einer Besprechung fortwährend mit einem Kugelschreiber klickt oder während eines spannenden Films andauernd nervöse Geräusche von sich gibt.

Die meisten Autistinnen »stimmen« unter anderem motorisch, d. h. sie bewegen ihren Körper oder einzelne Körperteile mehr oder weniger rhythmisch. Sie schaukeln, wippen oder wedeln, drehen die Füße, beugen oder strecken bestimmte Gelenke, spannen Muskeln an und lassen sie wieder locker. Anderes Stimming funktioniert über den Tastsinn, d. h. man nestelt, zupft, reibt oder kratzt an etwas herum oder knetet etwas in der Hand. Es gibt stimmhaftes Stimming, bei dem man Laute von sich gibt, summt oder singt, und auch verbales, bei dem man Wortteile, Wörter oder Sätze vor sich hin spricht. Wenn diese sich wiederholen, wird das »Echolalie« genannt und ist etwas anderes als ein Selbstgespräch. Optisches Stimming kommt ebenfalls vor und erfolgt meist mithilfe der Hände (z. B. durch Wedeln vor den Augen oder Drücken auf die Augäpfel), um bestimmte Seheindrücke zu erzeugen. Und natürlich lassen sich alle Arten von Stimming kombinieren.

Da Autistinnen auch an einem gewöhnlichen Tag erheblich mehr unter Stress stehen als nicht autistische Menschen, ist Selbstregulation für sie besonders wichtig, und entsprechend ausgeprägt kann ihr Stimming sein. Viele von ihnen sind allerdings schon im Kindes- oder Jugendalter damit angeeckt, wurden getadelt oder gehänselt und haben sich infolgedessen sichtbares Stimming abgewöhnt, d. h. sie unterdrücken es. Der Drang dazu ist aber geblieben, das Stimming hat sich nicht einfach ausgewachsen, sondern Autistinnen haben gelernt, es besser zu verstecken – manchmal so gut, dass sie es selbst nicht mehr mit ihrem Autismus in Verbindung bringen. Oder aber das Stimming hat sich zu einer eigenen Störung ausgewachsen, die eindeutig stressbedingt ist, aber Ärztinnen kommen nicht darauf, dass es einen tiefer liegenden Grund dafür geben könnte.

Einige dieser Störungen werden unter dem Stichwort »Body-Focused Repetitive Behavior« (BFRH) zusammengefasst. Dazu gehören:

+ *Skin Picking* (Dermatillomanie): ständiges Berühren, Quetschen und Kratzen von erkrankten oder gesunden Hautstellen aufgrund eines unwiderstehlichen Drangs.
+ Finger- und Fußnägel kauen (Onychophagie): Kauen und/oder Aufessen der Finger- und/oder Fußnägel. Soweit wir wissen, tritt Fußnägelkauen nur bei Kindern auf, weil Erwachsene nicht mehr so gelenkig sind.
+ Haare ausreißen (Trichotillomanie): Ausreißen der Kopfhaare, in geringerer Häufigkeit auch die Haare aller anderen Körperregionen.

Ob diese Angewohnheiten nur bei hohem Stress auftreten oder schon dauerhaft zwanghaft sind, als selbstverletzendes Verhalten oder etwas ziemlich Normales gesehen werden können, zeigt immer nur der Einzelfall. Im Zweifel lohnt es sich, eine Psychiaterin um eine Einschätzung zu bitten.

Natürlich haben längst nicht alle Autistinnen auf ihrem Lebensweg ihr Stimming verloren. Sie haben nur unter Umständen Mühe, es so weit zu verbergen, dass sie keine unerwünschten Kommentare von ihren Mitmenschen bekommen und dass sie dabei nicht gestört werden.

Für eine Autistin Anfang 20 ist eine wesentliche Form des Stimming, in ihrem Zimmer mit Musik auf den Ohren im Kreis zu laufen, während sie eine soziale Situation gedanklich und emotional verarbeitet. Je nach Ausmaß ihrer Irritation, kann das länger als eine Stunde dauern. Sie berichtet, wie wichtig es für sie ist, dabei ungestört zu sein. Jede weitere Irritation, wie ein Klopfen an der Zimmertür, würde unweigerlich in einen Meltdown münden.

Eine Autistin Ende dreißig »stimmt« vorwiegend stimmhaft. Sie steht zwar dazu, beschreibt aber, wie viele Gedanken sie sich darüber machen muss, wann und wo sie es im Alltag rauslassen kann, damit sie nicht unangenehm auffällt.

Die meisten Autistinnen, mit denen wir über Stimming gesprochen haben, finden sich selbst damit in Ordnung und wissen, wie wichtig es für sie ist. Doch nahezu alle leiden darunter, sich aus Angst vor den Kommentaren anderer damit verstecken zu müssen. Falls du also eine Bezugsperson eines autistischen Mädchens bist, bitten wir dich herzlich, Stimming in Zukunft kommentarlos zur Kenntnis zu nehmen und nach Möglichkeit nicht zu unterbrechen. Falls du dir über eine spezielle Form oder das Ausmaß von Stimming Sorgen machst, sprich das zu einem günstigen Zeitpunkt in Ruhe an.

Falls du als Autistin Schwierigkeiten hast, dein Stresslevel zu erkennen, kann es eine gute Idee sein, stattdessen auf dein Stimming zu achten. Denn wenn dein Stimming stark ist, ist das ein guter Hinweis darauf, dass du wesentlich gestresster bist, als dir gerade bewusst ist.

Routinen vs. Flexibilität: der innere Monk

Wenn man verstanden hat, warum Autistinnen Schwierigkeiten haben, flexibel auf die Anforderungen der Umwelt zu reagieren, versteht man auch den Stellenwert von Routinen in ihrem Leben. In ihren Routinen fühlen sie sich wohl und sicher, sie geben ihnen Orientierung. Sie können diese automatisch ablaufen lassen oder bewusst wahrnehmen und sich daran erfreuen. Solange Routinen aufrechterhalten werden können und ungestört ablaufen, ist für Autistinnen die Welt buchstäblich in Ordnung.

Eine Autistin berichtete, wie sie als Kind mit ihrem besten Freund den nahe gelegenen Wald erkundet und Lieblingsplätze auserkoren hatte. Bei jedem neuen Platz hatte sie verkündet, wie genau sie ab jetzt dort sitzen und mit welchen Schritten und Griffen sie dort hinaufklettern werde. Sie erzählte weiter, dass ihre Bestimmtheit ihren Freund dazu gebracht hatte, das ebenfalls so zu machen.

Jeder Mensch hat bewusste und unbewusste Routinen. Es gibt eine gewohnte Reihenfolge beim An- und Ausziehen der Kleidung; der

Schlüsselbund hängt immer am selben Haken;, die offene Milchtüte steht im Kühlschrank immer an derselben Stelle. Der Nachteil ist, dass diese Routinen nur schwer veränderlich sind. Wenn deine Zahnärztin dir eine andere Zahnputz-Methode empfiehlt, musst du erst deinen gewohnten allmorgendlichen und allabendlichen Ablauf durchbrechen und die ungewohnten neuen Bewegungen einüben. Das ist mühsam, und es dauert, bis die neuen Bewegungen verinnerlicht und wieder zur Routine geworden sind.

Im eigenen Einflussbereich ist es für Autistinnen einfach, ihre Routinen und Gewohnheiten aufzubauen und einzuhalten. Schwierig wird es dann, wenn ihre Bedürfnisse mit denen von anderen kollidieren könnten. Auch für neurotypische Menschen ist das Ausbalancieren verschiedener Bedürfnisse oft nicht leicht. Autistinnen fühlen sich jedoch eher genötigt nachzugeben, da sie erstens schneller an den Rand ihrer Komfortzone geraten und zweitens glauben, in einer Art Bringschuld zu stehen, um ihre Beziehung zu anderen Menschen nicht zu beschädigen. Solange die Kräfte zur Kompensation reichen, ist dagegen nichts einzuwenden. Im Gegenteil, es kann sogar prima sein, sich von anderen aus der Komfortzone locken zu lassen und etwas Neues zu erleben. Vielleicht »lernt« man dadurch, dass ein Saunabesuch einem so guttut, dass man das in Zukunft öfter einplant.

Was aber, wenn man die Erfahrung gemacht hat, dass die Innenstadt für einen nach 12 Uhr meistens zu voll ist, und eine gute Bekannte einen Stadtbummel am Nachmittag vorschlägt? Das Risiko eingehen, als Spielverderberin dazustehen und irgendwann gar nicht mehr gefragt zu werden? Oder mit dem Wissen zusagen, dass man anschließend total erschöpft sein wird? Frauen und Mädchen wird schnell nachgesagt, sie seien »zickig« oder »kompliziert«, wenn sie an Vorschlägen oder Plänen etwas auszusetzen haben. Du kennst bestimmt das stereotype Bild einer Diva, das nach mehr als zwei »Sonderwünschen« assoziiert wird. Oftmals wird in die Aussagen von Frauen und Mädchen daher mehr hineininterpretiert, als eigentlich gemeint ist.

Plötzlich autistischer?

Autistinnen wird manchmal nachgesagt, sie seien nach ihrer (eigenen oder formalen) Diagnose plötzlich viel »autistischer« als früher. Unserer Erfahrung nach liegt das meistens daran, dass sie sich jetzt erst ihrer lange vertuschten Bedürfnisse bewusst werden und wagen, sie zu äußern. Von außen gesehen »geht auf einmal alles Mögliche nicht mehr, das früher doch kein Problem war«. Von innen gesehen ging es eigentlich noch nie.

Wenn eine Autistin ihre Privatsphäre mit anderen teilt, ist es besonders schwierig, die eigenen Routinen und Gewohnheiten aufrechtzuerhalten. Ein häufiger Satz, den wir in der Diagnostik hören, ist daher: »Mein innerer Monk dreht durch, wenn mein Partner/meine Partnerin die Sachen an den falschen Ort legt/falsch zusammenfaltet/falsch sortiert.« Man muss nicht unbedingt autistisch sein, um als »Großmeisterin im Geschirrspüler-Tetris« jede Tasse, die jemand anderes eingeräumt hat, nach einer bestimmten, geradezu heiligen Ordnung wieder umzusortieren. Wahrscheinlich kommt das unter Autistinnen aber häufiger vor. Sie berichten immer wieder von ihren vergeblichen Mühen, die anderen zur eigenen Ordnung zu erziehen oder wenigstens einen Bereich der Wohnung als Safe Space abzugrenzen, der allein ihren Regeln unterliegt. Eine Familie hat leider meist keinen Platz dafür.

Für eine autistische Patientin gehören die Küchenmesser in eine bestimmte Schublade in ein ganz bestimmtes Fach. Leider hielt sich ihre Familie nicht an diese Ordnung, sodass sie die Messer immer wieder selbst an die »richtige« Stelle räumen musste. Nach mehreren Jahren traute sie sich schließlich zu sagen, dass sie das so brauchte. Es gab erstauntes Gelächter und ein gemeinsames Aha-Erlebnis. Ab da behielten die Messer ihren Platz. Ein Paar hatte festgestellt, dass beide zum Autismus-Spektrum gehörten. Weil sie schon öfter in Konflikte wegen ihren unterschiedlichen Vorstellungen von Ordnung geraten waren, nahmen sie sich die Zeit, ihren gesamten Haushalt durchzugehen, um eine gemeinsame Ordnung festzulegen. Die ganze Prozedur dauerte zwei Tage. Danach hatten sie nicht nur einiges voneinander gelernt (»Deine Idee ist eigentlich viel besser als meine!«), sondern auch für jeden Gegenstand und jedes Fach eine Regelung gefunden, die für beide passte.

Du hast in Kapitel 2 schon gelesen, dass Autistinnen für ihre Planungen sozusagen schnell abbindenden Zement verwenden und mit plötzlichen Veränderungen entsprechend schlecht zurechtkommen. Neurotypische Menschen scheinen eher mit Ton zu planen, der länger formbar bleibt und ihnen Flexibilität gestattet. Die Rigidität bei der Aufrechterhaltung von Routinen, Gewohnheiten und Planungen ist ein Teil der Kernsymptomatik von Autismus. Frauen und Mädchen, die zur Diagnostik vorstellig werden, scheinen diese Symptomatik aber mitunter nicht zu haben – jedenfalls nicht in einem Ausmaß, der einen Leidensdruck erkennen ließe. Sind sie folglich keine »echten« Autistinnen?

Schauen wir uns diesen Punkt noch mal von einer anderen Warte aus an, nämlich unter der Voraussetzung, dass viele Autistinnen sich für die Stabilität und Qualität ihrer sozialen Beziehungen allein verantwortlich fühlen. Was geschieht, wenn ihre in Zement gegossene Planung entweder ihre eigene soziale Sicherheit oder andere abhängige bzw. nahestehende Menschen beeinträchtigen könnte? Ganz klar, dann ist Flexibilität buchstäblich *not-wendig*. Die Entscheidung, nicht auf dem eigenen Plan zu beharren, beruht ja auf inneren Prinzipien. Daher fühlt sie sich ich-synton, also im Einklang mit den eigenen Bedürfnissen und Werten an. Das Bedürfnis nach Stabilität wurde vom Bedürfnis nach sozialem Frieden »überschrieben«. An dieser Stelle kommt es bei der Beurteilung von Frauen in der Diagnostik immer wieder zu Fehleinschätzungen, da angenommen wird, das Bedürfnis nach Stabilität sei eben nicht so wichtig gewesen wie bei anderen Autist:innen, die womöglich in einen Wutausbruch oder einen Meltdown geraten wären. Autistische Mädchen und Frauen gestatten sich das weniger häufig und das macht ihr Leid weniger sichtbar.

Eine 50-jährige Autistin wurde bei ihrem ersten Anlauf zur offiziellen Diagnose gefragt: »Wenn ich in ihr Wohnzimmer gehen und dort etwas verändern würde, würden sie das bemerken?« Ihre Antwort war: »Ich lebe in einem Haushalt mit zwei Kindern, wo ständig das Zeug hin- und herwandert. Ich würde irre werden, wenn ich darauf bestehen würde, dass die Sachen an ihrem Platz bleiben.« Die Diagnose wurde u. a. wegen fehlendem Leidensdruck und zu guter Kompensation nicht vergeben. Im zweiten Anlauf zur Diagnostik wurde der Frau dieselbe Frage noch einmal gestellt. Als sie antworten wollte, nahm sie wahr, dass sie unter dem Tisch ihre Hände schmerzhaft ineinander verkrampft hatte. Sie zeigte das der Ärztin und sagte: »Wenn ich sachlich richtig antworte, klingt es wahrscheinlich so, als würde mir das nichts ausmachen. Aber schon allein die Vorstellung, jemand könnte in mein Zimmer gehen und da etwas anfassen und umstellen, ist so furchtbar!« Das Bedürfnis, dass sich ihre Privatsphäre nicht veränderte, war also die ganze Zeit da gewesen. Sie hatte aber zugunsten ihrer Familie ihre Bedürfnisse zurückgestellt.

Autistinnen sind mit ihrer Vielzahl von notwendigen Routinen und vor allem ihren Reaktionen, wenn sie dabei unterbrochen oder daran gehindert werden, durchaus zwanghaft. Fälschlicherweise wird dieser Wesenszug immer wieder mit einer Zwangsstörung verwechselt (mehr dazu in Kap. 4). Denn die hier angesprochene Zwanghaftigkeit ist ich-synton: Sie gehört zum eigenen Ich, sie ist nicht unangenehm fremd und damit absolut nicht krankhaft. Dennoch kommt es immer wieder vor, dass Autistinnen sich durch zu viele, zu eng gesteckte oder sich widersprechende Routinen »selbst ein Bein stellen« (mehr dazu in Kap. 9).

Zu laut, zu grell, zu kratzig: Leben mit schwachen Reizfiltern

Eine angeborene Reizfilterschwäche gehört mit zum Gesamtpaket von Autismus. Wie wir schon wissen, ist sie nicht exklusiv autistisch, weshalb sie auch nicht zur Kernsymptomatik gerechnet wird. Autistinnen teilen sie mit AD(H)S- und Schizophrenie-Patient:innen sowie Betroffenen verschiedener neurologischer Erkrankungen. Darüber hinaus kann der Reizfilter bei hohem Stress schwächeln und lässt mit voranschreitendem Alter nach. Auch die Reizfilterschwäche gehört zu den unsichtbaren Energiefressern.

Von ihr können alle Sinne betroffen sein: Sehen, Hören, Riechen, Schmecken, Tasten sowie der Gleichgewichtssinn. Wir sehen immer wieder Autistinnen, die nur ganz bestimmte Materialien auf der Haut tragen können. Autistinnen, die Schwierigkeiten haben, bestimmte Materialien überhaupt zu berühren. Oder denen Schlendern äußerst schwerfällt und die sich im »Stechschritt« fortbewegen (müssen). Oder Autistinnen, die äußerst sensibel auf alltägliche oder für andere kaum wahrnehmbare Gerüche wie leichten Mundgeruch oder Zimt reagieren. Auch die Konsistenz bestimmter Nahrungsmittel kann sich für Autistinnen dermaßen furchtbar im Mund anfühlen, dass sie sie – unabhängig vom Geschmack – nicht essen können.

Empfindlichkeit gegenüber Geräuschen ist für Autistinnen im Alltag nach unserer Erfahrung die häufigste Belastung, die mit Reizfilterschwäche einhergeht. Das kann bis zur sogenannten Hyperakusis, einer pathologisch gesteigerten Hörempfindlichkeit, gehen, bei der bestimmte Geräusche als schmerzhaft wahrgenommen werden und ein generell erhöhtes Stresslevel besteht. Etliche Autistinnen berichten auch von ausgeprägter Abneigung und Ekel vor bestimmten Geräuschen, meist Essgeräuschen anderer Menschen. Dieses Phänomen wird Misophonie genannt.[2]

Die mit Autismus einhergehende Reizfilterschwäche und entsprechende Empfindsamkeit wird Frauen und Mädchen gesellschaftlich eher zugestanden als Jungen und Männern. Trotzdem leiden Autistinnen darunter, als Spielverderberinnen zu gelten oder auf Unmut zu stoßen, wenn sie ihre Bedürfnisse nach geringerer Lautstärke, weniger Zigarettenrauch oder Menschen äußern. Wie schon in Kapitel 1 beschrieben, können sich Autistinnen in reizintensiven Umgebungen nur durch Höchstkompensation und Verdrängung aufhalten, und leider fehlt ihnen dann meist anschließend die Regenerationszeit.

Wir sprechen hier über Reizfilter*schwäche*, weil diese Veranlagung im Alltag zu Beschwerden und Überlastung führt. Es gibt auch eine positive Kehrseite. So kann eine reiz*empfindsame* Autistin zur Expertin für hochqualitative, nicht kratzende (Kinder-)Bekleidung werden, zur Fachfrau für perfekt harmonierende Farbtöne oder zur Autorität für die Beurteilung der Haltbarkeit von Lebensmitteln.

Woher soll ich wissen, ob ich Hunger habe? Die Sache mit der Körperwahrnehmung

Bei vielen Autistinnen finden sich im Vergleich mit Nichtautistinnen Merkmale einer veränderten Körperwahrnehmung. Diese Veränderungen sind so häufig, dass die autistische Mitautorin dieses Buchs in ihrer eigenen Praxis bei neuen Klientinnen standardmäßig danach fragt.

Zum einen sind Durst, Hunger und Appetit bei vielen Autistinnen »komisch im Gehirn verkabelt«. Gerade unter Stress ist es ihnen trotz nagendem Hungergefühl oft nicht möglich, etwas zu essen. Sie »bringen einfach nichts runter«. Unter anderem deshalb bevorraten Autistinnen sich gerne mit ihrem »Safe Food«, also Essen, das sie praktisch immer und gerne essen können und das wenig Zubereitungsmühe erfordert oder einfach nur ausgepackt werden muss.

Auch die Wahrnehmung von Schmerz unterscheidet sich von Autistinnen zu Nichtautistinnen. Nun ist Schmerz generell subjektiv, wie viele Ärztinnen inzwischen wissen. Trotzdem ist auffällig, dass im autistischen Spektrum eine sehr hohe oder sehr niedrige Schwelle der Schmerzwahrnehmung vorkommt.

Eine Autistin berichtete, dass sie eine Nierenbeckenentzündung »verpennt« und schon einmal eine ganze Woche mit einer gebrochenen Schulter zugebracht hatte. Sie hatte sich dabei nur gewundert, dass »diese Schulterprellung aber ganz schön lange« andauerte. In beiden Fällen ging sie erst sehr spät zu ihrer Hausärztin und war gekränkt, als sie dafür getadelt wurde.

Finger weg! Die Sache mit dem Körperkontakt

Die Coronapandemie war für viele Autistinnen eine angenehme Auszeit von unerwünschtem, aber aus Höflichkeitsgründen erforderlichem Körperkontakt wie Händeschütteln und freundschaftlichen Umarmungen. Auch der geforderte Mindestabstand zwischen Personen in dieser Zeit kam den meisten von ihnen entgegen.

Es gibt Autistinnen, die gerne Körperkontakt haben und in romantischen Beziehungen wirklich »verkuschelt« sind. Aber auch für sie gilt wie für alle anderen Autistinnen: Plötzlicher, unerwünschter Körperkontakt ist nur schwer zu ertragen. Die Erfahrung zeigt: Je weniger eine Autistin Körperkontakt generell wünscht und genießen kann, desto verwirrender und unangenehmer sind leichte, oberflächliche Berührungen für sie. Die meisten Autistinnen geben an, dass sie deutliche Berührungen wie eine feste Umarmung als angenehmer empfinden.

Von Kindern werden im Allgemeinen immer noch allzu oft seitens der Erwachsenen Körperkontakt und die Freude daran eingefordert. Anders als bei Jungen endet das bei den Mädchen nicht mit Einsetzen der Pubertät und dem Erwachsenwerden. Das heißt, dass Autistinnen, die Körperkontakt als unangenehm empfinden und lieber vermeiden möchten, es gesellschaftlich schwerer haben, das auch durchzusetzen. Bei Frauen und Mädchen werden Berührung und körperliche Nähe insgesamt als selbstverständlicher angesehen als bei Männern und Jungen.

Bei spät diagnostizierten Autistinnen sehen wir immer wieder, dass auch die bisherige Biografie in Bezug auf Körperkontakt und (un-)gelebte Sexualität auf den Prüfstand kommt. Hier kommen auch die Bemühungen um »normale« Gefühle und Empfindungen zum Tragen. Viele Frauen haben ihr Leben lang versucht, Sexualität ähnlich zu empfinden wie Freundinnen oder so, wie Medien sie darstellen, und sich für »fehlerhaft« gehalten, wenn es nicht gelang. Erst wenn der Druck, »normal« zu fühlen und zu empfinden, weicht, entsteht Raum für das Körpergefühl, das wirklich ist und eigentlich die ganze Zeit schon da war.

Same same, but different: Spezialinteressen bei Frauen und Mädchen

Wie du schon aus Kapitel 1 weißt, sind Spezialinteressen bei Autistinnen von außen oft nicht von den Interessen »typischer« Altersgenossinnen zu unterscheiden. Und wir wollen nicht bestreiten, dass auch neurotypische Menschen Spezialinteressen haben. Nur weil eine Frau eine intensive Leidenschaft für Kakteen hegt, ist sie noch lange nicht autistisch.

In der Diagnostik wird grundsätzlich das Spielverhalten in der Kindheit abgefragt, möglicherweise aber nur oberflächlich. Das heißt, wenn man angibt, mit Puppen gespielt zu haben, wird von den Diagnostikerinnen oft angenommen, man habe als Mädchen rollenhaft die Puppe Dinge tun und erleben lassen, zu ihr gesprochen oder auf andere Art zwischenmenschliches Miteinander im Spiel ausgelebt – wie es bei neurotypischen Mädchen der Fall ist. Beim genaueren Nachfragen finden wir aber auch hier manchmal schon interessante Unterschiede.

Ein Mädchen baute in ihrem Zimmer für vierzig Teddybären (so viele muss man erst mal haben!) ein Bankett auf. Papa Bär und Mama Bär feierten ihre silberne Hochzeit. Die Gäste waren nach »Verwandtschaftsgrad« und Größe geordnet. Alle waren festlich gekleidet und die Tafel war schön dekoriert. Jeder und jede hatte ein Gedeck aus Puppengeschirr in passender Größe vor sich. Sonst passierte nichts. Niemand sprach, niemand aß. Die Feier dauerte in diesem quasi eingefrorenen Zustand mehrere Wochen und wurde dann wieder weggeräumt. Es war um das Aufbauen und die genaue Anordnung gegangen, nicht darum, das gesellige Miteinander der anwesenden Gäste zu spielen.

»Du warst immer ein ganz normales Mädchen« – solche Aussagen lassen erwachsene Autistinnen auf ihrem Weg zur offiziellen Diagnose immer wieder an sich zweifeln. Nach unserer Erfahrung lohnt es sich, in den eigenen Erinnerungen zu kramen und genau hinter das Label »ganz normales Mädchen« zu schauen. Wurde weniger gespielt als vielmehr gesammelt, sortiert und angeordnet? Wurden schon x-mal gehörte Hörspiele immer wieder zur Beruhigung abgespielt und lieber schon bekannte als neue Bücher gelesen?

»Ich habe oft mit meiner Schwester Verkleiden gespielt. Wir hatten einen großen Korb mit Sachen dafür. Aber ich war halt immer ich dabei.«

Hier hat ein autistisches Mädchen zwar augenscheinlich bei Rollenspielen mitgemacht, aber ohne jemals in eine fremde Rolle zu schlüpfen.

Blöd, wenn man immer recht hat: Unterschiede im Erinnerungsvermögen

Oftmals können Autistinnen Gesagtes besser erinnern als Nichtautistinnen. Das führt immer wieder dazu, dass eine Autistin etwas

Gesagtes, schier mit Datum und Uhrzeit, Wort für Wort wiedergeben kann, an das sich die nicht autistische Urheberin gar nicht mehr so genau erinnert.

Autistinnen leben daher oft in dem Gefühl, dass das Erinnerungsvermögen von neurotypischen Menschen nicht richtig funktioniert. Sie scheinen sich eher daran zu erinnern, was sie gemeint, als daran, was sie tatsächlich gesagt haben. Obendrein scheint sich das, was sie glauben, damals gemeint zu haben, im Laufe der Zeit auch noch zu ändern. Autistinnen können so etwas nur schwer begreifen. Ihr Erinnerungsvermögen ist auf ganz andere Art vernetzt und wird scheinbar weniger von emotionaler »Schönrednerei« beeinflusst.

Leider mögen es neurotypische Menschen so gar nicht, wenn sie mit ihrem genauen Wortlaut am 12.05.2020 um 14:03 konfrontiert werden, wenn sie selbst die Situation doch ganz anders – und viel ungenauer – in Erinnerung haben. Man könnte sogar sagen, auf Neurotypisch »schickt es sich nicht«, vergangene Unterhaltungen auf diese Weise auszudiskutieren. Eine ungeschriebene soziale Regel für mehr soziale Verträglichkeit, der viele zustimmen würden, legt nahe, eher etwas in Richtung »Ist ja auch egal« zu sagen, selbst wenn es einem ganz und gar nicht egal ist. Nicht alle Autistinnen sind mit solchen »weißen« Lügen einverstanden und ecken folglich mit ihrem Erinnerungsvermögen und ihrer Ehrlichkeit immer wieder an.

Das ganze emotionale Gedöns

Jeder Mensch kennt Belastungen durch negative Emotionen. Für Autistinnen bedeuten jedoch auch große positive Emotionsausschläge Stress. Frisch verliebt zu sein, kann beispielsweise erhebliche innere Unordnung erzeugen, Gleiches gilt für Geburtstage oder Weihnachten. Ereignisse, die allgemein als freudige Angelegenheit gelten, erzeugen bei Autistinnen aufgrund ihrer Besonderheiten unterm Strich mehr Stress als Freude. Eine Patientin formulierte es einmal treffend, indem sie nachdenklich sagte: »Gefühle machen 'ne Menge Zeug mit einem …«

Nicht selten kommt für autistische Frauen und Mädchen noch die Scham dazu, dass sie die sozial erwarteten Emotionen nicht entwickeln können – einerseits, weil ihre eigene Reaktion auf die Situation eben anders ist, andererseits, weil ihre Emotionswahrnehmung anders funktioniert.

Wie du in Kapitel 1 bereits erfahren hast, gehört oft Alexithymie, also Schwierigkeiten bei der schnellen intuitiven Wahrnehmung der eigenen Gefühle, mit ins autistische Erleben. Studien haben gezeigt, dass Emotionen, die nicht erkannt und bewusst wahrgenommen werden, sich als unterschwelligen Stress niederschlagen.[3] Das heißt, entweder man überbrückt die fehlende intuitive Wahrnehmung von Emotionen durch bewusste Analyse, kompensiert hier also, so gut man es kann, oder man nimmt den unterschwelligen Stress in Kauf. Pest oder Cholera sozusagen.

Es ist anzunehmen, dass genauso viele Autistinnen wie ihre männlichen Counterparts in einem gewissen Ausmaß gefühlsblind sind. Dennoch erleben wir Außenstehenden sie – und die Frauen und Mädchen sich selbst – diesbezüglich als »normaler« im Vergleich mit den Jungen und Männern. Warum ist das so?

Weibliche Interaktion und Kommunikation ist in unserer Kultur gefühlsbetonter als männliche. Das heißt, Autistinnen sind durch ihre soziale Anpassung gut darin trainiert, gefühlsbetonte Botschaften zu senden und zu beantworten. Unter Frauen und Mädchen wird spätestens ab der Pubertät viel über Gefühle gesprochen. Wenn man mitreden möchte, »hat« man diese Gefühle also am besten auch.

Durch die weibliche Sozialisation bekommt man umgekehrt viele nützliche Informationen, was man in bestimmten Situationen »fühlen könnte bzw. sollte«. Das kann einerseits das Aufdröseln der eigenen, möglicherweise bisher unverstandenen Emotionalität erleichtern. Andererseits erheben Autistinnen möglicherweise das, was sie von anderen gehört haben, zur Regel und bemühen sich dann, die entsprechende Emotion »zu produzieren«, um sie authentisch äußern zu können.

Von erwachsenen Autistinnen hören wir in der Phase, in der sie sich zum ersten Mal mit ihrem Autismus und folglich auch ihrer Alexithymie auseinandersetzen, dass sie sich Gefühle jahrzehntelang selbst eingeredet haben, obwohl sie eigentlich anders empfanden. Der Prozess, die eigene Gefühlswelt neu kennenzulernen, ist wie insgesamt das Sich-Einfinden in den eigenen Autismus eine Phase, in der viel getrauert und viel Befreiung erlebt wird.

Autistic Burn-out: Wenn die Löffel auf Tage und Wochen im Voraus aufgebraucht sind

Wer sich im Internet über Autismus informiert, stößt früher oder später auf den Begriff *Autistic Burn-out.* Der Begriff ist nicht klar definiert, du wirst aus verschiedenen Quellen unterschiedliche Beschreibungen dafür finden. Wir tragen daher im Folgenden die Quintessenz aus verschiedenen Beiträgen zusammen.

Die Entstehung von Autistic Burn-out

Ein Burn-out, wie er im Diagnosemanual ICD-11 definiert ist, entsteht häufig durch anhaltende berufliche Überlastung, mangelnde Anerkennung, geringe Kontrolle über die Arbeit sowie eine Unausgewogenheit zwischen Aufwand und Belohnung.

Das alles lässt sich sehr gut auf den autistischen Lebensalltag übertragen: Autistinnen leben unter anhaltender Reizbelastung, die sie kompensieren müssen, und sozialen Anforderungen, die sie nur durch *Masking* erfüllen können. Für den erhöhten Energieaufwand, den sie erbringen müssen, bekommen sie in der Regel keinerlei Anerkennung. Im Gegenteil, oftmals werden sie kritisiert, wenn sie – trotz größtem Energieaufwand – nicht einwandfrei »funktionieren«.

Autistinnen haben keine Wahl. Sie müssen nun mal an *dieser* Gesellschaft teilhaben und haben zu wenig Kontrolle und Möglichkeiten, sich ein passendes berufliches, privates sowie familiäres Umfeld zu suchen. Die Unausgewogenheit zwischen ihren Bemühungen um Sozialkontakte und der Wertschätzung und Unterstützung, die sie im Gegenzug von anderen erfahren, ist eines der größten Probleme von Autistinnen überhaupt.

Eine spät diagnostizierte Autistin, die in ihrem Leben extrovertiert aufgetreten und immer gut sozialisiert war, erzählte, dass sie gerne mit unterschiedlichen Menschen zu tun und auch langjährige Freundschaften habe. Sie habe sich nur immer darüber gewundert, dass sie sich mit den anderen gefühlt viel mehr Mühe gebe als die sich umgekehrt mit ihr.

Hinzu kommt ein weiterer Teufelskreis, in den vor allem hoch kompensierende Autistinnen geraten: Gutes *Masking* erleichtert soziale Anerkennung und auch beruflichen Erfolg. Damit gehen jedoch in der Regel höhere Erwartungen des Umfelds an die »Performance« einer Person einher. Die Beförderung auf eine Führungsposition bringt beispielsweise neue Kontakte zu höheren Managementebenen des Unternehmens mit sich, auf denen andere diplomatische Spielregeln gelten und das Auftreten in jeder einzelnen Situation bewertet wird. Wer sich im privaten Umfeld den Ruf erarbeitet hat, sympathisch und einfühlsam zu sein, wird sich möglicherweise wundern, wie gekränkt andere auf einen versehentlich kurz angebundenen Tagesgruß reagieren. Einer weniger »netten« Person hätte man das nachgesehen. Gut erlerntes, erfolgreiches *Masking* macht also automatisch weiteres, besseres *Masking* nötig, um den erreichten Status Quo nicht zu verlieren.

Die Symptome von Autistic Burn-out

Allem voran steht als Merkmal von *Autistic Burn-out* eine tiefe Erschöpfung, die sich sowohl mental als auch körperlich zeigen kann.

Die einfachsten Aufgaben können zu viel werden, und man »funktioniert« in verschiedenen Lebensbereichen nicht mehr oder nur noch mit letzter Kraft.

Alle weiteren Symptome bedeuten kurz gesagt, dass man »maximal autistisch« wird: Selbst kleinste sensorische Reize sind unerträglich. Die Emotionen fahren Achterbahn, man ist erheblich schneller überfordert und stark reizbar. Soziale Interaktionen müssen auf ein absolutes Minimum reduziert werden, weil sie zu anstrengend sind bzw. die Autistin fürchtet, in ihrem Zustand selbst enge Sozialkontakte abzuschrecken.

Im Unterschied zur Depression, zu der du in Kapitel 4 Näheres erfährst, bleibt im autistischen Burn-out meist die Freude an Spezialinteressen erhalten, die ein wichtiger Baustein für die Selbstfürsorge ist. Autistinnen können allerdings gleichzeitig im autistischen Burn-out und depressiv sein.

Der Apfel fällt nicht weit vom Stamm: neurodivergente Familien

Dass Autismus und andere Formen von Neurodivergenz wie AD(H)S familiär gehäuft vorkommen, belegen zahlreiche Studien, und die betroffenen Familien merken das natürlich auch selbst. Man sollte meinen, dass das zu gegenseitigem Verständnis führt und das Zusammenleben erleichtert. Die Realität sieht allerdings anders aus. Die unterschiedlichen Bedürfnisse müssen nicht zwangsläufig zusammenpassen – man denke nur an verschiedene Vorlieben und Abneigungen beim Essen. Und die gleichen Bedürfnisse können sich potenzieren, wenn z. B. niemand mehr die Löffel zum Aufräumen hat und alle auf dem Sofa kollabieren möchten.

Da sich Autist:innen und AD(H)Sler:innen erstaunlich oft als Paare zusammenfinden, sehen wir geradezu kunterbunt neurodiverse Familien, in denen die Balance zwischen Spontaneität und

Chaos einerseits sowie Routinen und Rückzug andererseits praktisch jeden Tag neu verhandelt (oder erstritten) werden muss.

Viele dieser Familien, vor allem die Eltern, kämpfen sozusagen an mehreren Fronten. Erstens wird der übliche Erziehungsauftrag, ihr Kind eines Tages als glücklichen, kompetenten, mündigen, moralisch guten Menschen ins Leben zu entlassen, erweitert: Ihr Kind muss zusätzlich lernen, sich und seine Neurodivergenz zu managen – und zwar mit allem, was dazugehört. Zweitens sind jeden Tag und in jeder Entwicklungsphase der Kinder (sowie der Erwachsenen) aufs Neue verschiedene besondere Bedürfnisse und Unterstützungsbedarfe unter einen Hut zu bringen. Haben nicht alle Kinder einer Familie gleich große Einschränkungen, gilt es auch den sogenannten Schattenkindern – also denen, die im Schatten z. B. eines Geschwisters mit Behinderung stehen – gerecht zu werden.

Drittens muss das gesamte Umfeld organisiert werden: Erzieherinnen und Lehrerinnen melden kleine und größere Katastrophen aus der Kita oder der Schule. Kontakte und Termine mit dem Hilfesystem des Kindes wie Kinderärztin, Psychiaterin, Heilpädagogin, Jugendamt, Schulbegleitung, Beratungslehrerin usw. sind zu »stemmen«. Wie in neurotypischen Familien sind es in neurodivergenten Familien ebenfalls oft die Mütter, die als »Außenministerin« für die Kontakte zum Hilfesystem zuständig sind. Viertens haben immer noch viele neurodivergente Familien unter gesellschaftlichen Vorurteilen zu leiden und werden mit überkommenen Vorwürfen von vermeintlich »verzogenen Kindern« konfrontiert.

Letzteres sehen wir in letzter Zeit insbesondere bei Familien mit Kindern, die zur Untergruppe der Autistinnen mit *Pathological Demand Avoidance* (PDA) gehören. Ähnlich wie vor rund 15 Jahren bei Familien mit Kindern mit AD(H)S wird ihnen allzu schnell vorgeworfen, ihre Kinder nicht ausreichend zu erziehen und sie »in Watte zu packen«.

Nicht wollen können: Pathological Demand Avoidance

Hierbei handelt es sich um ein Verhaltensmuster, das sich durch eine extreme Angst vor und Abneigung gegen Anforderungen und Erwartungen äußert. Betroffene verfügen oftmals über eine hohe Sozialkompetenz, nutzen diese jedoch, um Druck zu vermeiden und Anforderungen auszuweichen. PDA ist aktuell ein umstrittenes Konzept. Die Forschung dazu ist noch ganz am Anfang; es gibt Diskussionen über die Einordnung als eigenständige Diagnose oder als Teil des Autismus-Spektrums. Der Leidensdruck bei Kindern mit PDA und ihren Eltern ist enorm hoch. PDA wächst sich nicht aus, Erwachsene lernen jedoch zu einem gewissen Grad, die Schwierigkeiten im Alltag zu meistern, sodass es zu weniger Meltdowns kommt.

Das durchaus vorhandene Sozialleben von Menschen auf dem falschen Planeten

Du hast vielleicht bemerkt, dass wir bis hierher über lauter typische Phänomene im autistischen Alltag gesprochen haben, ohne genauer auf die sozialen Schwierigkeiten von Autistinnen einzugehen, die die meisten Menschen als Erstes mit Autismus verbinden. Wie sieht also die Sozialkompetenz von Autistinnen aus? Die Antwort in Kurzform: anders.

Wenn man sich in der autistischen Community umschaut, findet man grob gefasst drei Untergruppen:

+ **Die geborenen Einzelgängerinnen:** Sie symbolisieren das Klischee von Autistinnen, stellen jedoch nur eine kleine Gruppe dar. Mit sehr wenigen Sozialkontakten leben die geborenen Einzelgängerinnen sehr zufrieden. Da gibt es vielleicht eine:n

Partner:in und dann noch eine Kollegin, die sympathischer ist als die anderen, und mehr brauchen sie nicht. Oder es gibt eine beste Freundin aus der Schulzeit, mit der zwar nur sporadischer Kontakt besteht, der aber jedes Mal freundlich und störungsfrei verläuft, was ein hohes Gut ist.

+ **Die Integrierten:** Sie kommen – wenn überhaupt – erst spät in die Diagnostik. Von Natur aus sind sie eher extrovertiert und hatten schon immer Freude an Sozialkontakten, weshalb sie schon früh gelernt haben, wie man neue Menschen kennenlernt, Kontakte pflegt, vertieft, enge Freundschaften schließt und beibehält.
+ **Die ungewollt Einsamen:** Sie stellen die größte Untergruppe dar und haben ein echtes Bedürfnis nach sinnhaften, bedeutsamen Sozialkontakten. Dennoch bleiben sie ungewollt einsam, weil sie nicht mit den eher oberflächlichen Anfangsstadien von Kontakten zurechtkommen und die Energie für die Suche nach passenden Menschen nicht (mehr) aufbringen.

Was ist autistische Kultur?

In sozialen Netzwerken ist seit einiger Zeit der Begriff »autistische Kultur« im Umlauf. Auch wenn er bisher nirgends klar definiert ist, möchten wir versuchen, ihn mit Leben zu füllen. Autismus haftet aufgrund seiner psychiatrischen Definition das Stigma von »sozialer Inkompetenz« an. Dennoch wird immer mehr Menschen in der autistischen Community bewusst, dass es eine genuin autistische Art des sozialen Zusammenlebens gibt und eine Vorstellung davon, wie Gesellschaft funktionieren sollte. Sie ist in sich logisch, und das daraus resultierende Sozialverhalten ist in keiner Weise »schlechter« als das neurotypischer Menschen – es ist nur anders.

Zugehörigkeit zu Gruppen

Neurotypische Menschen möchten von Natur aus zu einer möglichst »guten« Gruppe dazugehören, z. B. zu einer passenden Nachbarschaft, zum »richtigen« Sportverein, zur »besseren« Abteilung des Unternehmens. Zudem möchten sie innerhalb einer Gruppe einen möglichst sicheren Platz haben und diesen behalten. Vermutlich hat ihnen die Evolution mitgegeben, dass Angehörige unserer Art allein nicht überlebensfähig sind.

Die meisten Autistinnen haben ebenfalls den Wunsch, irgendwo dazuzugehören, jedoch empfinden sie Gruppen eher als verwirrend. Manche berichten, dass sie Gruppen gar nicht als solche wahrnehmen können, sondern dass diese in ihrem Kopf in eine Ansammlung von Einzelbeziehungen zerfallen. Folglich müssen sie sich erst mühsam beibringen oder auf traurige Art erfahren, dass ihre Beziehungen zu Mitgliedern einer Gruppe einer Vielzahl von anderen Einflüssen unterliegen, die sie nicht vorhersagen können. Ihre neurotypischen Freundinnen verstehen das »Wer mit wem« in Gruppen intuitiv und reagieren entsprechend darauf. Eine Autistin versteht hingegen erst einmal nicht, warum eine Freundin sich ihr gegenüber anders verhält, wenn weitere Personen anwesend sind.

Eine autistische Schülerin wiederholte in der Schule das Geläster von anderen aus dem WhatsApp-Klassenchat, sodass eine Lehrerin sie hören konnte. Damit stellte sie versehentlich eine Mitschülerin bloß, weil ihr nicht bewusst war, dass es einen Unterschied macht, ob sie darüber in der Schule in Hörweite der Lehrerin oder privat mit Freudinnen spricht.

Eine Führungsrolle einzunehmen, ist für einigermaßen extrovertierte Autistinnen eine sinnvolle Strategie, um leichter in Gruppen zurechtzukommen. Damit sorgen sie als Kinder zwar unter Umständen bei anderen für Verwirrung mit ihrer seltsamen Mischung aus streng vorgegebenen Spielideen einerseits und großem Gerechtigkeitssinn andererseits. Aber für die anderen ist es oft bequem, die Verantwortung abzugeben und jemandem zu folgen, wenn es sonst nur zu Reibereien kommt.

Nicht selten finden sich Autistinnen, die als Kind oft die Führung übernommen haben, später in Rollen wieder, die mit einer hohen sozialen Verantwortung einhergehen. In ihrem Beruf nehmen sie strategische oder leitende Positionen ein. Und auch im privaten Bereich sind sie z. B. als Elternvertreterinnen, Vereinsvorständinnen oder ganz allgemein als »Motoren« für das soziale Geschehen anzutreffen. Überhaupt ist rollengebundene Kommunikation für Autistinnen in der Regel einfacher als freies Geplauder. Mit einem festen Platz hinter einem Verkaufsstand lässt sich für sie ein Adventsbasar erheblich besser bewältigen denn als einfacher Gast.

Eine Autistin käme von selbst nicht auf die Idee, sich durch die Freundschaft mit einem beliebten Mitglied einer Gruppe aufgewertet zu fühlen oder sich zu ihrem eigenen Schutz in der Öffentlichkeit von einem unbeliebten Mitglied einer Gruppe zu distanzieren. Da sie das Konzept »Beliebtheit in einer Gruppe«, wenn überhaupt, nur sehr undeutlich wahrnimmt und von Natur aus ihren sozialen Ruf nicht managt, läuft sie Gefahr, alle Warnzeichen zu übersehen, wenn ihre Zugehörigkeit zu einer Gruppe in Gefahr gerät. Gerade in der Schulzeit, aber auch später im Berufsleben werden Autistinnen daher nicht selten zum Opfer von Ausgrenzung und Mobbing.

Trotzdem bedeutet das keineswegs, dass Autistinnen sozial inkompetent sind. Sie haben einfach eine andere angeborene Art des Umgangs mit Personen und Gruppen. Wir können diese Art »autistische Kultur« nennen und die sieht dann so aus:

+ Du brauchst dich nicht beliebt zu machen, um dazuzugehören. Es reicht, wenn du einfach da und einigermaßen freundlich bist.
+ Wenn ich gestern zu dir freundlich war, werde ich es heute und morgen wieder sein.

- Falls nicht, liegt es höchstwahrscheinlich daran, dass ich einen schlechten Tag habe. Falls es etwas mit dir zu tun hat, werde ich dir das mitteilen.
- Wenn ich mich einer anderen Person zuwende, meine ich damit nicht, dass ich mich von dir abwende. Wahrscheinlich werde ich dir sagen, dass ich die Gesprächspartnerin wechsele und warum, statt dich einfach stehen zu lassen.
- Wenn eine Person, mit der ich näher zu tun habe, dich nicht mag, ist das für mich kein Grund, dich ebenfalls nicht zu mögen.
- Ich werde dich nicht fragen oder mit dir diskutieren, ob und warum du andere Leute lieber hast oder wichtiger findest als mich.
- Falls du beliebte oder bekannte Menschen gut kennst, macht das den Kontakt zu dir nicht wertvoller. Umgekehrt wird er auch nicht wertloser, wenn du scheinbar langweilige oder überhaupt keine Leute kennst.

Autistinnen mögen vielleicht diejenigen sein, die leichter aus einer Gruppe ausgegrenzt werden. Umgekehrt sind sie großartig darin, Menschen auf eine selbstverständliche Art zu integrieren.

Unabhängigkeit von sozialen Trends

Da Autistinnen ihrem sozialen Ruf nicht unbedingt Beachtung schenken, sind viele Konzepte, die in der neurotypischen Welt damit zusammenhängen, für sie unwichtig. Sie wählen ein Auto eher nach dessen Fahrtüchtigkeit, bestimmten unverzichtbaren Eigenschaften, dem Preis-Leistungs-Verhältnis oder anhand der Pannenstatistik aus als nach dem (angeblich) damit verbundenen sozialen Status.

Kleidung und Stil sind für Autistinnen keineswegs unwichtig. Auch für Autistinnen muss Kleidung unbedingt zum Wohlgefühl beitragen, sie tut es nur eben auf andere Weise. Wegen ihrer hohen Reizsensibilität sind für viele Autistinnen Materialien, Schnitte und Verarbeitung von Kleidung und Schuhen entscheidender als das Aussehen. Zu enge Ärmel oder störende Nähte können ein ansonsten schönes Stück wirklich verleiden.

Mit der Mode zu gehen, bedeutet, dass man sich immer wieder neu orientieren und anpassen muss. Das liegt Autistinnen von Natur aus eher nicht. Es kommt ihnen entgegen, dass heutzutage viele verschiedene Kleidungsstile »in« sind. Und wenn sie ein perfektes Kleidungsstück gefunden haben, kaufen sie es gerne gleich mehrfach. Oberteile dürfen dabei unter Umständen sogar verschiedene Farben haben. Aber natürlich gibt es auch Autistinnen, die Kleidung und Stil zu ihrem Spezialinteresse machen und großen Spaß am Stöbern in einschlägigen Boutiquen und auf Kleidermärkten haben oder sich sogar selbst an die Nähmaschine setzen. Schick angezogen und gut geschminkt können also auch Autistinnen sein.

In der autistischen Community herrscht Einigkeit darüber, dass der überwiegende Teil von Werbung nicht für Autistinnen gemacht ist. Alles, was auf Lifestyle und soziales Ansehen abhebt (»Du wirst dich fühlen wie die elegante Frau im luxuriösen Ambiente, wenn du diese Pralinensorte isst!«, »Dein Nachbar wird deine Einladung nur annehmen, wenn deine Weingläser blitzblank sind!«), ist für sie nicht besonders erstrebenswert. Fakten wie eine höhere Fettlösekraft beim Spülmittel schon eher. Manche Autistinnen sagen mit einem Augenzwinkern, sie würden Produkte am ehesten kaufen, wenn sie in neutraler Verpackung und mit der Aufschrift »classic« daherkämen.

Autistinnen folgen in der Regel keinen Trends, nur um mitreden zu können. Wenn sie aber zum Beispiel Gefallen an einer bestimmten Serie finden, werden sie gerne mal zu Nerds. Dann genießen sie den Austausch mit anderen Fans und liefern mit ihrem Sinn für Details unendlichen Gesprächsstoff. Anderen Zuschauerinnen wird die wahnsinnig witzige sarkastische Randbemerkung der Hauptfigur in der zweiten Folge der dritten Staffel möglicherweise entgangen sein – einem wahren autistischen Nerd schon deshalb nicht, weil sie die Serie mehrmals komplett gesehen hat.

Eine autistische Jugendliche gehörte an ihrer Schule zu einer Gruppe von Schüler:innen, die für die IT-Wartung der Klassenräume zuständig war. Um Reparaturen selbstständig ausführen zu können, war sie im Besitz eines Generalschlüssels für das Schulgebäude, was unter den übrigen Schüler:innen natürlich als ungemein cool galt. Wenn ihre Klasse vor einem Raum auf die Lehrkraft wartete, wurde die Jugendliche immer wieder dazu aufgefordert, doch schon mal aufzuschließen. Sie reagierte darauf mit einem achselzuckenden »Darf ich halt nicht«. Für sie war der Generalschlüssel nur ein Schlüssel mit einer dazugehörigen Regel, nichts weiter.

Was für Spielregeln ergeben sich also, wenn Autistinnen ihren sozialen Ruf nicht managen? Eine autistische Kultur sähe so aus:

+ Ich werde dich nicht nach deiner Kleidung, dem Geld, das du dafür ausgegeben hast, oder nach Marken bewerten. Möglicherweise werde ich mir aber deine Vorlieben als einen Fakt über dich merken. Mich nach meiner Kleidung etc. bewerten zu wollen, erscheint mir sinnlos.
+ Es ist mir ziemlich egal, wer oder was gerade angesagt ist. Ich kann mir das auch nicht gut merken.
+ Wenn ich auf Menschen treffe, die mein Interesse teilen, freue ich mich über einen ausführlichen Austausch.
+ Das bedeutet nicht automatisch, dass diese Menschen mir deswegen insgesamt sympathischer werden.
+ Ich bin keine Angeberin und verstehe Angeberei vom Prinzip her nicht.
+ Eine Person, die voller Freude erzählt, dass etwas gut gelungen ist oder geklappt hat, ist noch keine Angeberin.
+ Meine Gadgets machen mir viel Spaß und tun mir gut. Sie sind nicht dazu gedacht, mich cool wirken zu lassen.

Umgang mit sozialer Nähe und Distanz

Ebenso wie die meisten Autistinnen nicht darauf aus sind, ihren Platz in einer sich verändernden sozialen Gruppe zu sichern oder zu verbessern, fällt ihnen dies auch in Einzelkontakten schwer. Neurotypische Menschen vermögen mit einer Vielzahl von kleinen Signalen (z. B. Mimik, Tonfall, Körperhaltung) die eigene Stimmung und vor allem ihre Stimmung gegenüber einer anderen Person auszudrücken und dies umgekehrt wahrzunehmen und entsprechend zu »decodieren«. Das ist autistischen Menschen nicht von Natur aus mitgegeben. Diejenigen, die es können, wissen in der Regel, in welchem Alter sie bewusst angefangen haben, es sich selbst beizubringen, und über welches Limit sie trotz jahrzehntelanger Übung nicht hinausgekommen sind.

Eine Vermutung ist, dass das u. a. an der in Kapitel 1 beschriebenen schwachen zentralen Kohärenz liegt. Das Feinjustieren von Sozialkontakten erfolgt in der neurotypischen Welt wie gesagt über eine Fülle kleiner, meist nonverbaler Details und »Winkelzüge« wie Schmeicheleien oder indirekt ausgesprochene Botschaften, die das autistische Gehirn nicht zu einem großen Ganzen zusammensetzen kann.

Stell dir vor, dass einer neurotypischen Frau von einer Kollegin in einem Meeting vor versammelter Mannschaft eine unangenehme Fachfrage gestellt wurde, worüber sie sich geärgert hat. Sie wird der Kollegin beim nächsten Zusammentreffen in der Teeküche möglicherweise nicht wie sonst erzählen, wie es ihrer kranken Mutter geht. Sie schränkt den gewohnten privaten Kontakt zur Kollegin in nächster Zeit also etwas ein und hält sie »auf Abstand«. Wäre ihr Ärger groß und lang anhaltend, könnte es sogar passieren, dass die Kollegin (der möglicherweise dämmert, dass der Kontakt sich verändert hat) sich ausdrücklich nach dem Befinden der Mutter erkundigt und als Antwort bekäme: »Och, na ja, so weit okay …«, wobei der Gesichtsausdruck klarmachen würde, dass die Frage nicht erwünscht war. Das wäre ein starkes soziales Signal dafür, dass die Kollegin aus dem Privatbereich »Mutter« ausge-

schlossen und der Sozialkontakt damit degradiert wurde. Die Kollegin müsste also erst einige deutliche freundliche Signale senden, um die ursprüngliche Nähe wiederherzustellen.

Autistinnen laufen Gefahr, solche Zeichen wie im Beispiel zu übersehen bzw. ihre Bedeutung nicht zu erkennen, weil sie zu vielfältig und zu wenig konkret sind. Umgekehrt senden Autistinnen solche Signale auch nur selten, weil sie ihre Sozialkontakte nicht ständig neu justieren. »Du bist meine Kollegin, ich finde dich sympathisch, ich werde mit dir kooperieren« reicht ihnen oft als Definition für die Beziehung. Sie muss nicht täglich hinterfragt und durch freundliche Zeichen bestätigt werden.

Generell scheinen Autistinnen ihre Sozialkontakte in wenige fest definierte und sich nicht verändernde Zonen einzuordnen. Alle kennen ihren »Inner Circle« für Menschen, die ihnen wichtig sind, und den äußeren Bereich für alle anderen. Dazwischen gibt es – je nach Individuum und Biografie – eine Zone für Freundinnen und eine für Leute am Arbeitsplatz. Manche Autistinnen differenzieren vielleicht noch weiter. Die meisten finden es mühsam, gedanklich eine Person von einer Zone in eine andere zu verschieben, weshalb sie das nur bei sehr deutlicher Veränderung der Faktenlage tun. Auch deshalb sind Autistinnen sehr loyale Freundinnen, die sich von anderen Menschen nicht einfach abwenden. Umgekehrt übersehen Autistinnen oft, dass neurotypische Menschen in ihren sozialen Kontexten immer wieder nach Gewissheit suchen, ob sich ihre Kontakte möglicherweise durch andere soziale Einflüsse verschlechtert haben oder ob noch alles in Ordnung ist. Dafür sind neurotypischen Menschen freundliche Lebenszeichen zwischendurch wichtig, bei denen es häufig gar nicht um den eigentlichen Inhalt geht, sondern um das Signal: »Ich habe gerade an dich gedacht. Schau mal, wo ich gerade bin!« Am anderen Ende wundert sich eine Autistin möglicherweise, warum jemand ernsthaft glaubt, dass ein Foto von einem unbekannten Straßencafé für sie von Interesse sein könnte, und antwortet aus Ratlosigkeit nicht.

Wenn man also soziale Nähe und Distanz so handhabt, wie Autistinnen es tun, könnte man die folgenden Regeln formulieren:

+ Wenn du meine Freundin bist, dann bist du das unbefristet bzw. bis auf Widerruf.
+ Wenn du nicht meine Freundin bist, wirst du möglicherweise trotz aller Sympathie noch lange außerhalb dieser Zone bleiben.
+ Wenn du den Status unserer Beziehung verändern möchtest, sag es mir am besten direkt. Dann kann ich darüber nachdenken. Ich will nicht durch Schmeichelei dazu gedrängt werden, dich in eine nähere Zone einzuordnen.

Schwierig wird es, wenn eine Autistin auf der Suche nach Freundschaft oder einer romantischen Beziehung ist und freundliche Signale von anderen Personen fehlinterpretiert. Es kann zum Beispiel passieren, dass sie auf ein »Ich ruf dich an« hin einer Person wochenlang auf den Anruf wartet. Was nicht so schlimm wäre, wenn es nicht die autistische Eigenheit gäbe, sehr viel Zeit und Energie auf das Warten zu verwenden. Zeit, die von außen betrachtet besser in das tatsächliche Leben investiert gewesen wäre.

Emergency Exit: Kontaktabbruch

Wenn in einer Freundschaft – in seltenen Fällen auch in einer Partnerschaft – ein Missklang entsteht, der aus Sicht einer Autistin kompliziert, widersprüchlich und vor allem unlösbar ist, kann es passieren, dass sie den »Notausgang« nimmt und den Kontakt abrupt beendet. Das klingt dramatisch und ist es meist auch. Auch unter Nichtautistinnen kommt es natürlich zu solchen mit einem Knall endenden Kontaktabbrüchen. Allerdings berichten Autistinnen, dass sie danach beruhigt und sehr zufrieden mit ihrer Entscheidung sind. Ist es nicht vielleicht ein bisschen schade um die jahrelange Freundschaft? Aus ihrer Sicht: Eigentlich nicht.

Was ist da passiert? Man kann dieses Muster mit autistischer Irritation erklären: Manche sozialen und emotionalen Schwierigkeiten werden so kompliziert, dass man nicht mehr weiß, wie man sie noch konstruktiv besprechen und lösen könnte. Es kann für eine Autistin emotional äußerst verwirrend und aufwühlend sein zu versuchen, die Beweggründe für das Verhalten einer Freundin zu verstehen, das ihr selbst komplett gegen den Strich gegangen ist – oder aber wenn sie ihre Freundin zwar versteht, weil sie sie ja gut kennt, aber trotzdem keinen Abgleich zu ihrer eigenen Welt, ihren selbstverständlichen Regeln und Werten herstellen kann. Kurz gesagt, die Lage ist ausgesprochen verworren. Und inzwischen weißt du: Unklarheit tut einer Autistin absolut nicht gut. Sie erreicht also mit einem Kontaktabbruch, aus einer unübersichtlichen Situation eine eindeutig definierte zu machen. Kein Kontakt mehr, Freundschaft beendet, Klarheit wieder hergestellt, das Nervensystem erholt sich.

In dieser neu gewonnenen Klarheit sind manche Autistinnen in der Lage, ohne jegliches Gefühl des Bedauerns die betreffende Person aus ihrem Adressbuch zu löschen, Chatverlauf, Fotos und so weiter gleich dazu. Für die neurotypische Freundin kann sich das geradezu erschreckend kaltherzig anfühlen. Eben noch waren sie befreundet und plötzlich erscheint die vertraute Freundin fremd und emotionslos. »Und tschüss.« In den meisten Fällen weiß das Gegenüber nichts von dem emotionalen und mentalen Tumult, der im Kopf ihrer autistischen Freundin entstanden war. Bei einer »kontrollierten Sprengung« des gesamten Kontakts gibt es auch keinerlei Chance mehr, etwas zu (er-)klären. Das Wissen um diesen »Notausgang-Mechanismus« könnte helfen, wertvolle Freundschaften zu retten.

In anderen Fällen scheitern Bekanntschaften und Freundschaften an vordergründig organisatorischen Hürden: Eine Freundin oder Bekannte organisiert z. B. den Kontakt auf eine Art, die die Bedürfnisse der Autistin nicht berücksichtigt. Das kann bedeuten, dass sie chronisch zu spät zu Verabredungen erscheint, wiederholt Verabredungen vorschlägt, von denen sie wissen könnte, dass das Setting für eine autistische Freundin nicht passt, sich nicht auf den

Kommunikationskanälen meldet, die für die Autistin einfacher zu handhaben sind etc. Das kann dazu führen, dass der Stress rund um die tatsächlichen Treffen und Gespräche für die Autistin überwiegt und sie den Kontakt trotz eventuell immer noch vorhandener Sympathie beendet. Hier ist das Grundproblem meistens entweder Ahnungslosigkeit oder Rücksichtslosigkeit aufseiten der nicht autistischen Freundin. Aus der Perspektive der Autistin ist beides meist nicht voneinander zu trennen – und so ist es ein logischer Schritt, sich aus der Freundschaft zu lösen. Und auch hier gilt wieder: Mehr Wissen über Autistinnen und ihre Bedürfnisse würde viele Freundschaften bewahren.

Ein gutes Gespräch

Wenn sich eine neurotypische Person mit einem Problem an eine Freundin wendet, empfindet sie es als wohltuend, wenn diese ihrem Anliegen ihre größtmögliche Aufmerksamkeit schenkt. Oft ist es gar nicht nötig, dass sie mit einer konkreten Problemlösung aufwartet. Das interessierte Nachfragen nach allen Aspekten, Einwürfe, wie sie selbst etwas in der Situation empfinden würde, und ganz generell, dass sie den Gesprächsfluss so lange aufrechterhält, bis man wirklich alles erzählt hat, wirkt entlastend und stärkend. Viele Autistinnen empfinden das genauso – manche haben allerdings für solche Gespräche keinen Sinn bzw. ein weniger großes Bedürfnis danach.

Eine auffallende Parallele findet sich aber im Bereich Spezialinteressen. Wenn eine Autistin eine gute Zuhörerin für ihr Lieblingsthema findet, die ihr größtmögliche Aufmerksamkeit dafür entgegenbringt, nach verschiedensten Aspekten fragt, Interesse für Details zeigt und der Autistin so die Gelegenheit gibt, ausführlich über ihr Spezialinteresse zu sprechen, ist das Gespräch für diese genauso wohltuend und stärkend wie das Problemgespräch für einen neurotypischen Menschen. Das menschliche Grundbedürfnis nach Beachtung haben also auch Autistinnen, nur bei ihnen geht es eher um das sachliche Interesse als um die Emotionalität.

Hierarchie und Autorität

Ohne den angeborenen Automatismus, ihren eigenen sozialen Ruf zu managen, haben Autistinnen zunächst auch kein Verständnis dafür, warum jemand qua seines sozialen Status eine Autorität sein soll und gewisse gesellschaftliche Privilegien genießen darf.

Für Autistinnen ist eine Autorität eine Person mit folgenden Eigenschaften:

+ integer, fair, immun gegen Schmeichelei;
+ besitzt eine hohe Fachkompetenz und kennt ihre Grenzen, mit denen sie transparent und souverän umgeht;
+ ist nicht nur offen für Kritik, sondern sogar daran interessiert, über Missstände oder eigene Versäumnisse zu erfahren, da sie Kritik für eine Chance auf Verbesserung hält;
+ arbeitet darauf hin, das bestmögliche Arbeitsergebnis zu erzielen, bzw. kann im Einzelfall Abstriche schlüssig begründen;
+ wird Mitarbeiterinnen, die nachlässig arbeiten oder sich vor Aufgaben und Verantwortung drücken, klar darauf ansprechen und mehr Arbeitsmoral einfordern.

Autistinnen verstehen hingegen nicht,

+ warum man einer Vorgesetzten Respekt erweisen sollte, wenn man für sie keinen Respekt empfindet;
+ warum eine Vorgesetzte negativ reagiert, wenn man an ihrem Führungsstil oder an Arbeitsabläufen in ihrem Zuständigkeitsbereich Kritik übt;
+ warum man eine Vorgesetzte von schlechten Nachrichten verschonen und Fehler vertuschen sollte;
+ warum Vorgesetzte nicht wirklich wissen, woran ihre Mitarbeiterinnen arbeiten;
+ warum sie auf die Frage »Warum ist Aufgabe X noch nicht

erledigt?« keine wirkliche Erklärung hören möchten und diese im Gegenteil als »Ausflüchte« interpretieren;
+ warum Personen in leitende Positionen befördert werden, die keine einzige der Eigenschaften an den Tag legen, die für eine Autistin natürlicherweise dazugehören würde.

Im Schul- und Berufsalltag sind Missverständnisse also vorprogrammiert. Meist sind es leider die autistischen Schülerinnen und Mitarbeiterinnen, die sich innerlich verbiegen und unterordnen müssen, oder schlimmstenfalls von der Schule fliegen bzw. ihre Stelle verlieren. Autistische Chefinnen hingegen sind bei ihren Teams oft sehr beliebt – aber so weit muss man eben erst mal kommen.

Kapitel 3
Vom Kindergarten bis zur Menopause – so leben autistische Frauen und Mädchen

In diesem Kapitel wirst du noch mehr darüber erfahren, wie autistische Frauen und Mädchen es anstellen, sich so gut wie möglich anzupassen. Gerade diese Fähigkeit macht den Blick auf ihr Innenleben so besonders. Nach dem Motto *What you get is what you see* wird ein großer Teil der täglichen Kämpfe und Nöte autistischer Frauen und Mädchen von außen nicht wahrgenommen. Der Blick ins Innere ist für das Verständnis autistischer Frauen und Mädchen somit unverzichtbar.

Kompetente Nerds und untalentierte Mauerblümchen

Was wir sicher wissen, ist, dass praktisch alle Gesellschaften der Welt andere soziale Normen und Ansprüche an Mädchen, Frauen und alle anderen weiblich gelesenen Menschen stellen als an ihre männlichen bzw. männlich gelesenen Mitmenschen. Und diese ungleichen Stereotype machen alles noch schwerer.

Frauen und Mädchen müssen in einem höheren Maß auf ihre soziale Sicherheit und körperliche Unversehrtheit achten als Jungen und Männer. Ihr sozialer Anpassungsdruck ist entsprechend größer: kompetent sein, aber nicht zu kompetent, schön sein, aber nicht zu schön usw. Männern wird wesentlich eher zugestanden, eine »Type« zu sein, im persönlichen Umgang vielleicht etwas schroff, aber ohne dass deshalb ihre Kompetenz im Mindesten infrage gestellt würde. Manchmal scheint bei Männern eine gewisse soziale Inkompetenz sogar den Eindruck ihrer fachlichen Kompetenz zu untermauern. Bei Frauen hingegen stellt sich der gegenteilige Eindruck ein: Hapert es mit der sozialen Kompetenz, werden sie auch insgesamt für weniger kompetent gehalten.

Dies alles gilt natürlich auch für Autistinnen, unabhängig davon, ob bzw. in welchem Alter sie diagnostiziert wurden.

»Weiblicher Autismus«?

Seit Autismus zum ersten Mal beschrieben und später in die Diagnosekataloge aufgenommen wurde, besagt jede einzelne Statistik, dass Frauen und Mädchen weniger häufig davon betroffen seien als Jungen und Männer. Trotzdem geht man inzwischen davon aus, dass autistische Frauen und Mädchen »unterdiagnostiziert« sind. Das heißt, dass die Dunkelziffer groß sein muss. Eine Erklärung dafür ist, dass die Diagnosekriterien von Anfang an autistische Jungen beschrieben haben und nie an die Realität autistischer Mädchen angepasst wurden. Forscherinnen versuchen seit einiger Zeit, einen weiblichen Phänotyp von Autismus zu formulieren und messbar zu machen. Ein Ziel dieser Forschung ist, die geltenden Diagnosekriterien besser an die sichtbare Erscheinung von autistischen Mädchen und Frauen anzupassen. Gleichzeitig überholt uns die Transbewegung sozusagen von links: Es ist bereits belegt, dass insbesondere Genderdivergenz, also Menschen, die sich weder ausschließlich als Mann noch als Frau empfinden, unter Autistinnen erheblich häufiger vorkommt als unter neurotypischen Menschen. Es könnte also sein, dass es nicht sinnvoll ist, in den binären Kategorien von »männlich« und »weiblich« zu denken und zu forschen.

Was wir ebenfalls wissen, ist, dass autistische Frauen und Mädchen statistisch gesehen später im Leben diagnostiziert werden als Jungen und Männer. Woran liegt das? Oder anders gefragt: Wie haben sie es vor der Diagnose geschafft, unerkannt durchs Leben zu kommen? Und welche Spuren hat das hinterlassen?

Tarnung auf höchstem Niveau

Hoch kompensierenden Autistinnen glaubt mindestens zu Anfang niemand ihren (Verdacht auf) Autismus. Sie haben ihr *Masking*, also ihre Fähigkeit, sich möglichst neurotypisch zu geben, durch genaues Hinschauen, Hinhören, Nachahmen, gute Mustererkennung und Transferleistung von einer Situation auf die andere aufgebaut. Sie verfügen über eine riesige interne »Datenbank« von Wenn-dann-Zusammenhängen, deren Organisationsgrad und Zugriffsgeschwindigkeit der Traum einer jeden Informatikerin wäre. Das Sammeln von so viel Erfahrung braucht Jahrzehnte und enormen gedanklichen Aufwand. Das Erlebte wird analysiert, hinterfragt, erneut getestet und optimiert. Nicht wenige Autistinnen haben Gesichtsausdrücke und Gesten vor dem Spiegel eingeübt. Damit können sie auch in neuen sozialen Situationen ihre eigene Irritation überspielen. Und dieses »flüssige« Reagieren sorgt dafür, dass beim Gegenüber ebenfalls keine Irritation entsteht.

Zur Mustererkennung bei sozialer Interaktion und Kommunikation gehört auch der Kontext, also mit welchen Personen man in welchem Umfeld zu tun hat. Autistinnen lernen nicht nur »Neurotypisch als Fremdsprache«, sondern gleich noch mehrere »Dialekte«. Wie spreche ich mit meinen Großeltern oder generell mit älteren Menschen, mit Freundinnen meiner Eltern, mit Eltern meiner Freundinnen, mit Gleichaltrigen, der Pfarrerin, der Ärztin, mit Leuten, die mir gleichgültig sind, oder mit Leuten, die mir ganz und gar nicht gleichgültig sind?

Natürlich müssen auch neurotypische Kinder »richtiges Benehmen« erst lernen. Allerdings fällt es ihnen ungleich leichter, die Zeichen der anderen wahrzunehmen und gleichzeitig intuitiv zu deuten. Die Grundregeln dazu liegen ihnen einfach mehr im Blut als autistischen Gleichaltrigen.

Außerdem sehen wir immer wieder, dass die Übergänge von einer Lebensphase in die nächste für Autistinnen erheblich schwieriger sind als für andere, die an einem ähnlichen Punkt ihres Lebens stehen.

Kindergarten- und Grundschulalter

Für alle Kinder ist der Eintritt in die Kita mit Veränderungen verbunden. Zum ersten Mal sind sie von den Eltern getrennt und müssen sich in einer Gruppe mit vielen fremden Kindern zurechtfinden, die nicht die eigenen Geschwister oder vertrauten Nachbarskinder sind. Sie sind weg von zu Hause, müssen sich an neue Bezugspersonen gewöhnen, die obendrein nicht immer zur Verfügung stehen. Der Geräuschpegel in der Kita ist hoch. Es gibt andere Sachen zu essen als zu Hause. Ausflüge werden unternommen. Für einige Kinder bedeuten diese Veränderungen auch Stress. Für Autistinnen bedeuten diese Änderungen eine ganze Menge Stress.

Sie sind oft extrem überfordert, ohne dass man es ihnen ansieht. Sie reißen sich stundenlang zusammen im Bemühen, »alles richtig zu machen« und alles zu ertragen, was für die anderen Kinder normal zu sein scheint. Im Morgenkreis wird laut und falsch gesungen, und wenn sich eine kleine Autistin durch Rückzug versucht vor der Reizüberlastung zu schützen, wird sie von den Erzieherinnen wieder zurückbeordert. Dafür berichten Eltern dann unter Umständen, dass ihre autistische Tochter zu Hause »dekompensiert«, das heißt, dass sich ihre Überforderung nach endlosen Stunden des Zusammenreißens in vertrauter Umgebung in Form von Wut oder Weinen entlädt.

Bereits in dieser Übergangsphase macht die angeborene soziale Motivation einen großen Unterschied. Autistinnen mit eher hoher sozialer Motivation haben durchaus Interesse und Freude am Kontakt mit anderen und sammeln dadurch viel mehr entsprechende Erfahrungen. Diejenigen mit geringerer sozialer Motivation trainieren ihren Selbstschutz vor Überlastung, indem sie nach Ausweichmöglichkeiten innerhalb des erlaubten Rahmens suchen und Aufgaben möglichst unabhängig von anderen zu erledigen versuchen. Je nachdem, wie gut oder schlecht beiden Typen das gelingt und wie gut ihr Umfeld auf ihre Bedürfnisse eingeht, können autistische Mädchen in der Kita-Zeit recht zufrieden leben oder bereits jetzt sehr unglücklich werden.

Mit dem Eintritt in die Grundschule kommen wieder neue Vorgaben hinzu. Von den Kindern wird nun erwartet, dass sie ihr Bewegungsbedürfnis besser steuern können. Während des Unterrichtsgeschehens ist wippen, schaukeln oder wedeln unerwünscht. Autistische Mädchen, die sichtbares Stimming haben – und brauchen –, werden zunehmend getadelt, gehänselt oder beides. Sie lernen also schnellstmöglich, es zu unterdrücken oder in weniger sichtbares Verhalten umzuwandeln. Manche beginnen in diesem Alter mit dem Fingernägelkauen, weil das – obwohl auf lange Sicht selbstverletzend – im Unterricht »erlaubter« ist, als mit den Ellenbogen oder Händen zu wedeln.

Autistinnen, die sich auf interessanten neuen Input gefreut haben, erfahren, dass ihre Leistungen mit denen anderer Kinder verglichen und bewertet werden, was ihrem Naturell eigentlich zuwiderläuft. Ihr gesamtes Umfeld inklusive ihres Elternhauses betrachtet das jedoch offenbar als selbstverständlich. Die Grundschulpädagogik hat sich immerhin in den vergangenen Jahrzehnten zum Positiven weiterentwickelt, was Inklusion und Methodenvielfalt angeht. Manches davon hilft auch Autistinnen. Letzten Endes steht und fällt aber immer noch alles mit dem Wissen, der Haltung und der Persönlichkeit der Klassenlehrerin.

Schüchtern und höflich – »typisch Mädchen«?

Autistische Mädchen haben oftmals zwei Eigenarten der Kommunikation, die sie in der Kindheit vor Kritik schützen:

Aus Überforderung zu schweigen, während es in ihrem Kopf tobt oder das Gehirn sich in Panik abgeschaltet zu haben scheint, wird ihnen gerne als **Schüchternheit** ausgelegt und als »typisch mädchenhaft« bewertet. Auch die Tatsache, dass einige Autistinnen ihre Lautstärke beim Sprechen nicht gut steuern können und mitunter dauerhaft leise sprechen, wird bei vielen von ihnen – von der Mahnung »Nuschle doch nicht so!« mal abgesehen – auf dem Konto angeblicher Schüchternheit verbucht. Gleiches gilt für die Vermeidung, mit allzu vielen oder allzu »lauten« Kindern zu tun zu haben, bei Aufführungen, Vorspielen und Sportwettkämpfen exponiert zu werden und Ähnliches mehr.

Autistinnen unterscheiden soziale Kontakte weniger differenziert in Untergruppen. Das kann sich im Kindesalter z. B. dadurch äußern, dass sie alle Erwachsenen, die nicht ihre Eltern sind, »in einen Topf werfen«. Sie legen sich dann für alle eine durchgängig freundlich-höfliche Umgangsform zu, die sie auch nach jahrelanger Bekanntschaft (z. B. mit den Müttern ihrer Freundinnen) nicht ablegen. Für ihre **Höflichkeit** werden sie oft gelobt und für »frühreif« gehalten, eben weil sie aus der kindlichen Zutraulichkeit scheinbar bereits herausgewachsen sind.

Die Strategien, die autistische Mädchen in der Kindheit noch schützen, können sich mit zunehmendem Alter unter Umständen ins Gegenteil verkehren. Dazu später mehr.

Von der Grundschule in die weiterführende Schule

Kennst du den Kalauer, dass die weiterführende Schule »weiterführende Schule« heißt, weil der Schulweg weiter führt? Na ja, so witzig ist er nicht, aber der wahre Kern ist unverkennbar. Für viele wird der Schulweg so weit, dass er mit dem Fahrrad, der S-Bahn oder dem Schulbus zurückgelegt werden muss. Manche Autistinnen sind so verkehrssicher, dass ihre Eltern sie allein ziehen lassen. Andere sind mit den neuen Anforderungen überfordert und brauchen mindestens zu Beginn Begleitung.

Das Schulhaus ist jetzt erheblich größer und unübersichtlicher. Nachdem man als Viertklässlerin in der Grundschule zu den »Großen« gehörte, ist man jetzt als Fünftklässlerin wieder eine von den »Kleinen«. Die Unterrichtszeiten sind länger, und man muss lernen, die Mittagspausen in der Schule zu verbringen. Auf den Schultoiletten spielen sich völlig andere Szenen ab als in der Grundschule. Es gibt viele neue Schulfächer und Fachlehrerinnen. Die Lehrerinnen haben unterschiedliche Unterrichtsstile und stellen unterschiedliche Anforderungen an die Klasse. Manches davon sagen sie explizit, manches nicht. Die Schülerinnen machen unter Umständen zum ersten Mal die Erfahrung, dass Lehrerinnen sich unfair verhalten oder unfair bewerten. In den meisten Klassen bilden sich festere Grüppchen als noch in der Grundschule. Die automatische Geschlechtertrennung nimmt zu.

Das alles ist schon für neurotypische Mädchen Herausforderung genug. Wie viel stärker ein autistisches Mädchen mit den neuen Eindrücken überfordert ist, wird deutlich, wenn wir uns noch einmal bewusst machen, dass Autistinnen die Verarbeitung und die Anpassung an neue Gegebenheiten schwerfällt – und zwar von Natur aus, nicht nur in Übergangsphasen.

Wenn eine Freundin aus der Grundschule in dieselbe Klasse gekommen ist, kann das eine gute Unterstützung für Autistinnen sein.

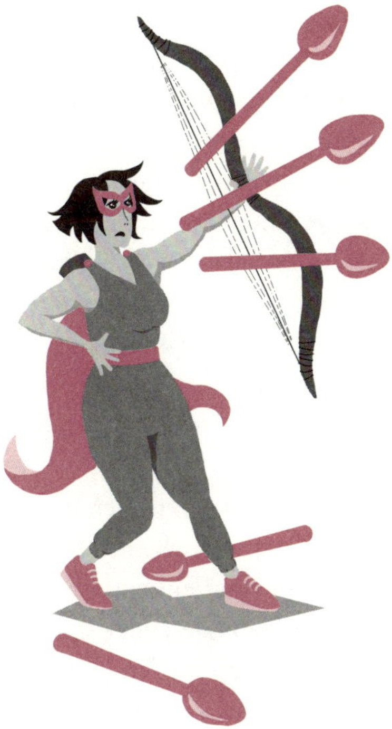

Eine erwachsene Autistin erzählte, dass eine Freundin mit ihr zusammen auf die Realschule gewechselt habe. Diese war »für die Kontakte zuständig« und habe sie überallhin mitgenommen. Das sei für sie sehr bequem gewesen und habe ihr während der gesamten Schulzeit geholfen.

Andererseits kann es natürlich passieren, dass eine Grundschulfreundin in der weiterführenden Schule plötzlich andere Mädchen »spannend« findet und ihre autistische Freundin mehr und mehr zurücklässt. Die eher introvertierten, sozial unsicheren autistischen Mädchen landen dann vielfach unbeachtet am Rande des Klassengeschehens. Eher extrovertierten Autistinnen ist das Nichtauffallen hingegen kaum möglich. Entsprechend oft ecken sie mit ihrer direkten Art an. Beide Typen können aufgrund ihrer Andersartigkeit zur Zielscheibe von Ausgrenzung oder Mobbing werden. Häufig können sie nicht vorhersehen und richtig deuten, wie sich die Sympathien innerhalb einer Mädchengruppe oder Schulklasse verschieben.

Hinzu kommt, dass die Lernmethoden sich möglicherweise verändern. Es gibt zum Beispiel mehr Gruppenarbeiten, was für viele autistische Mädchen mit unangenehmen Erfahrungen einhergeht. Entweder haben sie unglaubliche Mühe, überhaupt mit den anderen zu interagieren und sich zu beteiligen, oder sie versuchen, die Führung zu übernehmen, und sehen sich dann in der Verantwortung, die anderen zum Arbeiten anzuhalten, um zum gewünschten Ergebnis zu kommen – was sie in der Gruppe nicht gerade beliebter macht.

Kurzum: Aus Sicht vieler Lehrerinnen und Eltern stehen beim Schulwechsel die höheren schulischen Anforderungen im Vordergrund. Zusätzlich kommen auf autistische Mädchen aber höhere Reizbelastungen sowie eine Fülle neuer sozialer Herausforderungen hinzu, die sie in den kommenden Jahren – erkannt oder unerkannt – unglaublich viel Energie kosten.

Pubertät – die eigene und die der anderen

Mit Beginn der Pubertät werden die mühsam zusammengesuchten sozialen Strategien autistischer Mädchen über den Haufen geworfen. Die Gleichaltrigen verändern sich und interagieren anders. Bei vielen Autistinnen setzt die zur Pubertät gehörende soziale und emotionale Entwicklung erst später ein und ihre Pubertät verläuft auch anders. Für sie gibt es keinen Grund, mit befreundeten Jungen anders umzugehen als bisher. Aber aufgrund der hartnäckigen Gerüchte (»Die haben doch was miteinander!«) gehen solche Freundschaften oft auseinander. Viele erwachsene Autistinnen berichten uns rückblickend, dass sie bis zur Pubertät oder auch darüber hinaus eher mit Jungen als mit Mädchen befreundet waren, weil diese direkter mit ihnen kommunizierten und weniger »Psychospielchen« spielten.

Auch die bisherigen Spezialinteressen verändern sich bei Autistinnen nicht über Nacht, und so kann es eben sein, dass die Pferdeposter noch lange im Zimmer hängen bleiben, während gleichaltrige neurotypische Mädchen bereits mit Make-up unterwegs sind und für »wahnsinnig süße« Promis schwärmen. »Wahnsinnig süß« ist für Autistinnen ein Kriterium, das – wenn überhaupt zu nicht kulinarischen Kategorien – zu Katzenbabys passt.

Pubertät bedeutet auch für Autistinnen, dass sie beginnen, sich als Teil der Gesellschaft zu sehen, und sich darüber Gedanken machen, wie sie sich positionieren möchten. Auch die eigene Sexualität und Identität sind wichtige Themen für sie (mehr dazu in Kap. 7). Hier gibt es also erst mal keinen Unterschied zwischen autistischen und neurotypischen Mädchen. Der Unterschied liegt wieder im »Wie«.

Vereinfacht gesagt, pubertieren Autistinnen zu Beginn oft viel »theoretischer«, d. h. sie sammeln Informationen, recherchieren und überdenken, was ihnen (meist im Internet, aber natürlich auch im direkten Umfeld) angeboten wird. Sie fangen an, die Erwachsenenwelt mit kritischem Blick zu analysieren, und entwickeln ihren moralischen Kompass, bevor sie aktiv werden. Sie können sich dann durchaus Gruppen anschließen, die gemeinsame Ziele verfolgen. Sich einer Gruppe anzuschließen, nur um »zusammen abzuhängen«, ist weniger ihr Ding. Leider finden sich aber kaum passende Angebote für 14- oder 15-Jährige mit großem Interesse an Schnabeltieren oder Pilzen.

Ihre angeborenen sozialen Spielregeln verändern sich hingegen nicht wesentlich. Es kann autistischen Mädchen enorm schwerfallen, eigenes Verliebtsein zu erkennen. Sie orientieren sich dann unter Umständen an Erzählungen anderer oder an Filmen und Büchern. Trotzdem müssen sie letztendlich mit ihrem eigenen rätselhaften Innenleben allein klarkommen. Das nächste große Problem beginnt, wenn sie für sich entschieden haben, dass sie wohl verliebt sind. Was dann? Es kann vorkommen, dass ein autistisches Mädchen sich verpflichtet fühlt, es der betreffenden Person mitzuteilen, weil sie es als unehrlich empfindet, eine solch erhebliche Veränderung zu verschweigen. Gleichzeitig fehlen ihr sämtliche Fähigkeiten, ihre innere Haltung »durchscheinen« zu lassen, oder sie fände auch das unehrlich. An dieser Stelle machen viele autistische Mädchen die Erfahrung, dass neurotypische Jugendliche mit einer deutlichen Auskunft über ihren Gefühlszustand nicht gut zurechtkommen.

Was ihre neurotypischen Altersgenossinnen alles auf die Beine stellen, um romantische Beziehungen anzubahnen, ist unglaublich vielfältig, aus Sicht von Autistinnen jedoch völliger Overkill. Den allermeisten gelingt es höchstens ansatzweise, die komplexen Verhaltensweisen zu durchschauen und nachzuahmen. Sie können sich nicht erklären, warum ihre Freundinnen behaupten, irgendetwas sei doch »sonnenklar« gewesen, wo sie selbst absolut nichts bemerkt haben. Viele Autistinnen sagen übrigens auch im Erwachsenenalter noch, man könnte doch das ganze Flirten und Umwerben auslassen und direkt sagen, was man möchte. Und dem schließen sich auch manche neurotypischen Frauen an.

Aber zurück zur Pubertät. Die Anpassung an all die ungeschriebenen neuen Regeln, welche Kleidung als schick oder wenigstens tolerabel gilt und für welche man spöttisch belächelt wird, fällt Autistinnen oft schwer. Andere Menschen nach ihrem Kleidungsstil zu beurteilen oder überhaupt darauf zu achten, was jemand anhat, liegt nicht in ihrer Natur. Sie haben dann die Wahl: Entweder sie bleiben sich treu und verlieren an sozialem Status, oder sie erhöhen ihre Kompensation, beobachten, lernen und bemühen sich um Anpassung. Für manche wäre der Verlust von Freundschaften unter Umständen zu verschmerzen, wenn sie wenigstens sicher sein könnten, in ihrer Art respektiert und in Ruhe gelassen zu werden. Leider erhöht sich ab dem Jugendalter das Risiko von Ausgrenzung und Mobbing, und nur in den wenigsten Schulen und Vereinen sind die verantwortlichen Erwachsenen wirklich darin geschult, solche Krisen aufzulösen und Toleranz und Respekt wiederherzustellen.

Zwischen Anpassung und Einsamkeit

Rückblickend ist für viele Autistinnen die eigene Pubertät bzw. die Pubertät der anderen die Zeit, in der das soziale Leben begann, sie zu überfordern. Die Diskrepanz zwischen ihrer scheinbaren oder tatsächlichen körperlichen und emotionalen Entwicklungsverzögerung und der fortschreitenden Entwicklung bei den Gleichaltrigen empfinden viele Mädchen als unüberbrückbar. Manchen ist auch die eigene körperliche Entwicklung nicht geheuer oder willkommen, während die anderen Mädchen ihre »neuen« Körper mit BHs und Nylonstrumpfhosen zu feiern scheinen.

Daher fangen viele Autistinnen in dieser Lebensphase an, automatisch und unbemerkt die Verantwortung für das Gelingen von Sozialkontakten zu übernehmen. Sie lernen: **auffallen gleich rausfallen**. Nur wenige schaffen es, aus ihrer angeborenen Auffälligkeit eine individuelle Coolness zu machen, die sie sicher durch das Jugendalter bringt. Die allermeisten Mädchen versuchen, sich mit aller Kraft anzupassen, und kämpfen darum, nicht aufzufallen.

Es gibt diejenigen, denen das hinreichend gelingt. Damit begeben sie sich auf die Trainingslaufbahn der neurotypischen Sozialkompetenz, die sie lehrt, ihre eigenen Anlagen und Bedürfnisse beiseitezuschieben und sich immer stärker an die Regeln und Bedürfnisse der anderen anzupassen. Und die soziale Anerkennung gibt ihnen scheinbar recht, diesen Weg weiterzuverfolgen. Sie erleben täglich, dass es ihnen »guttut«, sich an die Norm der neurotypischen Mehrheit zu halten. Denn damit sorgen sie – wie alle weiblich gelesenen Menschen – für ihre soziale und körperliche Sicherheit. Zudem haben sie die Erfahrung gemacht, dass »einfach sie selbst sein« gefährlich ist. So entfernen sich diese Autistinnen immer weiter von sich selbst und überzeugen sich gleichzeitig davon, dass sie wirklich so sind.

Für diejenigen, denen die soziale Anpassung nicht hinreichend gelingt, beginnt eine Zeit der ungewollten Vereinsamung inmitten ihres hochaktiven Umfelds, meistens der Schulklasse. Selbst wenn sie nicht aktiv ausgegrenzt werden, sind sie keine Ansprechpartnerinnen mehr für die Gleichaltrigen, mit denen sie bisher zu tun hatten. Oder umgekehrt sind die anderen für die Autistinnen »zu nichts mehr zu gebrauchen«, sodass sie sich aus den Kontakten zurückziehen. Ironischerweise liegt das oft daran, dass die neurotypischen Mädchen völlig in ihren neuen Spezialinteressen (klischeehaft: Jungs, Influencer:innen, Mode, Make-up) aufgehen und über nichts anderes mehr reden. Ein Zustand, den man typischerweise Autistinnen als »eingeschränktes Interessensgebiet« zuschreibt.

Eltern und Lehrkräfte, die miterleben, wie ein autistisches Mädchen unter der Einsamkeit leidet, wissen meist keinen besseren Rat als den, wieder und wieder zu versuchen, mit anderen in Kontakt zu kommen, dabei zu sein, mitzumachen, kurz gesagt: auch so zu sein wie die anderen – aber gleichzeitig natürlich auch so zu bleiben, wie sie sind. Denn so wie sie sind, sind sie ja prima! Diese Aufgabenstellung ist in der Praxis genauso unlösbar, wie sie klingt. Da ihr gesamtes Umfeld jedoch davon überzeugt zu sein scheint, dass »man« das hinbekommt, denken Autistinnen, dass der Fehler bei ihnen liegt.

Dieses Zerrbild bleibt meist noch lange nach einer Diagnosestellung bestehen: »Ach so, ich bin Autistin, deshalb konnte ich das früher nicht.« Das stimmt so nicht ganz. In Wahrheit lag es daran, dass die anderen sich mit ihrem neurotypischen Wesen in der Mehrheit befanden und deshalb viel zu wenig Erfahrung darin hatten, sich an neurodivergente Menschen zu gewöhnen und passend mit ihnen umzugehen. Die Autistinnen waren ihnen auf dem Weg zur Verständigung längst so weit entgegengekommen, wie sie konnten.

Vom Risiko, »unter die Räder zu kommen«

Mal abgesehen von der angeborenen (oder eben nicht angeborenen) Begabung, Signale und Muster in sozialer Interaktion erkennen und richtig interpretieren zu können: Das ganze Thema wird mit fortschreitendem Alter unglaublich komplex. Hat da jemand ernsthaftes romantisches Interesse an mir? Findet mich jemand »einfach so« nett und möchte mit mir befreundet sein? Gehöre ich wirklich zu dieser Gruppe oder werde ich nur so eben geduldet? Ist die Freundlichkeit echt, oder werde ich gerade absichtlich zum Gespött gemacht, manipuliert und ausgenutzt? Und falls ich das tatsächlich richtig wahrgenommen habe, wie soll ich mich um Himmels willen jetzt verhalten?! Auch bei allerbester erlernter Sozialkompetenz im Umgang mit neurotypischen Menschen bleibt ein gewisses Gefühl von »Blindflug«.

Hinzu kommt, dass Autistinnen durch die vielen Rückmeldungen von außen von klein auf gelernt haben, dass andere mit ihrem Verhalten »irgendwie mehr recht haben« als sie selbst. Dadurch suchen sie später die Erklärung für Fehlverhalten von anderen erst einmal bei sich. Es ist dann hilfreich, eine vertraute Person zu haben, die ihnen als »Zweitmeinung« rückmeldet, dass es wirklich nicht in Ordnung war, wie sich jemand anderes benommen hat. Hat eine Autistin keine vertraute Person, der sie sich öffnen kann, ist ihr Risiko, in eine toxische, missbräuchliche Freundschaft oder Beziehung zu geraten, viel höher als für eine neurotypische Jugendliche (mehr dazu im nächsten Abschnitt).

Ein mindestens ebenso wichtiger Punkt ist, dass Autistinnen in sozialen Interaktionen ihr »Übersetzungsprogramm« mitlaufen lassen müssen, weil sie die kleinen Zeichen der anderen nicht automatisch erfassen. Dadurch sind sie mit ihrer Aufmerksamkeit sozusagen »außer sich«, nämlich beim Gegenüber statt bei sich selbst. Und wie du inzwischen weißt, haben Autistinnen mehr oder weniger große Schwierigkeiten, ihre eigenen Gefühle überhaupt wahrzunehmen. Ihre eigenen Gefühle und Bedürfnisse fallen dann regelmäßig unerkannt durch den Rost. Denn bevor sie in Ruhe nachdenken können, steht die Analyse der Situation an: Habe ich an der Stelle das Richtige gesagt? Wie hat die andere darauf reagiert? Das heißt, die gedankliche Nachbereitung einer »netten Unterhaltung« kann sehr, sehr aufwendig werden.

Autistinnen berichten, dass der Prozess Stunden, Tage, manchmal Wochen dauern kann und auch danach noch ungerufen Erinnerungen an ein Erlebnis auftauchen und ihr Bewusstsein beanspruchen.

Die ersten romantischen Beziehungen

Autistinnen, die ihr junges Erwachsenenalter vor dem Großwerden der Transbewegung durchlebt haben, hatten noch nicht das Glück, dass andere Beziehungsmodelle als die cis »Mainstream«-Modelle thematisiert, geschweige denn vorgelebt wurden. Nach unserer Erfahrung holen manche das nach, indem sie später im Leben Eigenschaften wie aromantisch, asexuell, agender, nonbinary und andere überprüfen und sich darin wiederfinden. Bis dahin hatten sie sich mit dem Ziel, »ein normales Leben wie eine normale Frau zu führen«, an das angepasst, was von ihnen augenscheinlich erwartet wurde: sich in eine heterosexuelle Beziehung zu begeben.

Nun ist es keineswegs so, dass junge Autistinnen heute einfach ihr Ding machen könnten, ohne sich um soziale Erwartungen und Normen zu scheren. Wenn sie sich eine romantische Beziehung wünschen – und das tun die meisten –, müssen sie sich anpassen, um gemocht und attraktiv gefunden zu werden. Das wissen sie aus Erfahrung. Und mit dieser Prägung im Hinterkopf machen sich Autistinnen auf der ganzen Welt auf den Weg, eine Person zu finden, zu der sie selbst passen könnten (bzw. sich passend machen könnten), statt nach einer Person zu suchen, die zu ihnen passt.

Das emotionale Erleben rund um das Thema Liebesbeziehung kann für alle Menschen zeitweise überfordernd sein. Für Autistinnen gilt das in mehrfacher Hinsicht:

+ Sie betreten Neuland und wissen nicht, was sie erwartet. Das kann toll sein, ist aber wie im vorigen Kapitel beschrieben immer auch ein gewaltiger Stressfaktor.

+ Die eigenen Gefühle nicht intuitiv wahrnehmen, verstehen und zuordnen zu können, bedeutet nicht, keine Gefühle zu haben. Im Gegenteil kann der Wirrwarr, gerade wenn es um Verliebtheit geht, extrem anstrengend sein.
+ Thema Körperkontakt: Wie berührt man jemanden »richtig«? Wie »sollte« man Berührungen empfinden? Und wie spricht man darüber, dass man Körperkontakt vielleicht gar nicht so empfindet, wie die anderen ihn beschreiben? Viele Autistinnen lassen aus dem Gefühl heraus, »frigide« oder »gestört« zu sein, ihr Gegenüber »machen« und verpassen damit die spannende Suche nach ihrem ganz eigenen Körperempfinden in einer Beziehung.
+ Wenn Autistinnen verliebt sind, denken sie oft schon an Hochzeitsglocken, obwohl erst ein oder zwei Begegnungen stattgefunden haben. Die Person ihrer Begierde gehört für sie dann selbstverständlich zu ihrem Leben dazu, ohne dass die Beziehung Zeit gehabt hätte, sich zu entwickeln. Sie ist vielmehr der Fantasie entsprungen, und Autistinnen kommen der anderen Person dann »zu viel«, vereinnahmend und vielleicht sogar übergriffig vor, woraufhin sie sich zurückzieht.
+ Nicht nur überfordernd, sondern auch gefährlich kann es werden, wenn eine Autistin einer Person, die zu Manipulation neigt, ihr uneingeschränktes Vertrauen schenkt. Das passiert auch neurotypischen Frauen und Mädchen. Allerdings geraten diese meist erst in ernste Gefahr, wenn sie von ihrem sozialen Umfeld abgeschnitten werden. Da Autistinnen oft überhaupt gar kein nennenswertes soziales Netz haben, das ihnen konstruktive Rückmeldung geben könnte, ist ihr Risiko, in eine ungesunde Beziehung zu geraten, wesentlich größer.

An dieser Stelle sei erwähnt, dass die Eigenart, innerlich gleich von einer vielversprechenden Begegnung zu einer festen Dauerbeziehung zu springen, auch bei erwachsenen Autistinnen bestehen bleiben kann. Wenn man sich ihre innere Logik vor Augen führt, ist diese Herangehensweise verständlich. Autistinnen mögen keine Unklarheit. Das gegenseitige »Beschnuppern« ist einfach nicht ihr Stil. Es liegt ihnen viel näher, eine Beziehung erst zu definieren und dann über die Ausgestaltung zu verhandeln.

Ein Autist berichtete, dass er das mit seiner ebenfalls neurodivergenten Partnerin genau so gemacht hatte. Eine Freundin seiner späteren Partnerin kam damals auf ihn zu und sagte: »Du, die mag dich.« Er ist zu ihr hingegangen und hat gesagt: »Okay.« Und von diesem Moment an seien sie ein Paar gewesen.

Übergang in Ausbildung oder Studium

Nach dem Schulabschluss eine Ausbildung oder ein Studium zu beginnen, ist natürlich eine große Veränderung. Autistinnen können sich mit beruflicher Orientierung sehr schwertun oder sehr leicht (wenn sie z. B. einen lang gehegten Plan verfolgen) – oder alles dazwischen. Sie unterscheiden sich damit im Prinzip nicht von anderen. Allerdings scheinen sie nicht ganz so häufig im Jahr nach dem Abitur auf Auslandsreise zu gehen wie ihre neurotypischen Altersgenossinnen und eher erst mal zu pausieren. Von außen gesehen scheinen sie »nichts zu tun«, doch diese Zeit wird oftmals genutzt, um sich von der Schul- und Prüfungszeit zu erholen, zu sich zu kommen und auch um wichtige soziale Erfahrungen nachzuholen.

Der Wegfall der gewohnten Strukturen in der Schulzeit und die Suche nach neuen ist grundsätzlich belastend für sie. Manches kommt ihnen aber auch entgegen, z. B. dass man im Studium die Lernzeiten besser an den eigenen Tagesrhythmus anpassen kann. Oder dass Berufsschulklassen eine weniger enge Gruppendynamik haben als die früheren, sodass Autistinnen weniger auffallen oder eher in Ruhe gelassen werden.

Außerdem verändern sich die Gelegenheiten zur sozialen Interaktion gegenüber der Schulzeit. Einerseits sind im Studium und der Ausbildung mehr Leute mit dem gleichen Fachinteresse beisammen. Das bietet zumindest ein (erstes) Gesprächsthema. Andererseits trifft man sie nicht mehr automatisch jeden Tag. Das wiederum erfordert neue Strategien, Interesse an einem Kontakt zu signalisieren, die sich Autistinnen erst mal ausdenken oder von anderen abschauen müssen. Auszubildende müssen so schnell wie möglich die sozialen Spielregeln ihrer Vorgesetzten erfassen. Wie kommuniziere ich z. B. mit ihnen, ohne zu kühl zu wirken oder zu »oversharen«? Je nach Branche und Betrieb kann der Umgangston völlig anders sein als bisher gewohnt. In einer Berufsausbildung ist es sehr anstrengend, vierzig Wochenstunden am Arbeitsplatz zuzubringen. Es fehlt vielfach an Rückzugsmöglichkeiten für Autistinnen, sodass sie unter sozialen Druck geraten, die Pausen mit Kolleg:innen zu verbringen.

Oversharing

bezeichnet das Verhalten eines Menschen, anderen unverhältnismäßig viele Informationen über die eigene Person zu geben. Dieses Verhalten birgt drei Risiken: Die andere Person leitet daraus eine persönliche Beziehung ab, die man gar nicht eingehen will. Man spricht zu lange über Dinge, die die Person gar nicht wissen will oder die sie nichts angehen. Und die andere Person tratscht im schlimmsten Fall über die privaten Informationen.

Die Belastung durch die Vollzeitarbeit hindert autistische Auszubildende möglicherweise daran, in der Freizeit ihren Spezialinteressen nachzugehen, was für ihr inneres Gleichgewicht nicht gerade günstig ist. Unter Umständen geht sogar die gesamte Energie für den Arbeitstag drauf.

Einer autistischen Schreinergesellin wurde im Laufe ihrer Ausbildung klar, dass ihr Beruf in Vollzeit eine zu große Belastung für sie war. Da sie mit dem üblichen Teilzeitgehalt in der Branche nicht zurechtkam, schloss sie ein Architekturstudium an, um später finanziell besser abgesichert zu sein, ohne die eigene Gesundheit zu sehr aufs Spiel zu setzen.

Studierende sehen sich großen Hörsälen voller Menschen gegenüber sowie einer auf den ersten Blick undurchschaubaren Administration, was die Erfassung von Studienleistungen, Prüfungsanmeldungen und so weiter angeht. Sich nach notwendigen Informationen durchzufragen, erfordert immer wieder die Kontaktaufnahme mit unbekannten Menschen. Und ein Studium ist ohne Lerngruppen nur schwer zu schaffen.

Auch die im Vergleich zur Schule unklaren Prüfungsanforderungen können für Autistinnen ziemlich belastend sein. »Alles möglichst gut lernen« ist keine hilfreiche Vorgabe für sie. Und ein unregelmäßiger Wochenplan, der sich auch noch mit jedem Semester ändert, erfordert den ständigen Neuaufbau gerade eingeübter Arbeitsroutinen.

Auf diejenigen, die für die Ausbildung oder das Studium das Elternhaus verlassen und vielleicht sogar in eine andere Stadt ziehen, kommen noch viele weitere Neuerungen zu – angefangen bei der Suche nach Einkaufsmöglichkeiten, die man sich zutraut zu betreten, über das Auskundschaften von neuen Orten, ÖPNV-Verbindungen oder Fahrradstrecken bis zur Entscheidung für eine neue Hausärztin.

Dieser ganze Absatz könnte auch in einem Buch stehen, das ganz allgemein vom Erwachsenwerden handelt und nichts mit Autismus zu tun hat. Wer ihn liest, nickt wohl zustimmend und denkt sich: »Ja, das ist alles schon ganz schön viel.« Und hier sind wir wieder an dem bekannten Dilemma, das Autistinnen ihr Leben lang begleitet: Es ist ja offensichtlich, dass dies und das schwierig ist – aber so schwierig? Die Antwort lautet: Ja, so schwierig!

Auch eine neurotypische Studentin kann sich bei den ersten

Malen unsicher fühlen, wenn sie mit ihrem Wäschesack in den Gemeinschaftskeller geht und dort hoffentlich alles hinkriegt. Eine Autistin dagegen kann niemandem erzählen, dass sie auch beim zehnten Mal erst lange über einen günstigen Zeitpunkt für einen Waschversuch nachdenken muss. Denn »günstig« hängt von mehreren Faktoren ab. Vor dem Verlassen der Wohnung horcht sie längere Zeit in den Flur, um möglichst niemandem zu begegnen, und wenn sie es tatsächlich unfallfrei bis in den Waschkeller geschafft und eine Ladung gestartet hat, ist sie nach der Rückkehr in ihr Zimmer erst mal erledigt. Mit »erledigt« meinen wir nicht, dass sie seufzt und sich einen Kaffee macht, sondern dass sie in den nächsten Stunden nichts Produktives tun und sich auch auf nichts Schönes oder Interessantes konzentrieren kann.

Falls du dir bei solchen einfachen Dingen jemals dumm vorgekommen bist, weil sie für »alle anderen« ja offenbar kein Problem sind, dann beweist dir das Buch, das du gerade in der Hand hältst, dass du damit wirklich nicht allein auf der Welt bist.

Wer ist da in meinem Safe Space?

In ihren Lebensentwürfen unterscheiden sich Autistinnen nicht von neurotypischen Frauen: Sie leben als Singles, in Beziehungen, in Ehen, mit oder ohne Kinder. In einem gemeinsamen Haushalt mit anderen Personen zu leben, bedeutet für Autistinnen einerseits, dass sie Unterstützung bei Dingen bekommen, die ihnen im Alltag oder in Ausnahmesituationen schwerfallen. Das kann der Wocheneinkauf sein, alles, was mit Formularen zu tun hat, oder »Fahrdienste«, die ihnen den öffentlichen Nahverkehr ersparen. Ein:e neurotypische:r Partner:in kann eine sehr gute Ressource sein, um Missverständnisse und Fragen rund um soziale Interaktionen zu besprechen.

Gleichzeitig hilft es, wenn die Autistin möglichst gut über ihre eigenen Bedürfnisse Bescheid weiß. Denn auf der anderen Seite ist ihr Safe Space möglicherweise »nicht ganz so safe«, eben weil eine weitere Person anwesend ist, die Räume benutzt und selbstverständlich auch das Bedürfnis nach Zusammensein hat, möglicherweise auf (auffälliges) Stimming reagiert, andere Essgewohnheiten und Vorlieben hat und so weiter. Abgrenzung und Rückzug, der sich keinesfalls gegen die andere Person richtet, sondern der dringend nötigen Erholung dient, ist immer wieder ein Thema in autistisch-neurotypischen Partnerschaften. Denn viele neurotypische Partner:innen fühlen sich zurückgewiesen oder abgelehnt, wenn die autistische Partnerin ein größeres Rückzugsbedürfnis hat als sie selbst.

Über autistisch-neurotypische Partnerschaften könnte man ein ganzes Buch schreiben – und das wurde zum Glück auch schon gemacht. Wenn du hierzu mehr lesen willst, empfehlen wir das Buch *Liebe mit Köpfchen* von Constanze Schwärzer-Dutta. Nach unserer Erfahrung finden sich allerdings sehr oft unterschiedlich neurodivergente Menschen als Paare zusammen. Die Kombination aus Autismus, ADHS und möglichen Mischformen in zwei verschiedenen Köpfen kann im Alltag und auch in der Beziehungsgestaltung an sich ein echter Gewinn sein, auch wenn sie gleichzeitig jede Menge Zündstoff birgt.

»Mutter werden ist schon schwer, Mutter sein dann noch mal mehr«

Wenn zwei Menschen in einer längerfristigen Partnerschaft leben und im »richtigen« Alter sind, kommt automatisch die Frage nach einem gemeinsamen Kind auf. Selbst wenn das Paar sich diese Frage nicht stellt, wird das Umfeld mit entsprechenden Hinweisen, direkten oder subtilen Fragen aufwarten.

Die Überlegungen, die Paare mit einer oder gar zwei autistischen Beteiligten dazu anstellen, sind grundsätzlich denen anderer Paare sehr ähnlich: Wünschen wir uns grundsätzlich Kinder? Welche Einschränkungen kommen auf uns zu? Können wir das finanziell stemmen? Wann möchten wir das Thema angehen? Werden wir gute Eltern sein? Für Autistinnen kommen allerdings ein paar Punkte hinzu, die für sie auf der Prioritätenliste noch weiter oben stehen:

+ Wie werde ich das alles schaffen? Ich bin mit meinem derzeitigen Alltag ohne Kind schon so oft überfordert und habe Angst, Verantwortung für so ein kleines Wesen zu übernehmen, weil ich ja nicht mal gut genug für mich selbst sorgen und nicht jederzeit »funktionieren« kann.
+ Will ich überhaupt schwanger werden und gebären? Schwangerschaft und Geburt sind eine einzige lange Ausnahmesituation, körperlich, mental und emotional. Es gibt Autistinnen mit Kinderwunsch oder prinzipieller Offenheit dafür, eine Familie zu gründen, die sich jedoch sicher sind, dass sie kein leibliches Kind bekommen möchten, weil sie ein weiteres Leben im absoluten Safe Space ihres eigenen Körpers nicht ertragen könnten.
+ Kann ich eine gute Mutter sein? Werde ich mein noch unbekanntes Kind überhaupt sympathisch finden? Ich komme mit den allermeisten Menschen auf der Welt so gar nicht klar. Was, wenn mein Kind einer von ihnen ist? Was soll werden, wenn ich mein Kind einfach nicht verstehe und alles falsch mache?
+ Wie überstehe ich die Zeit nach der Geburt, in der alle meine bisherigen Strukturen zum Teufel sind? Ich werde maximal überfordert sein und habe Angst, dass ich mich dann nicht ausreichend um mein Kind kümmern kann. Wird mein Umfeld überhaupt eine Ahnung haben, wie schlimm das für mich sein wird? Und falls ja, werden sie dann sagen, ich bin eine schlechte Mutter?
+ Wie soll ich mit den ganzen Veränderungen umgehen? Leben mit Kindern bedeutet: Tägliche Veränderung ist vorprogrammiert. Zuerst entwickeln sie sich im Eiltempo, und sobald sie mobil werden, beginnen sie, Gegenstände von A nach B zu

transportieren und dort liegen zu lassen. Auch neurotypische Eltern leiden darunter, barfuß auf Legosteine zu treten. Für Autistinnen, die auf eine gewisse (An-)Ordnung in ihrem Zuhause angewiesen sind, bleibt die Wahl zwischen ständigem Ausblenden der Unordnung oder dem Energieaufwand, sie zu beseitigen.

+ Wie soll ich mit den ganzen sozialen Erwartungen und Kontaktpersonen umgehen? Die ungeschriebenen sozialen Erwartungen an Mütter sind für Autistinnen ebenfalls wieder Neuland. Neue »Dialekte« der Fremdsprache »Neurotypisch« und die Notwendigkeit einer gewissen Beziehungsgestaltung kommen durch die Kontaktpersonen für das Kind hinzu: mit der Hebamme, Kinderärztin, Tagesmutter, Babysitterin, Kita-Erzieherin, Müttern der Spielgefährtinnen. Auch das Familiengefüge mit den frischgebackenen Großeltern muss sich neu finden. Und wir können nicht oft genug betonen, dass das schon für neurotypische Mütter ohne psychische Vorbelastung nicht selten eine Grenzerfahrung darstellt. Es ist nur allzu nachvollziehbar, dass die autistische Grundstruktur diese Situationen umso herausfordernder macht.

Zudem erzeugt die häusliche Organisation immer auch einen gewissen *Mental Load*. In Familien potenziert er sich ganz erheblich.

Mental Load

meint den gedanklichen Aufwand, den die Organisation eines Erwachsenen- und Familienlebens mit sich bringt. Arzttermine im Blick behalten, Steuererklärung und Autoinspektion planen, Kleidergrößen der Kinder kennen, Essensplanung und -vorlieben, Namen der befreundeten Kinder merken, rechtzeitig an Geburtstagsgeschenke denken, die passenden Ideen dafür finden und vieles mehr.

Der gesellschaftliche Wandel holt Väter zwar immer stärker ins Boot der Care-Arbeit. Dennoch bleiben Verantwortung und Familienmanagement meistens bei den Frauen. Spät diagnostizierte Autistinnen fragen sich rückblickend oft, wie um Himmels willen sie das damals alles geschafft haben. Und früher diagnostizierte Autistinnen fragen sich, wie um Himmels willen sie das auf Dauer schaffen sollen. Sie tragen den *Mental Load* bis weit über ihre eigene Überforderung hinaus, nicht zuletzt, weil dauerhafte soziale Überforderung vorher der Normalzustand für sie war.

Der Vergleich mit neurotypischen Bekannten, die inhaltlich über die gleichen Themen klagen, verschleiert wieder einmal, dass eine Autistin eine unsichtbare Zusatzbelastung mit sich trägt, deren Ausmaß sie manchmal gar nicht kennt oder sich nicht bewusst machen möchte, um nicht zusammenzubrechen. Dass Hausfrauen generell Kandidatinnen für Burn-outs sind, ist seit Langem bekannt, obwohl es immer noch belächelt wird. Erwachsene Autistinnen entwickeln aufgrund der hohen Belastung durch die Herausforderungen im familiären Kontext nicht selten ebenfalls weitere psychische oder körperliche Erkrankungen, die sie sich nicht erklären können, da sie ja »bloß ein ganz normales Leben« führen.

Was für die einen eine große Stressbelastung und den Verlust ihrer Halt gebenden Strukturen bedeutet, kann für andere autistische Mütter das Gegenteil bedeuten. Mit dem Mutterschutz beginnt für viele Frauen eine Zeit in einem – der Begriff legt es nahe – geschützten Rahmen. Die sozialen Kontakte werden heruntergefahren, das Wochenbett wird von vielen Paaren im allerkleinsten Kreis der eigenen Familie verbracht und, ob wir es gut finden oder nicht, es ist oft die Mutter, die auch nach dem Mutterschutz noch eine gewisse Zeit zu Hause mit dem Baby verbringt und nicht am Arbeitsplatz.

Je nachdem, wie positiv oder belastet das Verhältnis zur Erwerbsarbeit empfunden wurde, kann diese Auszeit auch eine positive Wendung bringen und ein Aufatmen zur Folge haben. Zwar besteht als Mutter eines Säuglings ein hohes Maß an Fremdbestimmung durch die Bedürfnisse des Babys. Gleichzeitig können viele Entscheidungen und Routinen in die eigene Hand genommen werden. So kann im Rahmen der Mutterschaft auch eine Art neuer Safe Space aufgebaut werden, in dem das Leben mit dem Kind sehr erfüllend und »leicht« sein kann. Das hängt natürlich von einer ganzen Reihe weiterer äußerer Faktoren ab, und es lässt sich nicht unbedingt vorhersagen, wie eine Frau diese Erfahrung erleben und bewerten wird.

Letztlich gilt auch für die meisten autistischen Menschen, dass sie sowohl ihre Kinder als auch das Leben mit ihren Kindern als Bereicherung erleben, die sie um keinen Preis missen möchten.

Glücklich allein oder einsam? Leben als Single

Viele Autistinnen sind alleinstehend, teilweise gewollt, teilweise ungewollt. Sie haben den Vorteil, dass ihre Wohnung ihr eigenes Refugium ist und auch nicht von ihnen erwartet wird, bei jemand anderem zu übernachten. Sie haben mehr Zeit für sich zur Verfügung, was helfen kann, sich vom sozialen Stress zu erholen. Das Leben ohne Partnerschaft bedeutet aber auch, dass sie sich jedes bisschen Unterstützung im Alltag selbst organisieren müssen, was mit sozialer Interaktion außerhalb ihres Safe Space einhergeht. Sie vollbringen täglich kleine und große Heldinnentaten, indem sie Anrufe tätigen, den Termin mit dem Heizungsableser über die Bühne bringen, ihr Paket bei der Nachbarin abholen, sich Begleitung zu einem schwierigen Termin organisieren oder ihn eben allein meistern. Natürlich können auch Freundinnen und Familienmitglieder eine große Unterstützung sein, allerdings ist die gegenseitige »Zuständigkeit« für solche kleinen oder großen Hilfen bei erwachsenen Personen in keiner Freundschaft oder familiären Beziehung so klar und implizit geregelt wie in einer romantischen Beziehung, festen Partnerschaft oder Ehe.

Vielleicht gab es in der Vergangenheit einige gute, stabile Sozialkontakte, die im Erwachsenenalter fortgesetzt werden können und das Bedürfnis nach enger Bindung erfüllen. Es kommt aber leider immer wieder vor, dass diese Kontakte weniger intensiv werden oder sich ganz verlieren, wenn die Freundin eine Familie gründet, wenig freie Zeit hat oder sich durch andere Veränderungen in ihrem Leben ihre Gesprächsthemen sehr verändern. Autistische Singles können großartige Patentanten sein, vor allem, weil sie heranwachsenden Kindern und Jugendlichen ganz anders begegnen, als die es von »normalen« Erwachsenen gewohnt sind. Das setzt aber natürlich voraus, dass sie sich überhaupt für die Kinder ihrer Freundin interessieren können und den Umgang mit ihnen als Gewinn empfinden. Ist das nicht der Fall, kann es schwierig sein, eine alte Freundschaft am Leben zu erhalten.

Da es Autistinnen schwerer fällt als anderen, neue Kontakte zu knüpfen, und das generell im Erwachsenenleben nicht mehr so einfach ist wie in der Schul- oder Ausbildungszeit, bleiben etliche von ihnen ungewollt einsam.

Endlich schrullig werden dürfen! Das Älterwerden

Nach Ansicht der autistischen Autorin dieses Buchs ist Älterwerden eine großartige Angelegenheit. Sie weiß aber, dass ihr da bei Weitem nicht alle zustimmen.

Für Frauen steht mit dem Älterwerden erneut eine gewaltige hormonelle Umstellung an: die Menopause. Dabei bleibt nicht nur die meistens als lästig empfundene Regelblutung aus – im Inneren sorgen zudem die Hormone für jede Menge körperlicher Beschwerden (Stichwort »Hitzewallungen«) und psychische Veränderungen. Generell erleben viele Frauen ihren Eintritt in die Wechseljahre als eine Zeit, in der sie gefühlt schneller altern als in den Jahren zuvor. Ihre Energie und die Fähigkeit zur Regeneration lassen nach.

Für Autistinnen sinkt damit im Alltag auch die Fähigkeit zur Kompensation, weshalb die Erholungszeiten noch länger werden als zuvor. Das zieht eine Phase der Veränderungen nach sich: Der Alltag muss anders geplant werden, *Pacing* wird noch wichtiger. Eventuell muss sogar die Berufstätigkeit überdacht werden, einige Autistinnen überlegen, ihre Arbeitszeit zu reduzieren oder früher in Rente zu gehen.

Pacing

(von engl. *pace* = Schritt, Gangart) meint einen Umgang mit sich selbst, bei dem man möglichst unterhalb seiner individuellen körperlichen, mentalen und emotionalen Belastungsgrenze bleibt.

Doch wie schön ist es, endlich nicht mehr dem allgemeinen Frauen-Idealbild hinterherlaufen zu müssen! Schrullig und rigide zu werden, ist erlaubt. Endlich wieder Zeit und Energie für eigene Interessen oder zur Regeneration, wenn die Kinder ihrerseits ins Erwachsenenleben starten. Und wer lange Zeit unter Hormonschwankungen, dem prämenstruellen Syndrom oder gar einer prämenstruellen dysphorischen Störung (siehe Kap. 4) gelitten hat, darf darauf hoffen, dass endlich ein Ende in Sicht ist.

Pack schlägt sich, Pack verträgt sich?

Auch was den Kontakt zur Herkunftsfamilie angeht, unterscheiden sich Autistinnen sehr voneinander. Vom loyalen und herzlichen Kontakt zu Eltern und Geschwistern im Erwachsenenalter, sogar vom Leben im selben Haus, bis hin zum völligen Kontaktabbruch sind im Autismus-Spektrum sämtliche Lebensentwürfe zu finden. Und obwohl Autismus häufig vererbt wird, d. h. es in vielen Familien mehrere (vermutet) autistische Familienmitglieder gibt, ist es nicht gesagt, dass diese sich untereinander besser verstehen oder die emotionale Bindung tiefer ist als zu den nicht autistischen Verwandten.

Gerade bei einer späten Diagnosestellung hören wir immer wieder, dass sich für Autistinnen Fragen zu ihrer Familiengeschichte stellen: Wer waren meine Eltern und Großeltern? Ist/war ein Eltern- oder Großelternteil ebenfalls autistisch? Könnte das etwas über das Familienleben und die Erziehung erklären? Hatten die Eltern unbewusst positiv oder negativ auf Eigenarten ihres unerkannt autistischen Kindes reagiert, die sie von sich selbst oder dem anderen Elternteil kannten? Haben sie es akzeptiert und unterstützt oder versucht, frühzeitig »gegenzusteuern«? Könnte oder sollte die Erkenntnis, dass ein Elternteil höchstwahrscheinlich ebenfalls neurodivergent ist, eine Neubewertung der Person und einen besseren Kontakt ermöglichen?

Du siehst, es gibt im Leben einer Autistin – vom Kindergarten bis zur Menopause – eine ganze Menge herausfordernde Etappen und Umbruchphasen zu meistern. Was praktisch alle erwachsenen Autistinnen eint, ist, dass sie sich dabei immer wieder an den Normen und der Normalität »der anderen« orientieren, hinter denen sie scheinbar zurückbleiben oder für die sie mit ihrer Gesundheit bezahlen. Gleichzeitig ist es schwer, das Mehr an Anstrengung vor sich selbst und den anderen wirklich greifbar zu machen, wenn sie doch alle diese Phasen auf ihre Art als herausfordernd erleben.

Also noch einmal für dich zum Merken: Ja, es ist so unglaublich schwer, wie du es empfindest. Und es ist durchaus möglich, dass »die anderen« besser mit den Herausforderungen des täglichen Lebens zurechtkommen als du mit deinem autistischen Gehirn. Wenn du das so empfindest, dann ist das auch so. Auch wenn du die Ansprüche, die dein Leben an dich stellt, nicht ohne Weiteres herunterschrauben kannst, findest du in Kapitel 9 Tipps, wie du im Alltag besser zurechtkommen kannst. Denn die gute Nachricht ist: Es kann leichter werden!

Kapitel 4
Autismus bleibt selten allein – Begleiterkrankungen bei autistischen Frauen und Mädchen

Ein Großteil der autistischen Frauen und Mädchen leidet an einer sogenannten psychischen Komorbidität, also an einer gleichzeitig vorliegenden psychischen Störung. Einige haben sogar mit mehreren Komorbiditäten zu kämpfen. Fast scheint es so, als bräuchten sie ganz besonders viel Glück, um in der »Lotterie der Komorbiditäten« gar keine Begleiterkrankung zu erwischen. Sie haben mit ihrem oft späteren Diagnosezeitpunkt ein besonders hohes Risiko für die Entwicklung von Komorbiditäten.[1] Je früher der Autismus diagnostiziert wird, desto besser können Stressfaktoren erkannt

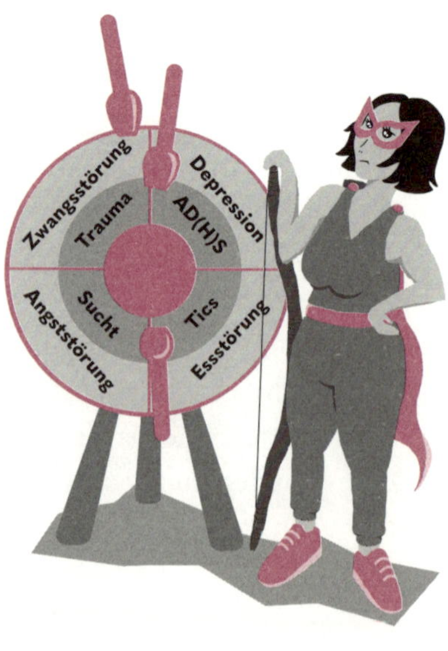

und nach Möglichkeit reduziert werden, um das Risiko für Komorbiditäten möglichst gering zu halten. Aber auch bei bereits entstandenen Komorbiditäten kannst du noch handeln und viel für deine Gesundheit tun.

Macht Autismus krank?

Warum geht das Leben autistischer Frauen und Mädchen mit so einem hohen Krankheitsrisiko einher? Da ist einerseits die Sache mit den begrenzten Löffeln. Du erinnerst dich? Wenn nicht, kannst du es in Kapitel 2 nachlesen. Dein ganz persönliches Löffelset umfasst jeden Tag aufs Neue eine bestimmte Anzahl. Mehr als die vorhandenen Löffel kannst du nicht schadenfrei regelmäßig »ausgeben«. Und dann ist da andererseits die Frage, wie viele Löffel dir dein Leben jeden Tag abverlangt. Anderssein geht leider oft mit vermehrten Anstrengungen einher, die Löffel »kosten«.

In der Medizin und Psychologie nennt man diese Vorstellung von der Entstehung von Krankheiten auch »Vulnerabilitäts-Stress-Modell«. Es bedeutet, dass jeder Mensch eine gewisse Menge an Stress gut verkraften kann, ohne krank zu werden. Jede von uns jedoch in unterschiedlichem Maße – je nachdem, mit wie vielen Löffeln du ausgestattet bist bzw. welche genetische Veranlagung du für bestimmte Störungen in dir trägst. Gehen dir die Löffel zu oft aus, steigt das Risiko für psychische Störungen wie zum Beispiel Depressionen. Trägst du die genetische Veranlagung für eine depressive Störung in dir, reicht eine geringe Menge an Stress dazu aus, dass sich eine Depression entwickelt. Zusätzlich werden einige psychische Störungen, wie zum Beispiel die Angststörungen, durch Situationen begünstigt, in die Autistinnen immer wieder geraten (z. B. Mobbing). Einer unserer liebsten Vorgesetzten nennt dieses Phänomen »Autismus als Basisstörung«.[2]

Es gibt auch häufig Begleiterkrankungen, die schon ab der Kindheit, quasi von Haus aus, mitgeliefert werden. Bei diesen wird von einer hohen genetischen Veranlagung ausgegangen. Studien zeigen, dass es zwischen verschiedenen psychischen Störungen genetische Überlappungen und familiäre Häufungen gibt. Aber auch Umwelteinflüsse (z. B. Frühgeburtlichkeit) können das Risiko für gleich mehrere Erkrankungen erhöhen. So ganz genau weiß man meistens nicht, was der Auslöser nun war. Diese Komorbiditäten sind also weniger eine Folge des Lebens mit Autismus, sondern treten aufgrund von gemeinsamen Faktoren in der Entstehung mit Autismus auf.

Es kann also passieren, dass bei einer ersten Untersuchung bei einer Erwachsenen- oder Kinder- und Jugendpsychiaterin gleich mehrere Verdachtsdiagnosen gestellt werden. Manchmal werden die Diagnosen aber auch erst nach und nach gestellt, weil man merkt, dass Autismus nicht die ganze Bandbreite der Symptome erklärt. Ein typisches Beispiel hierfür ist die Komorbidität mit AD(H)S.[3]

So relevant und doch oft verkannt

Als Autistin den Alltag zu meistern, ist die eine Sache. Der Leidensdruck, den unsere autistischen Patientinnen aufgrund ihres Soseins empfinden, variiert stark – je nachdem, wie gut die aktuellen Lebensumstände zu ihren Bedürfnissen passen. Komorbiditäten erzeugen einen erheblichen Leidensdruck, ganz unabhängig von den beruflichen, schulischen oder sozialen Umständen. Oft sind sie es, die die Betroffenen entscheidend einschränken und ihre Lebensqualität mindern. Gleichzeitig gibt es in aller Regel gute Behandlungsmethoden für diese Begleitübel.

Wird eine Autismus-Diagnose neu gestellt, ist damit oft die Hoffnung verbunden, dass Probleme verstehbar werden, sich Lösungen finden und das Leben insgesamt leichter wird. Doch das kann nicht funktionieren, wenn eine andere psychische Störung, die infolge der ständigen autismusbedingten Überforderung entstanden ist, die Betroffene außer Gefecht setzt. Oder wenn der ganze Körper schmerzt. Um die Behandlung dieser Komorbiditäten solltest du dich also kümmern. Von allein gehen sie nicht weg.

Manchmal kann eine Autismus-Diagnose auch erst mit Sicherheit gestellt werden, nachdem Komorbiditäten wie eine schwere Depression oder soziale Ängste behandelt wurden, weil sie das Bild der Symptome verzerren.

Allerdings muss auch eine Komorbidität erst einmal richtig diagnostiziert werden, damit eine Therapie erfolgen kann. Bei autistischen Frauen und Mädchen ist dieser Schritt aufgrund von veränderter Körperwahrnehmung und Alexithymie (siehe Kap. 1) erschwert.

Damit du eine bessere Vorstellung davon hast, welche Komorbiditäten häufig vorkommen, wie sie sich äußern und in welchem Zusammenhang sie zu Autismus stehen, möchten wir dir die wichtigsten im Folgenden näherbringen. Weder ist diese Liste vollständig noch wollen wir damit zum Ausdruck bringen, dass du von einer dieser Störungen betroffen sein musst. Solltest du jedoch den Verdacht haben, betroffen zu sein, besprich dich bitte mit deiner Psychiaterin, Psychotherapeutin oder Hausärztin.

Wo war noch mal mein Gehirn? Autismus und AD(H)S

Die häufigste psychische Komorbidität bei Autistinnen im Kindesalter ist die Aufmerksamkeitsdefizit/Hyperaktivitätsstörung, kurz: AD(H)S. Die Kernsymptome sind Probleme in der Aufmerksamkeitssteuerung, Hyperaktivität und Impulsivität. So wie Autismus ist AD(H)S eine Entwicklungsstörung und zeigt sich dementsprechend früh im Leben. In der neurodivergenten Community wird die Kombination von Autismus und AD(H)S mit »AuDHS« abgekürzt.

Was die Symptome angeht, gibt es einige Überlappungen zwischen AD(H)S und Autismus, was die Abgrenzung erschwert. Zum

Beispiel sind beiden Störungen die Reizfilterprobleme gemeinsam. Auch können beide zu Konzentrationsproblemen führen – aber aus ganz unterschiedlichen Gründen. Manchmal ist es ziemlich knifflig, klar zu trennen, welches Symptom nun wovon kommt. Es stellt sich oft die Frage, ob es sich nun vorrangig um AD(H)S oder Autismus handelt, um ein Mischbild oder ob beides in voller Ausprägung vorliegt.

Zudem ist das typische Bild der AD(H)S ebenfalls männlich besetzt (»Zappelphilipp«, »Hans Guckindieluft«), sodass die Mädchen, die oft eher dem verträumten, von außen ganz ruhig wirkenden Typ angehören, von Erzieherinnen und anderen Bezugspersonen viel seltener als unterstützungsbedürftig erkannt werden als die Jungen, die zappelnd den Unterricht stören (wir haben ein ganzes Buch darüber geschrieben[4]). Da es für AD(H)S spezifische Behandlungsmethoden gibt, ist es wichtig zu erkennen, wenn sie zusätzlich zum Autismus vorliegt. Denn du kannst dir wahrscheinlich vorstellen, dass die ganzen komplexen Leistungen, die ein normaler Tag deinem Gehirn abverlangt (interpretieren, kompensieren, Reize verarbeiten usw.), durch eine ausgeprägte Aufmerksamkeitsstörung unnötig erschwert werden.

Der Körper macht, was er will: Autismus und Tics

Auch Ticstörungen werden zu den Entwicklungsstörungen gezählt und treten gehäuft gemeinsam mit Autismus auf. Tics sind plötzliche Bewegungen oder Laute, die von den Betroffenen nur für kurze Zeit unterdrückt werden können. Wahrscheinlich hast du schon mal den berühmten (motorischen) Blinzel-Tic gesehen, den viele Kinder vorübergehend haben. Dabei wird häufiger geblinzelt als eigentlich nötig, manchmal werden dabei zusätzlich die Augen stark zugekniffen. Andere haben einen (vokalen) Räusper-Tic oder müssen Worte wiederholen, die andere gesagt haben.

Tics treten vor allem in der Kindheit auf und nehmen meistens mit zunehmendem Alter ab. Sie zeigen sich dann weniger häufig und weniger intensiv. Bei Autistinnen kann es schwierig sein, Tics sicher von Stereotypien, also wiederkehrenden Bewegungen wie mit dem Stuhl wippen (siehe Kap. 1), zu unterscheiden. Oft sind die Tics leicht ausgeprägt und stören die Betroffenen nicht weiter. Dann ist es vollkommen legitim, sie einfach so sein zu lassen. Besteht jedoch ein Leidensdruck, sollten die Tics separat behandelt werden. Hierfür gibt es einen verhaltenstherapeutischen Ansatz und medikamentöse Ansätze.

Mastermind?
Autismus und Intelligenz

Über wenige Bereiche der Autismus-Spektrum-Störungen gibt es so viele Vorurteile in der Allgemeinbevölkerung wie über das Intelligenzniveau der Betroffenen. Die Autor:innen von Filmen und Büchern legen eine große Faszination für das »autistische Genie« an den Tag. Die Betroffenen (meistens sind es in solchen Geschichten Männer) werden oft als »Mastermind« dargestellt, das ständig vor sich hin murmelt und mit seiner Umgebung kaum in Kontakt tritt, dabei aber stets kurz davorsteht, die Weltformel zu lösen. Gleichzeitig war Autismus früher vor allem mit einer Intelligenzminderung assoziiert und ist es, vor allem für ältere Menschen, noch heute. Das wiederum bringt Stigmatisierung mit sich.

Beides sind Stereotype, die nicht die Realität abbilden. Autistinnen sind auf dem gesamten Spektrum der Intelligenz verortet. Sowohl Intelligenzminderungen als auch überdurchschnittliche Intelligenz kommen vor. Mädchen mit einer intellektuellen Entwicklungsstörung und Autismus werden häufiger bereits in der Kindheit diagnostiziert. Andersherum bedeutet das für Frauen und Mädchen ohne intellektuelle Entwicklungsstörung, dass sie ein größeres Risiko haben, nicht erkannt zu werden. Sie müssen mehr autistische Symptome zeigen, um trotz ihrer unauffälligen Intelligenz erkannt zu werden.[5]

Von wegen gute Nacht! Autismus und Schlafstörungen

Autistische Kinder haben häufig von Beginn an Schwierigkeiten mit dem Ein- und Durchschlafen. Das Thema Schlaf belastet daher oftmals schon früh die ganze Familie. Eine Untersuchung mit autistischen Kleinkindern ergab mehr Schlafprobleme bei den Mädchen als bei den Jungen.[6] Aber auch im späteren Leben haben autistische Frauen und Mädchen oftmals Schwierigkeiten, am Abend systematisch abzuschalten und die Reize des Tages in Ruhe zu verarbeiten.

Ein schlafraubendes Problem können neben belastenden Ereignissen des Tages auch störende Umgebungsreize wie Geräusche der Nachbarn oder Mitbewohnerinnen, der Straßenlärm oder das Rauschen der Zentralheizung sein, die in dein Schlafzimmer eindringen. Aber auch andere Komorbiditäten wie beispielsweise Depressionen oder Angststörungen können für viele schlaflose Stunden verantwortlich sein.

Not just sad: Autismus und Depressionen

Depressionen sind heute in den Medien viel präsenter als noch vor zwanzig Jahren und viele Vorurteile gegenüber dieser potenziell sehr schweren Erkrankung sind heute ebenfalls weniger stark ausgeprägt. Dennoch herrschen immer noch zu viele Unklarheiten darüber, was es mit Depressionen genau auf sich hat.

Für autistische Frauen und Mädchen ist das Thema Depression aus verschiedenen Gründen extrem relevant:

- Autistische Frauen und Mädchen leiden besonders oft an depressiven Störungen.[7]
- Depressionen zu diagnostizieren, ist bei Autistinnen erschwert. Das Risiko, dass eine Depression unerkannt bleibt, ist erhöht.
- Depressive Symptome verstärken autistische Verhaltensweisen. Das Risiko, falsch diagnostiziert zu werden, ist bei autistischen Frauen und Mädchen erhöht.

Aus diesen Gründen sollte keine Autismus-Diagnostik während einer schweren depressiven Episode erfolgen. Die ganze Wahrnehmung und das Denken werden zu stark von der Depression verzerrt.

Verschiedene Erfahrungen machen autistische Frauen und Mädchen anfällig für depressive Störungen. Da ist wieder die Sache mit den abgezählten Löffeln, das Anderssein, die damit einhergehenden Selbstwertprobleme, der ständige Anpassungsdruck, die enorme Anstrengung bei Veränderungen etc. Trotzdem werden depressive Episoden bei Autistinnen oft übersehen, da depressive Symptome fälschlicherweise dem Autismus zugeschrieben werden. Daher wollen wir versuchen zu erklären, was eine depressive Episode wirklich ausmacht.

Das meist zuerst genannte Symptom im Zusammenhang mit Depressionen ist eine gedrückte Stimmung. Und da haben wir auch schon das erste Problem. Viele Autistinnen haben Schwierigkeiten damit, ihre Stimmung zu benennen oder zu erfühlen. Für die einen ist es eine Traurigkeit, die mit vermehrtem Weinen einhergeht. Für andere ist es eine Zunahme von Sorgen und Ängsten, für wieder andere eine vermehrte Gereiztheit, die auch in Wut gegen andere übergehen kann. Einige Betroffene berichten von einem quälenden Gefühl der Gefühllosigkeit, das heißt die Gefühle, die vorher da waren (Freude, Trauer, Ärger etc.), sind nun nicht mehr spürbar, es ist alles grau, egal, leer. Es kann sein, dass dir auch diese Beschreibung nicht weiterhilft, weil du eine ausgeprägte Alexithymie hast. Es ist aber durchaus möglich, eine Depression an anderen Symptomen zu erkennen.

Der Verlust von Freude und Interessen ist ein weiteres Hauptsymptom bei Depressionen und kann auch bei depressiven Autistinnen gut abgefragt werden. Vielleicht warst du früher gerne tanzen oder gingst gerne im Wald spazieren, aber plötzlich fühlt sich das alles nicht mehr befriedigend an. Vielleicht hast du dich früher gerne mit der Welt von Harry Potter oder mit komplizierten Strickmustern beschäftigt, doch mit der depressiven Episode ist dieses glühende Interesse erloschen. Muffins backen, Katzenvideos schauen, Pflanzen sammeln? Alles nicht mehr interessant. Und auch die Fähigkeit, Freude oder Genuss zu empfinden, geht in schweren depressiven Phasen verloren. Wenn du depressiv bist, kannst du vielleicht nicht einmal mehr erkennen, dass es diese Interessen einmal gab. Dann brauchst du dringend Menschen um dich herum, die mit dem Blick von außen sagen können, dass für dich nicht immer alles so uninteressant war wie in diesem Moment.

Das dritte Hauptsymptom einer Depression und das vielleicht »objektivste«: ein verminderter Antrieb, der sich durch weniger Aktivitäten, einen empfundenen Mangel an Energie und bzw. oder daran zeigt, dass man deutlich rascher müde wird als zuvor. Auch dieses Symptom kann trotz Alexithymie erkannt werden.

Jeden Morgen im Tief

Wenn du dir nicht sicher bist, ob du depressiv bist, kannst du versuchen, darauf zu achten, ob sich deine Energie, Gedanken und Gefühle im Tagesverlauf nach einem bestimmten Muster verändern. Viele depressive Patientinnen haben das typische Morgentief: Der Tag beginnt mit besonders ausgeprägter Antriebsschwäche und Hoffnungslosigkeit, es scheint fast unmöglich, den Tag zu bewältigen. Im Tagesverlauf bessern sich diese Symptome allmählich. Am Abend fühlt es sich in extremen Fällen fast wieder ganz normal an, aber am nächsten Morgen beginnt der Horror von vorne. Es gibt auch Betroffene mit einem Abendtief, da verläuft es dann genau andersherum.

Neben diesen drei Hauptsymptomen von Depressionen gibt es noch viele weitere: verminderte Konzentration und Aufmerksamkeit, vermindertes Selbstwertgefühl, negative Zukunftsgedanken, Schlafstörungen, Verminderung des Appetits und Suizidgedanken. Bei einer atypischen Depression kann es allerdings auch zu einem gesteigerten Schlafbedürfnis und gesteigertem Appetit auf Süßes kommen.

Depressionen können glücklicherweise sehr gut behandelt werden – und sollten es auch. Verschleppst du die Depression, tust du dir damit auf lange Sicht keinen Gefallen. Es gibt wirksame und verträgliche antidepressive Medikamente. Manche autistischen Frauen und Mädchen haben Angst vor einer medikamentösen Behandlung, weil sie die Erfahrung gemacht haben, extrem stark auf Medikamente zu reagieren. Wenn es dir auch so geht, sprich darüber mit deiner Behandlerin und bitte um eine vorsichtige Dosierung. Diese kann und sollte schrittweise gesteigert werden, wenn sie gut vertragen wird, aber noch nicht ausreichend hilft. Neben der medikamentösen Therapie spielt die Psychotherapie hier eine wichtige Rolle (siehe Kap. 8).

Vermeidung und der Teufelskreis: Autismus und Angst

Angststörungen zählen zu den häufigsten Komorbiditäten bei Autismus-Spektrum-Störungen und betreffen mehr autistische Frauen und Mädchen als autistische Jungen und Männer.[8] Aber auch ohne die Diagnose Angststörung spielt Angst im Leben autistischer Frauen und Mädchen oft eine große Rolle. Es gibt täglich herausfordernde Situationen, in denen sie unangenehmen Kontakten, Sinnesreizen oder Planänderungen ausgesetzt sind, die starke Gefühle der Angst auslösen können.

Bei Angststörungen verselbstständigt sich die Angst und nimmt mit der Zeit immer mehr Raum ein. Die für Autistinnen relevanteste Angststörung ist die soziale Phobie. Zum einen, weil sie die häufigste Angststörung zusätzlich zur Autismus-Diagnose ist. Zum anderen, weil sie eine wichtige Differenzialdiagnose ist, also eine Diagnose, die von Autismus abgegrenzt werden muss. Da soziale Phobie und Autismus gewisse Symptomüberlappungen zeigen, kann es passieren, dass anstelle einer Autismus-Spektrum-Störung fälschlicherweise eine soziale Phobie diagnostiziert wird – oder umgekehrt.[9] Und natürlich kann man auch beides haben.

Ein Beispiel: Du hast aufgrund einer schlechten Erfahrung in der Vergangenheit Angst davor, mit deinen Mitschülerinnen, Kommilitoninnen oder Kolleginnen mittagessen zu gehen. Die Angst äußert sich nicht nur durch Furcht einflößende Gedanken, sondern auch stark körperlich: Du wirst rot, zitterst, schwitzt, hast Herzrasen, Durchfall, dir ist übel und Ähnliches. All das sind mögliche Symptome von Angst. Wenn dich diese Symptome während des Mittagessens mit und vor anderen Kolleginnen überfallen, denkst du vielleicht: »O mein Gott, wie peinlich, alle denken bestimmt, ich bin total komisch!« Dieser beunruhigende Gedanke verschlimmert die Symptome wahrscheinlich noch weiter, sodass du mitten im Teufelskreis der Angst steckst. Wie kommst du da raus? Logisch, du fliehst aus der Situation, versteckst dich auf der Toilette und entscheidest dich beim nächsten Mal, allein deine Pause zu verbringen, sodass du erst mal Ruhe vor der unangenehmen Angst hast.

Nur lässt dich die Angst leider trotzdem nicht in Ruhe. Beim Einkaufen im Supermarkt, was du ohnehin nicht besonders leiden kannst, drängt sich an der Kasse der unangenehme Gedanke ebenfalls auf, und du spürst, wie dein Herz beginnt zu pochen. Also lieber nur dann einkaufen, wenn es sich überhaupt nicht mehr vermeiden lässt, und auch nur zu Tageszeiten, an denen möglichst wenig los ist. Auf dem Wochenmarkt, wo du jede Sache einzeln benennen musst, die du haben möchtest, kaufst du erst recht nicht ein. So richtest du dein Leben mehr und mehr nach der Angst aus, deine Freiheit wird immer kleiner und die Angst immer größer und lebensbestimmender. Wir nennen das: Vermeidung. Und die ist typisch bei Angststörungen. Nur blöderweise ist Angst ein Gefühl, das sich durch Vermeidung nicht vermeiden lässt. Sie findet immer einen Weg.

Um unterscheiden zu können, ob Angstgefühle in sozialen Situationen ein Zeichen von Autismus oder einer Angststörung sind, muss bei der Diagnostik genau erkannt werden, welche Befürchtungen hinter der Angst stecken. Geht es um die Bewertung durch andere? Oder geht es um die Unvorhersehbarkeit der Situationen, um Angst und Anspannung bei Overloads oder Überforderung mit der sozialen Interaktion?

Eine hilfreiche Frage zur Unterscheidung von sozialer Phobie und Autismus ist übrigens die folgende: »Wenn Sie ein Referat oder einen Vortrag halten müssen, wovor haben Sie da Angst – dem Vortrag oder den Fragen danach?« Bei sozialer Phobie wird typischerweise die Vortragssituation genannt, da sich die Betroffenen exponiert und möglicherweise negativ von den Zuhörenden bewertet fühlen, Angst haben, rot zu werden usw. Autistinnen nennen häufiger die Sorge vor der anschließenden Fragerunde, da hier komplexe Anforderungen an die Vortragende gestellt werden: Frage richtig verstehen, erwünschte Antwortlänge einschätzen, spontan antworten etc.[10]

Und warum erzählen wir dir das alles? Weil es sehr wichtig ist, dass Angststörungen und Autismus nicht verwechselt werden. Denn die Therapien unterscheiden sich. Angststörungen können gut mit Psychotherapie und Medikamenten behandelt werden. Das gilt sowohl bei alleiniger Angststörung als auch bei Autismus plus Angststörung.

»Ich schau lieber noch mal …«: Autismus und Zwang

Zwangsstörungen und Autismus ist ein Thema, das aus verschiedenen Perspektiven wichtig ist. Einerseits kommen bei Autistinnen häufig komorbide Zwangsstörungen vor. Andererseits gibt es im Rahmen der autistischen Symptomatik nicht selten ausgeprägte Stereotypien, die nicht nur mit Ticstörungen, sondern auch mit Zwängen verwechselt werden können (»zwangsähnlich«). Die sichere Abgrenzung ist nicht immer einfach, aber extrem wichtig. Denn nur die »echten« Zwangsstörungen sprechen auf die empfohlene Therapie an, zwangsähnliche Stereotypien nicht.

Es wird zwischen Zwangsgedanken und Zwangshandlungen unterschieden. Zwangsgedanken äußern sich u. a. als plötzlich aufdrängende Befürchtungen, dass man gleich etwas wahnsinnig Peinliches (z. B. laut schreien während des Team-Meetings) oder Gefährliches (z. B. von der Brücke springen oder die Partnerin erwürgen) tun würde, auch wenn man das noch nie getan hat und auf keinen Fall tun möchte. Sie sind oftmals fremd für die Betroffenen und mit großer Scham verbunden. Egal, was die Betroffene tut, der Gedanke kommt immer wieder und ist jedes Mal aufs Neue wahnsinnig beängstigend und unangenehm. Andere typische Zwangsgedanken gehören zu der Kategorie »magisches Denken«, z. B.: »Wenn ich auf die Rillen zwischen den Pflastersteinen trete, passiert meiner Familie etwas.« Also wird im Storchengang dafür gesorgt, dass die Rillen umschifft werden.

Oft sind Zwangsgedanken nicht einfach nur da, sondern müssen, um die Angst zu regulieren, »neutralisiert« werden. Das heißt, es wird entweder die Situation vermieden oder etwas gedacht oder getan, damit es »wieder gut« ist. Dann treten Zwangsgedanken und Zwangshandlungen gemeinsam auf.

Zwangshandlungen sind Handlungen, die die Betroffenen immer und immer wieder durchführen, um ein vermeintliches Übel zu verhindern (z. B. exzessives Händewaschen zur Vermeidung einer Infektion). Auf den ersten Blick sind viele Zwangshandlungen im Kern nachvollziehbar. Natürlich sollte man sich die Hände waschen oder sichergehen, dass man den Herd nach Benutzung ausgeschaltet hat. Allerdings kommt es selbst den Betroffenen unsinnig vor, entsprechende Maßnahmen so oft durchzuführen, dass kaum noch Zeit zum Leben bleibt. Wer sich eine Stunde am Stück die Hände waschen muss, kann diese Stunde nicht für andere Dinge nutzen, und die Familie steht oftmals ratlos daneben und weiß nicht, was sie tun soll. Angehörige werden angeschrien, weil sie schon wieder etwas verunreinigt haben, oder instrumentalisiert, um die Zwangshandlungen der Betroffenen zu unterstützen. Die Familie möchte dabei eigentlich nur helfen, allerdings führt die gut gemeinte Unterstützung beim Reinigungsritual oder beim Vermeiden von Angst auslösenden Situationen auf Dauer zu einer weiteren Verschlechterung der Zwänge.

Ein entscheidendes Kriterium bei der Diagnose einer Zwangsstörung und bei der Unterscheidung zwischen Zwang und autistischer Stereotypie ist die sogenannte Angst-Zwangs-Dynamik, die nur bei einer »echten« Zwangsstörung vorkommt: Die Betroffenen sind sich zwar eigentlich der Tatsache bewusst, dass ihr Verhalten keinen Sinn ergibt, übertrieben ist und sogar gesundheitsschädlich sein kann – und haben dennoch beim Unterlassen so starke (Angst-)Gefühle, dass sie den Zwangssymptomen Folge leisten müssen. Dazu sind den Betroffenen ihre Zwänge so peinlich, dass sie mit aller Macht verheimlicht werden.

Autistische Stereotypien sind hingegen nicht angstgetrieben, sondern sorgen eher für ein gutes Gefühl, geben Halt und Struktur. Wenn die stereotypen Handlungen unterbrochen oder verhindert werden, kommt Anspannung gepaart mit Wut auf. Scham oder Verheimlichungsbestrebungen sind nicht typisch für autistische Stereotypien. Autistische Frauen berichten zwar oft, sie sich aufgrund negativer Rückmeldungen verboten zu haben, aber Stereotypien lösen nicht in einer Weise Scham aus, wie es Zwangshandlungen in der Regel tun.

Zwangssymptome können mit Psychotherapie und Medikamenten behandelt werden. Bei autismusbedingten Stereotypien sind diese Behandlungsmethoden nicht hilfreich. Hier hilft eher eine ausführliche Psychoedukation, also die Vermittlung von Wissen über den Ursprung der Symptome und einen hilfreichen Umgang damit (mehr dazu in Kap. 9).

Stimmen im Kopf: Autismus und Psychosen

Psychotische Episoden äußern sich durch viele Phänomene mit sonderbaren Namen. Schau deshalb im Kasten in die Übersetzungshilfe. Häufige Symptome einer Psychose sind Wahn, Halluzinationen und viele weitere aus den Bereichen Wahrnehmung, Erleben, Denken und Fühlen. Das Risiko für psychotische Störungen wird zu einem großen Teil genetisch weitergegeben. Psychosen können aber auch durch Drogen oder körperliche Erkrankungen ausgelöst werden. Eine häufige Erkrankung, die mit wiederkehrenden psychotischen Episoden einhergeht, ist die Schizophrenie.

Autistisch anmutendes Verhalten (z. B. sozialer Rückzug und weniger Sprechen) kann eines der vielen psychotischen Symptome sein. Tatsächlich hat der Autismus seinen Namen aus diesem Zusammenhang, denn der Begriff wurde als Psychose-Symptom erstmals verwendet. Psychotische Störungen treten in der Jugend und dem jungen Erwachsenenalter am häufigsten auf, also später als eine Autismus-Spektrum-Störung.

Es ist extrem wichtig, diese beiden Diagnosen nicht zu verwechseln, denn eine Psychose kann und sollte aus ärztlicher Sicht unbedingt mit Medikamenten behandelt werden und kann dann wieder verschwinden. Unbehandelt besteht das Risiko einer Chronifizierung, also einer Verfestigung der Symptomatik, die die Behandlung erschwert. Du wirst also bei einer Autismus-Diagnostik auch nach psychotischen Symptomen gefragt werden, auch wenn du damit noch nie etwas zu tun hattest. Das gehört zur Standarduntersuchung und muss dich nicht weiter beunruhigen. Wenn du aber doch fragliche psychotische Symptome hast, ist es wichtig, diese so genau wie möglich zu benennen, damit du entsprechend untersucht und wenn nötig behandelt werden kannst.

Psychotische Symptome – kleine Übersetzungshilfe

Paranoider Wahn: Du fühlst dich verfolgt, obwohl das nicht der Fall ist. Betroffene erleben am Anfang eines solchen Wahns oft eine bedrohliche Grundstimmung und nehmen vieles auf sich bezogen wahr. Die Leute auf der Straße gucken alle komisch, scheinen über dich zu reden, dir Zeichen zu geben etc. Das fühlt sich meistens ziemlich bedrohlich an.

Sinnestäuschungen/Halluzinationen: Alle Sinneskanäle können dir einen Streich spielen, z. B. hörst du Stimmen, ohne dass jemand in deiner Umgebung wirklich etwas sagt. Diese akustischen Halluzinationen machen oft Angst und sind extrem störend beim Denken.

Ich-Störungen: Die empfundene Grenze zwischen Selbst und Umwelt ist nicht mehr so, wie du sie kennst. Andere scheinen z. B. zunehmend deine Gedanken beeinflussen zu können, indem sie dir Gedanken in den Kopf eingeben oder klauen. Typisch ist auch das Empfinden, alle könnten die eigenen Gedanken mithören.

Gelegentlich gibt es Missverständnisse, wenn Autistinnen danach gefragt werden, ob sie Stimmen hören, die andere nicht hören. Schließlich haben sie oft ein sehr gutes Gehör und hören daher auch mal die Gespräche aus dem Nachbarzimmer mit. Es muss also sehr genau geklärt werden, ob es sich um tatsächliche Gespräche aus dem Nebenzimmer handelt oder um eine Sinnestäuschung.

Nicht psychotische Autistinnen haben manchmal das Gefühl, alle anderen könnten Gedanken lesen, da sie sich scheinbar ohne Worte verstehen. Menschen mit Psychosen bzw. Ich-Störungen vermuten aber nicht eine Beeinflussung durch ausgetauschte Blicke, Mimik und Gesten, sondern eher durch Gedankenübertragung im wortwörtlichen Sinne.

Eine große Unklarheit in der Abgrenzung von Autismus zu Schizophrenie herrscht aufgrund einer Formulierung in der ICD-10-Definition des Asperger-Syndroms: Dort ist beschrieben, dass es im frühen Erwachsenenalter »gelegentlich zu psychotischen Episoden« kommen kann. Es ist aber nicht genauer darauf eingegangen worden, welche Dauer diese haben dürfen, ohne dass zusätzlich eine Psychose diagnostiziert werden muss. Diese Formulierung sollte jedenfalls nicht dazu führen, dass psychotische Symptome bei Autistinnen für »normal« gehalten und hingenommen werden. Wenn sie bei Autistinnen auftreten, sollte das unbedingt untersucht, beobachtet und behandelt werden.

Entspannung auf Knopfdruck? Autismus und Sucht

Autismus und Sucht war lange Zeit kein Thema, das Psychiaterinnen und Psychotherapeutinnen sonderlich beschäftigt hat. Es wurde angenommen, dass Autismus gewissermaßen vor Sucht »schützt« und daher selten beides gemeinsam auftritt. Es stimmt, dass viele Autistinnen das Gefühl von Substanzen in ihrem Körper – seien es Medikamente oder Drogen – nicht ausstehen können. Bei manchen autistischen Mädchen geht der soziale Anpassungsdruck nicht so weit, dass sie sich dem Gruppenzwang unterwerfen und Alkohol oder Drogen konsumieren.

Inzwischen ist aber bekannt, dass Suchterkrankungen durchaus eine relevante Komorbidität darstellen. Alkohol, um runterzukommen, Cannabis, um »sozial geschmeidiger« zu werden (oder umgekehrt), oder synthetische Drogen, um feiern gehen zu können – zahlreiche Autistinnen erleben die Effekte dieser Substanzen als hilfreich, um sozial »funktionieren« zu können und Ängste zu reduzieren. Die Tendenz zu festen Ritualen und Gewohnheiten birgt ein gewisses Risiko für die Entwicklung einer Abhängigkeit. Denn wenn das Glas Wein einmal zum Abendritual gehört, gewöhnt sich der Körper früher oder später an die Wirkung und verlangt nach mehr.

Auch beim Aufhören gehen autistische Frauen und Mädchen mitunter ihren eigenen Weg, was ebenfalls gefährlich werden kann. Aus medizinischer Sicht wird nach Diagnose einer Suchterkrankung in der Regel ein schrittweises Absetzen der Substanz empfohlen, je nach Substanz und Ausmaß der Sucht in einer stationären Einrichtung. Nicht selten überraschen die Betroffenen ihre Behandlerinnen mit einer spontanen Abstinenz in Eigenregie, obwohl ihnen davon aufgrund der drohenden Entzugssymptome explizit abgeraten wurde. Solltest du von einer Suchterkrankung betroffen sein, mach das also bitte auf keinen Fall.

Mehr als nur dünn sein: Autismus und Essverhalten

Auffälligkeiten im Essverhalten sind schon bei autistischen Säuglingen und Kindern zu beobachten. Oft liegt es daran, dass aufgrund der sensorischen Überempfindlichkeit nur bestimmte Nahrungsmittel im Mund »toleriert« werden. Neue und unbekannte Lebensmittel bereiten vielen autistischen Mädchen großes Unbehagen, sodass es starre Essensroutinen gibt und einen Speiseplan, der sich auf wenige Gerichte beschränkt. Durch die veränderte Wahrnehmung eigener Körpersignale kann das Hungergefühl, aber auch das Sättigungsgefühl beeinträchtigt sein. So kannst du dir sicher vorstellen, dass es bei vielen Autistinnen zu Unter- oder Übergewicht kommen kann.

Auch erwachsene Autistinnen berichten oftmals von Schwierigkeiten: Sie vergessen zu essen, vermeiden, in Gesellschaft zu essen, oder pflegen eine einseitige Ernährung, die zu Nährstoffmangel und Untergewicht führen kann. Häufig haben Patientinnen in der Autismus-Diagnostik in der Vergangenheit eine Essstörung diagnostiziert bekommen. Manchmal stimmt es, dass eine komorbide Essstörung vorliegt, manchmal handelt es sich aber auch um eine Fehldiagnose.

Essstörungen sind psychische Störungen, die sich durch ein gestörtes Essverhalten und eine gestörte Wahrnehmung des eigenen Körpers äußern. Die häufigsten Essstörungen sind die Binge-Eating-Störung, Bulimia nervosa und Anorexia nervosa. Bei der Binge-Eating-Störung kommt es aufgrund von Essanfällen meist zu Übergewicht, bei der Anorexia nervosa aufgrund reduzierter Kalorienaufnahme oder erhöhtem Kalorienverbrauch typischerweise zu Untergewicht. Bei der Bulimie folgen auf heftige Essanfälle Gegenmaßnahmen wie Erbrechen. Das Gewicht liegt bei Menschen mit Bulimie nicht zwingend unter der Norm. Mit Anorexie und Bulimie geht eine verzerrte Wahrnehmung des eigenen Körpers einher. Das heißt, die Betroffenen finden sich zu dick, obwohl sie es nicht sind. Der Gewichtsverlust bei Anorexien ist bewusst herbeigeführt und dient dem Erreichen eines Schlankheitsideals.

Bei autistischen Frauen und Mädchen ist Anorexie auch deshalb eine wichtige Differenzialdiagnose, weil sie häufig bei Mädchen und jungen Frauen diagnostiziert wird, also schon in jungen Jahren – so wie Autismus. Untergewicht kann aber ganz unterschiedliche Ursachen haben. Wenn Autistinnen aufgrund restriktiver Essgewohnheiten untergewichtig sind, ist das etwas anderes, als wenn sie hungern, um abzunehmen oder um einem Schönheitsideal nachzueifern. Es muss also sorgfältig unterschieden werden, ob es sich im Einzelfall um eine Essstörung handelt oder um abweichendes Essverhalten im Rahmen einer Autismus-Spektrum-

Störung. Und wie immer kann auch beides gleichzeitig bestehen. Erschwerend kommt hinzu, dass die Mangelernährung bei einer Anorexie die Gehirnfunktion so beeinflussen kann, dass autismusähnliche Symptome entstehen können.

Die vermeidende und restriktive Nahrungsaufnahmestörung (ARFID)

Kommt es zu einem erheblichen Gewichtsverlust, Mangelerscheinungen oder Gedeihstörungen wie verzögertem Wachstum aufgrund von einer eingeschränkten Menge oder Vielfalt der aufgenommenen Nahrung – trotz vorhandenem Nahrungsangebot –, kann es sich auch um eine ARFID handeln. Die Diagnose wird nur dann vergeben, wenn der Gewichtsverlust nicht durch eine andere Ess- oder psychische Störung erklärt werden kann oder durch religiöse oder ethische Überzeugungen (z. B. Veganismus) bedingt ist. Auch die Notwendigkeit einer künstlichen Ernährung ist ein Diagnosekriterium. Diese Essstörungsvariante ist im Diagnosemanual DSM-5 unter den »weiteren Essstörungen« beschrieben. Sie kann schon in der frühen Kindheit beginnen und bei einer Autismus-Spektrum-Störung diagnostiziert werden, wenn die Schwere der Symptome deutlich über das zu erwartende Maß bei einer Autismus-Spektrum-Störung hinausgeht.

Der Zusammenhang zwischen Essstörungen und Autismus-Spektrum-Störungen ist in den letzten Jahren zunehmend thematisiert und beforscht worden. Es konnte gezeigt werden, dass bei Patientinnen mit Anorexie häufig auch Autismus vorliegt. Wer sich für das Thema interessiert, kann bei unseren Kolleginnen weiterlesen, die sich ausführlich mit dem Thema befasst haben.[11]

Essstörungen können eine Komorbidität bei Autismus sein, aber auch eine Differenzialdiagnose, die von Autismus unterschieden werden muss. Es ist also wichtig, bei Ernährungs- oder Gewichtsproblemen von autistischen Frauen und Mädchen nicht automatisch von einer Essstörung auszugehen, sondern auch zu prüfen, ob die autistische Symptomatik womöglich die Ernährung beeinflusst.

Starre Muster: Autismus und Persönlichkeitsstörungen

Persönlichkeitsstörungen sind keine Krankheiten, die zu einem bestimmten Zeitpunkt beginnen und die du schnell wieder loswerden willst. Es fühlt sich eigentlich ganz normal an, so zu sein. In dieser Hinsicht haben Persönlichkeitsstörungen und Autismus eine Gemeinsamkeit.

Persönlichkeitsstörungen kennzeichnen sich durch starre Denk- und Verhaltensmuster, die nur schwer verändert werden können. Unter diesen Mustern leiden in manchen Fällen stärker die Betroffenen, in anderen Fällen stärker ihr soziales Umfeld. Oft besteht bei den Betroffenen gar kein Bewusstsein dafür, dass die eigenen Muster sie immer wieder in die gleichen ungünstigen Situationen bringen. In ihrer Wahrnehmung liegt es an den anderen.

Sicher hast du auch den ein oder anderen wunden Punkt, den man nur sanft antippen muss, damit ein dir wohlbekanntes Programm ganz automatisch abläuft. Diese Programme werden schon ganz früh, in der Kindheit, entwickelt. In den allermeisten Fällen ist das nicht gleich eine Persönlichkeitsstörung. Wir sehen allerdings in unserem klinischen Setting (z. B. auf unserer Therapiestation für Borderline-Störungen) immer wieder autistische Frauen und Mädchen, bei denen sehr wohl eine komorbide Persönlichkeitsstörung vorliegt. Woran liegt das?

Ein wiederkehrendes Thema in den Biografien ist das Thema des Andersseins: schon ganz früh und immer wieder angeeckt, abgelehnt worden, gemobbt und ausgelacht worden zu sein, ohne überhaupt verstanden zu haben, was denn nun schon wieder falsch war. Das hinterlässt nachhaltige Spuren in der Entwicklung des Selbstkonzepts (siehe auch Kap. 7), ebenso wie traumatische Erfahrungen. Sie sind Risikofaktoren für die Entstehung einer Persönlichkeitsstörung.

Die Kategorisierung der Persönlichkeitsstörungen wurde im ICD-11 grundlegend überarbeitet. Die meisten Persönlichkeitsstörungen bestehen dort nicht mehr in ihrer bisherigen Form, sondern verschiedene Persönlichkeitsmerkmale werden nun dimensional erfasst. Bestehen bleibt jedoch die Borderline-Störung, die wir im Zusammenhang mit autistischen Frauen und Mädchen als Komorbidität und als abzugrenzende Differenzialdiagnose besonders wichtig finden.

Die Borderline-Störung

Die Borderline-Persönlichkeitsstörung (BPS) hat als Leitsymptom starke Anspannungszustände, die von den Betroffenen als sehr unangenehm erlebt werden und durch Verhaltensweisen wie Selbstverletzungen oder andere extreme Reize unterbrochen werden. Hinzu kommen Symptome wie starke emotionale Schwankungen, Identitätsprobleme, überdauerndes Empfinden innerer Leere, wiederkehrende Suizidgedanken und wechselhafte intensive Beziehungen. Die Symptome entwickeln sich meist in der Jugend bis ins junge Erwachsenenalter.

Auf den ersten Blick hat Borderline mit Autismus wenig gemeinsam. Allerdings wachsen die Hinweise darauf, dass BPS bei autistischen Frauen und Mädchen eine zahlenmäßig relevante Komorbidität ist: etwa 10 Prozent BPS bei autistischen Patientinnen und etwa 15 Prozent Autismus bei BPS-Patientinnen.[12] Dieser Zusammenhang wurde bislang nur für autistische Frauen und Mädchen beschrieben, nicht für autistische Jungen und Männer.

Neben den erhöhten Risiken für die Entstehung einer Persönlichkeitsstörung gibt es auch noch das erhöhte Risiko für die Diagnose einer Persönlichkeitsstörung, wo vielleicht gar keine ist. Das liegt daran, dass es auch hier teilweise Symptomüberlappungen gibt: Overloads und Meltdowns können Anspannungszuständen ähneln, es kann in diesen Situationen zu dissoziativen Episoden kommen, wie es auch bei Anspannungszuständen der BPS der Fall ist. Vor allem bei (noch) nicht diagnostizierten Autistinnen wird daher womöglich eine Borderline-Störung als mögliche Erklärung für das Verhalten herangezogen. Ob als Komorbidität oder als Fehldiagnose, es ist auffällig, dass bei vielen autistischen Frauen und Mädchen vor der Autismus-Diagnostik eine BPS festgestellt wurde.

Ständige Alarmbereitschaft: Autismus und Trauma

Autistische Frauen und Mädchen haben ein deutlich erhöhtes Risiko für traumatische Erfahrungen und sogenannte Traumafolgestörungen. Dafür werden verschiedene Gründe diskutiert. Zum einen sind Schwierigkeiten in der Interpretation sozialer Situationen ein Risikofaktor dafür, in gewaltvolle Situationen zu geraten. Besonderheiten im Gedächtnis und bei der Informationsverarbeitung (z. B. schwache zentrale Kohärenz, siehe Kap. 1) können die Verarbeitung von erlebtem Trauma außerdem ungünstig beeinflussen.

Handelt es sich um traumatische Erfahrungen von katastrophalem Ausmaß (z. B. Erfahrungen mit Gewalt, Krieg), kann sich in den Folgemonaten eine posttraumatische Belastungsstörung entwickeln. Diese geht mit einer Reihe typischer Symptome einher: Die Erinnerung an das Ereignis drängt sich immer wieder ungefragt auf. In sogenannten Flashbacks läuft das Erlebte wie ein innerer

Film erneut ab. Nachts quälen dich Albträume. In den wachen Stunden fühlst du dich ständig in Alarmbereitschaft, bist schreckhaft, scannst die Umgebung nach möglichen Gefahren ab. Situationen, die an das Ereignis erinnern, vermeidest du, wo es nur geht. Im Extremfall verlässt du gar nicht mehr die Wohnung, weil die Angst draußen zu groß ist.

Ob sich die Symptomatik bei autistischen Frauen und Mädchen genauso präsentiert und in der gleichen Weise in Worte gefasst werden kann wie bei neurotypischen Betroffenen, ist allerdings noch unklar.

Belastende Kindheitsereignisse

Im Englischen hat sich der Begriff *Adverse Childhood Experiences* etabliert, um potenziell traumatische Erfahrungen zu benennen, die aber nicht in jedem Fall das Kriterium eines Psychotraumas von katastrophalem Ausmaß erfüllen, wie es für die posttraumatische Belastungsstörung gefordert ist. Es handelt sich dabei z. B. um wiederholte Mobbingerfahrungen oder Vernachlässigung durch die Eltern, aber auch um Drogenmissbrauch, psychische Erkrankungen in der Herkunftsfamilie oder die Trennung der Eltern. Diese Belastungen wiederholen oder erstrecken sich oft über Jahre. Eine hohe Dosis solcher belastenden Kindheitsereignisse stellt ein Risiko für eine Reihe psychischer Probleme bis hin zu Suizidalität dar. Autistische Kinder sind häufiger von diesen Ereignissen betroffen.[13]

Tödliche Krisen: Autismus und Suizidalität

Triggerwarnung: Wenn du gegenwärtig mit dem Thema Suizidalität zu kämpfen hast und befürchtest, dass dich dieser Abschnitt zusätzlich belastet, lies ihn bitte nicht ohne Unterstützung durch eine vertraute Person.

Autistische Kinder und Jugendliche haben ein deutlich erhöhtes Suizidrisiko im Vergleich zu nicht autistischen Kindern und auch im Vergleich zu erwachsenen Autistinnen.[14] Manche Studien weisen darauf hin, dass autistische Frauen und Mädchen häufiger von Suizidalität betroffen sind als autistische Jungen und Männer. Eine späte Autismus-Diagnose scheint ein Risikofaktor für Suizidalität zu sein.[15] Die erhöhte Suizidalität bei autistischen Frauen und Mädchen könnte also mit der verzögerten Diagnosestellung zusammenhängen. Das zeigt, wie wichtig eine frühzeitige Diagnosestellung ist.

Weitere Risikofaktoren für Suizidalität sind neben Problemen, die sich aus dem Autismus selbst ergeben (z. B. Kommunikationsschwierigkeiten), vor allem psychische Komorbiditäten (z. B. Depression und Angststörungen) und soziale Aspekte (z. B. Mobbing, Einsamkeit, Arbeitslosigkeit) sowie belastende Kindheitsereignisse. All diese Aspekte hängen natürlich miteinander zusammen und beeinflussen sich gegenseitig.

Suizidalität ist bei autistischen Frauen und Mädchen eine Hauptursache dafür, dass sie vorzeitig versterben. Eine Metaanalyse zu Suizidalität bei Autismus ergab außerdem ein besonders hohes Risiko für transgender Personen. Aus dieser Metaanalyse geht zudem hervor, dass die Suizidalität bereits bei einem Verdacht auf Autismus, also ohne gesicherte Diagnose, erhöht ist.[16]

Da Autistinnen aufgrund ihrer Schwierigkeiten in der Kommunikation und sozialen Interaktion einen erschwerten Zugang zu Suizidpräventionsangeboten haben, greifen diese bei ihnen weniger gut. Sprich bitte unbedingt mit deinen Behandlerinnen, oder suche dir Hilfe (Adressen siehe Anhang), wenn du betroffen bist.

Der Körper streikt: Autismus und körperliche Beschwerden und Erkrankungen

Untersuchungen, die sich mit den Komorbiditäten bei Autismus befassen, fanden auch eine Häufung verschiedener körperlicher Probleme. Zum Beispiel ist Epilepsie eine häufig festgestellte neurologische Komorbidität, die am ehesten auf gemeinsame genetische Risikofaktoren zurückzuführen ist. Besonders häufig tritt sie bei Autismusformen mit geistiger Behinderung auf.

Eine Epilepsie ist eine Krankheit des Gehirns, bei der es wiederholt und spontan zu einer veränderten Aktivität der Nervenzellen kommt. Bei sogenannten generalisierten epileptischen Anfällen verlieren die Betroffenen das Bewusstsein und zucken am ganzen Körper. Oft verletzen sie sich dabei. Bei anderen Epilepsieformen sind nur einzelne Körperregionen betroffen, das Bewusstsein bleibt erhalten. Bei der sogenannten Absence-Epilepsie, die bei Kindern und häufiger bei Mädchen auftritt, sind die Betroffenen für kurze Zeit »geistig abwesend« oder desorientiert und starren ein paar Sekunden ins Leere, bevor sie weiter mit ihrem Gegenüber sprechen und gar nichts davon gemerkt haben. Manchmal kommen während dieser Absencen auch Bewegungen vor, die wie Tics oder Stereotypien aussehen. Da die Anfälle sehr oft auftreten können, besteht also Verwechslungsgefahr.

Sollte bei dir der Verdacht auf Epilepsie bestehen oder deine Ärztin einfach eine sehr gründliche Basisdiagnostik durchführen wollen, wird dir eine Elektroenzephalografie (EEG) im Rahmen der Autismus-Abklärung empfohlen. Damit werden deine Hirnströme gemessen. Wenn dir eine Epilepsie diagnostiziert wird, kann diese medikamentös behandelt werden.

Andere Begleiterkrankungen sind die Folge von Autismus-Symptomen wie die schon erwähnten Gewichtsprobleme, die durch Nahrungsvorlieben und Aversionen entstehen können. Und auch die veränderte Reizverarbeitung kann zu unverstandenen körperlichen Problemen führen: In vielen Fällen bestehen körperliche Schmerzen, für die die Behandlerinnen keine körperliche Ursache feststellen können. Es kann sich dabei um eine gesteigerte Schmerzwahrnehmung im Rahmen des autistischen Betriebssystems handeln.

Es kann sich aber auch um funktionelle Körperbeschwerden handeln, die durch andere psychische Faktoren mitbedingt sind. Vielleicht hast du die Erfahrung gemacht, dass sich »vor Angst der Magen zusammenschnürt« oder »das Herz bis zum Halse schlägt«. Viele unserer Redewendungen und Alltagsfloskeln stellen Zusammenhänge zwischen unserem psychischen und emotionalen Erleben und körperlichen Symptomen her. Womöglich hast du auch nur diese unangenehmen Körperempfindungen bemerkt, ohne zu wissen, von welchem Gefühl sie herrühren. Das passiert vielen Autistinnen mit ausgeprägter Alexithymie.

Funktionelle Beschwerden können alle Organsysteme betreffen, also beispielsweise das Herz, die Atmung, die Verdauung oder die Nerven. Die Ursachen sind nicht abschließend geklärt, aber es wird davon ausgegangen, dass die Beschwerden über einen längeren Zeitraum hinweg entstehen und dass frühe Lebenserfahrungen eine wichtige Rolle spielen. Autistinnen mit ausgeprägter Alexithymie scheinen das Risiko zu tragen, auf schwierige Erfahrungen verstärkt mit körperlichen Beschwerden zu reagieren.

Wir wollen dir keine Angst machen, nicht jede Körperempfindung deutet auf eine funktionelle Störung oder gar eine ernste körperliche Erkrankung hin. Wir halten es jedoch für wichtig, körperliche Beschwerden nicht zu ignorieren. Sollte sich keine körperliche Erkrankung als Ursache der Beschwerden finden, ist das eine gute Nachricht. Es erfordert dann oft etwas Detektivarbeit zusammen mit einer empathischen Ärztin oder Psychotherapeutin, um die Bedeutung und die wahrscheinlichste Ursache der Beschwerden zu analysieren, damit du weißt, was du gegen sie tun kannst.

Hormonchaos: Autismus, Menstruation, Wechseljahre

Frauen und Mädchen durchleben wiederholt Phasen starker Hormonschwankungen und -umstellungen in ihrem Leben. Pubertät und Menarche, also der Beginn des weiblichen Zyklus, stellen die erste große Hormonumstellung dar. Dann folgen Jahre des allmonatlichen Menstruationszyklus mit seinen hormonellen Schwankungen. Bekommst du ein Kind, dann wirst du während der Schwangerschaft, Geburt und Stillzeit wieder einen ganz neuen Hormoncocktail erleben. Zu guter Letzt stehen im mittleren Erwachsenenalter die Wechseljahre an, die erneut mit erheblichen hormonellen Veränderungen einhergehen.

All diese »hormonellen Meilensteine« sind für autistische Frauen und Mädchen herausfordernd, nicht selten auch krankheitswertig. Allerdings gibt es noch wenig Forschung auf diesem Gebiet.

Beschwerden vor der Menstruation

Das prämenstruelle Syndrom (PMS) und die ausgeprägtere Form, die prämenstruelle dysphorische Störung (PMDS), äußern sich durch eine Reihe von Symptomen in der zweiten Zyklushälfte und halten bis zum Beginn der Menstruation an. Körperliche Symptome sind beispielsweise ein aufgeblähter Bauch, unangenehmes Spannungsgefühl in der Brust und Kopfschmerzen. Auf psychischer Ebene sind Stimmungsschwankungen und depressive Verstimmungen typisch sowie vermehrte Irritabilität und Gereiztheit.

In einer Onlinebefragung berichteten autistische Frauen, ihre ohnehin bestehenden Schwierigkeiten im Alltag seien in der Zeit rund um die Periode verstärkt.[17] Unter anderem berichteten die befragten Frauen von einer Verschlechterung ihrer Kommunikationsfertigkeiten, Emotionsregulation und Reizoffenheit in der Zeit um die Menstruation. Einige gaben eine Zunahme von Overloads und Meltdowns vor und während der Menstruation an.

Andere Untersuchungen berichten neben einer Verstärkung autistischer Symptome auch von verstärktem selbstverletzendem Verhalten bei Autistinnen während der Zeit kurz vor der Menstruation.[18] Das prämenstruelle Syndrom und die schwerer ausgeprägte prämenstruelle dysphorische Störung treten zweier Untersuchungen zufolge bei autistischen Frauen und Mädchen häufiger auf als bei neurotypischen Frauen und Mädchen.[19]

Die Wechseljahre und ihre Symptome

Häufige psychische Symptome sind Schlafstörungen, Probleme mit dem Gedächtnis und den sogenannten Exekutivfunktionen, die für die Kontrolle unserer Handlungen wichtig sind (z. B. Zielsetzung, Handlungsplanung und Impulskontrolle), depressive Symptome, eine Verstärkung von Ängsten und Suizidalität. Auf der körperlichen Ebene gibt es die berühmten Hitzewallungen, aber auch Gewichtszunahme, Gelenk-, Brustschmerzen und vieles mehr. Eine Hormonersatztherapie kann die Beschwerden lindern, muss aber aufgrund möglicher Nebenwirkungen und Risiken gründlich mit der Frauenärztin abgewogen werden.

Gar nicht so selten werden autistische Frauen erst im mittleren Lebensalter diagnostiziert, wenn bereits Wechseljahresbeschwerden bestehen. Es gibt zu Wechseljahresbeschwerden bei Autistinnen noch weniger Forschung als zu den Menstruationsbeschwerden.

In einer Onlinebefragung berichtete jedoch eine Gruppe autistischer Frauen im mittleren Alter davon, dass ihre Fähigkeit zur

Kompensation in den Wechseljahren zurückgegangen sei. Zudem sei ihre sensorische Empfindlichkeit erhöht gewesen. Die Problematik von Hitzewallungen für reizempfindliche Autistinnen mit Hitzeempfindlichkeit wurde betont. Es kam vermehrt zu Meltdowns, zu erheblichen Problemen mit den Exekutivfunktionen, depressiven Zuständen, Ängsten und der Unfähigkeit, die eigenen Emotionen zu kontrollieren, zusammen mit einem Gefühl des Kontrollverlusts. Die Betroffenen kritisierten die mangelnde Unterstützung durch ihre Ärztinnen. Es half einigen Teilnehmerinnen, über ihren Autismus Bescheid zu wissen, um sich selbst rücksichtsvoller zu begegnen.[20]

Für die meisten autistischen Frauen und Mädchen führt schon im Zuge der Diagnostik kein Weg an einer Psychiaterin oder Psychotherapeutin vorbei. Fachzentren fordern in der Regel für die Diagnostik eine Überweisung von einer psychiatrischen oder neurologischen Praxis oder einer Psychotherapiepraxis. Dieses Kapitel verdeutlicht, dass es sich dabei nicht um eine reine Formsache handelt, sondern tatsächlich sinnvoll ist. Nicht nur, um die korrekte Diagnose zu stellen, sondern auch, um sie bestmöglich zu behandeln. Selbst wenn du zum Zeitpunkt des Erstkontaktes abgesehen von der Fragestellung nach Autismus keine anderen Beschwerden hast – im Ernstfall ist es eine große Hilfe, schon eine Praxis zu kennen und dort bekannt zu sein. In unserem Selbsthilfekapitel (Kap. 9) wirst du darüber hinaus viele hilfreiche Strategien kennenlernen, die dir helfen, deine Löffel »beisammenzuhalten« und nach Möglichkeit nicht an Komorbiditäten zu erkranken.

Kapitel 5
Auf der Suche nach dem Schatz – Ressourcen und Stärken von autistischen Frauen und Mädchen

Nachdem wir uns bis hierhin ziemlich viel mit Problemen und Schwierigkeiten im Leben autistischer Frauen und Mädchen beschäftigt haben, wollen wir in diesem Kapitel einmal die andere Seite beleuchten. Welche Ressourcen und Stärken haben Autistinnen, auf die sie zurückgreifen können? Welche Fertigkeiten und Merkmale zeichnen sie gegenüber Nichtautistinnen aus – was sind sozusagen ihre Superkräfte?

Dabei meinen wir mit Superkräften nicht irgendwelche Spezialfeatures, die das Leben durchgehend einfacher machen oder die ausschließlich positiv und hilfreich sind. So ziemlich alles kann zwei Seiten haben. Aspekte, die in manchen Situationen eher hinderlich sind, können in anderen Situationen äußerst nützlich sein.

Zwei Seiten einer Medaille

Wir neigen dazu, von Stärken und Schwächen zu sprechen, als würde es sich dabei um absolute Wahrheiten handeln. Die Realität sieht aber meistens anders aus. Ein Beispiel, wo eine Schwäche ganz klar als solche definiert werden kann: die Sehschwäche. Sie sorgt für gewisse Einschränkungen im Alltag. Die Frage, welche Vorteile Menschen durch ihre Sehschwäche haben, würde zu Recht für Irritationen sorgen. Viele andere Eigenschaften lassen sich aber nicht so eindeutig der einen oder anderen Kategorie zuordnen, sind also nicht entweder nur gut oder nur schlecht.

Eine Person, die sehr gewissenhaft und genau ist, hat vielleicht Entscheidungsschwierigkeiten im Alltag, da sie erst einmal alles genau gegeneinander abwägen möchte und sich bei kleineren Entscheidungen verzettelt. In anderen Situationen (z. B. beim Planen eines Urlaubs) ist genau diese Eigenschaft aber von Vorteil, da die Person immer alles im Blick hat und demnach nicht mit bösen Überraschungen zu rechnen ist. Die meisten Eigenschaften lassen sich nicht klar den Schubladen »Ressourcen und Stärken« oder »Defizite und Schwächen« zuordnen; meist enthalten sie von beidem etwas – je nach Situation und Sichtweise.

Dabei ist die Wahrnehmung dieser beiden Seiten oftmals sehr unterschiedlich ausgeprägt. Die Seite der Defizite und Schwächen wird oft verstärkt wahrgenommen, da sie offenbart, dass irgendetwas nicht funktioniert. Wenn hingegen alles glattläuft, dann fällt häufig gar nichts auf – zuungunsten der positiven Seite. »Nicht geschimpft ist genug gelobt«, würden manche Schwaben sagen. Aber aus psychotherapeutischer Sicht ist das natürlich falsch, weil einseitig, demotivierend und wenig wertschätzend. Um dieser Wahrnehmungsverzerrung entgegenzuarbeiten, ist es deshalb so wichtig, auf die Seite der Ressourcen und Stärken aktiv hinzuweisen und diese im Alltag immer wieder bewusst in den Blick zu nehmen.

Wir haben in den vorhergehenden Kapiteln gelernt, dass viele autistische Frauen und Mädchen unter stetigem Druck sind, das eigene Anderssein zu verstecken, sich den anderen anzupassen und deren Erwartungen zu erfüllen. Dadurch entwickelt sich schnell eine defizitorientierte Haltung: Sie sehen ständig, was bei ihnen nicht oder anders funktioniert und müssen immer wieder mehr Energie als andere aufbringen, um den Erwartungen (von innen oder außen) gerecht zu werden und sich der Welt da draußen anzupassen.

Viele autistische Frauen und Mädchen haben also das Gefühl, nicht richtig zu sein oder nicht ausreichend – defizitär eben. Dabei haben wir ja gerade festgestellt, dass es in den wenigsten Fällen nur die eine Seite gibt. Viele Autistinnen sind Meisterinnen darin, jeden Hinweis auf eine ihrer Stärken mit »Ja, aber die Kehrseite!« zu relativieren. Könnte es nicht umgekehrt sein, dass eine vermeintliche Schwäche auch eine Stärke auf ihrer Kehrseite hat? Wenn du bereit bist, offen hinzusehen, dann kannst du deine eigenen Stärken sehen und in der Folge gezielt einsetzen. Und dies ist ein wichtiger Schritt auf dem Weg zu einem ausgeglicheneren Selbstbild.

Auf diesem Weg gibt es so einiges zu entdecken. Wir haben auf den folgenden Seiten Ressourcen und Stärken gesammelt, die viele Autistinnen haben. Natürlich trifft – wie bei der anderen Seite – nicht alles auf jede zu. Aber vielleicht kennst du einige dieser Aspekte von dir selbst. Oder vielleicht entdeckst du bei den aufgeführten Stärken auch welche, über die du verfügst, die dir aber gar nicht so bewusst waren. Wir möchten dich mit diesem Kapitel dazu einladen, auf Entdeckungsreise zu gehen.

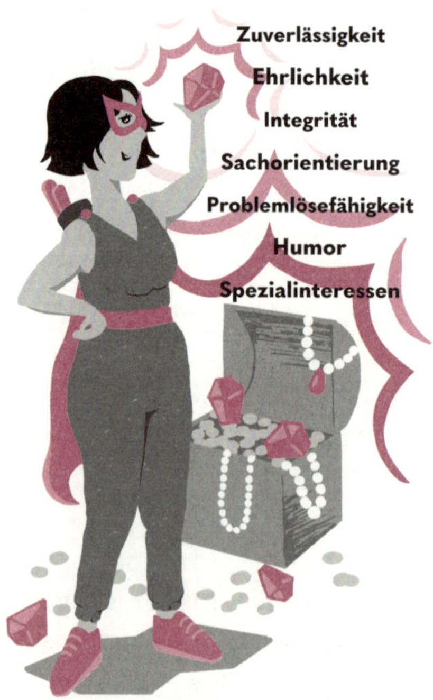

»Ich sehe was, was du nicht siehst« – Detailwahrnehmung, Genauigkeit und Präzision

Es gibt eine Fernsehwerbung eines großen Optikerunternehmens, in der ein Junge (Anton) seine Umwelt damit stresst, dass er immer alles genau prüfen muss. Das ist hinderlich beim Tennisspielen, da er erst mal mehrere Tennisbälle ablehnt, bevor er einen findet, der ihm tauglich scheint. Auch das Einkaufen im Supermarkt gestaltet sich schwierig, weil Anton alle Wassermelonen im Obstregal zunächst abklopfen muss, bevor er sich für eine entscheiden kann. Die Mutter reagiert etwas besorgt mit den Worten: »Ach, Anton, was soll aus dir mal werden?«

In der nächsten Szene sieht man Anton als erwachsenen Mann, wie er sehr sorgfältig die Brille eines Kunden prüft und dabei einen in sich ruhenden, zufriedenen Eindruck macht. Man kann sagen, dass Anton ein gutes Arbeitsfeld für sich gefunden hat, in dem er seine Stärken – nämlich Genauigkeit, Präzision und Perfektionismus – voll ausleben kann. Und das Optikerunternehmen macht Werbung damit, einen wie Anton als Mitarbeiter zu haben, der nicht lockerlässt, bis wirklich alles für den Kunden perfekt ist.

Auch außerhalb der Optikerbranche werden Eigenschaften wie Genauigkeit und Präzision geschätzt. Für eine Chefin ist es beruhigend zu wissen, dass ihre Mitarbeiterin bei der Arbeit genau ist und diese sorgfältig prüft, bevor sie das Resultat an die Kundinnen weiterleitet. Es ist gerade der Arbeitskontext, in dem diese Eigenschaften gut ankommen. Aber auch in anderen Bereichen, in denen ein bestimmtes Resultat erzielt werden soll (z. B. beim Basteln, Nähen oder Heimwerken), ist Genauigkeit von Vorteil.

Vor ein paar Jahren waren Teile des Autorinnenteams an der Veröffentlichung des schon erwähnten Buchs über AD(H)S bei Frauen und Mädchen beteiligt. Im Vorfeld der Veröffentlichung wurde das Manuskript von allen vier Autorinnen sowie den Lektorinnen des

Verlags mehrfach gelesen und überprüft, auch nach der Veröffentlichung wurden einzelne Schreibfehler im Rahmen einer Neuauflage korrigiert. Man kann also wirklich nicht sagen, das Buch sei nicht gründlich durchgesehen worden. Alle Nichtautistinnen, die daran beteiligt waren, waren mit dem Ergebnis zufrieden.

Eine autistische Patientin, die später ein Exemplar ausgeliehen hatte, gab es mit der Bemerkung zurück, das Buch selbst sei ja ganz gut, aber es gehe gar nicht, dass am Ende einer Seite ein Wort beginne und erst auf der übernächsten Seite ende, weil sich dazwischen noch eine Grafik befinde. Im Vorfeld war diese Stelle niemandem von uns aufgefallen. Wenn Topqualität gefordert ist, ist es also hilfreich, über eine sehr gut kalibrierte Detailwahrnehmung zu verfügen und Dinge mit einem autistischen Blick zu prüfen.

Autistinnen gelingt es häufig, sich genau auszudrücken und präzise zu formulieren, weil sie klare Kommunikation als wichtig erachten. Dies kann beim Verfassen von Texten sehr nützlich sein, ob als Klausur in der Schule, als Hausarbeit während des Studiums oder auch später im Berufsleben, z. B. bei einer Projektbeschreibung.

Zuverlässigkeit, Gewissenhaftigkeit, Ehrlichkeit

Autistinnen haben durchaus auch Stärken im zwischenmenschlichen Bereich. Eine davon betrifft Zuverlässigkeit und Gewissenhaftigkeit. So wie viele Autistinnen es nicht schätzen, wenn Pläne kurzfristig umgeschmissen oder Absprachen nur halbherzig eingehalten werden, so können Personen in ihrem Umfeld davon ausgehen, dass sie selbst äußerst gewissenhaft mit Absprachen umgehen. Sie halten diese nach Möglichkeit ein und sind auch bei der Vereinbarung klar. Verabredungen werden nicht leichtfertig mit dem Hintergedanken getroffen, dass diese, wenn sie später nicht mehr so gut passen, auch einfach wieder abgesagt werden können. Ja, so schlimm es auch klingt, einige Menschen machen so was!

Ein weiterer Aspekt im zwischenmenschlichen Bereich ist die Ehrlichkeit. Viele Autistinnen haben Schwierigkeiten damit zu lügen oder mögen es einfach nicht. Sie schätzen Ehrlichkeit in Beziehungen und können auch mit offenem Feedback gut umgehen. Das führt dazu, dass man im Kontakt mit ihnen weiß, »woran man ist«, was von vielen Menschen als angenehm erlebt wird.

Ein klassisches Beispiel: Person A trifft Person B, mit der sie befreundet ist, nach deren Friseurbesuch. Person B fragt Person A, wie ihr die neue Frisur gefällt. Person A gefällt die neue Frisur nicht besonders gut. Wären die beiden neurotypische Personen, könnte es leicht passieren, dass es ab hier ziemlich kompliziert wird. Person A will Person B nicht verletzen und würde vielleicht so etwas sagen wie: »Oh ja, das sieht wirklich gut aus« – eine vielleicht auf den ersten Blick erfreuliche Antwort, sie stimmt nur leider nicht. Person B kann sich also nicht sicher sein, was Person A wirklich über die Frisur denkt. Wären die beiden Personen Autistinnen, würde das nicht passieren.

Neurotypische Menschen machen sich die Welt häufig unnötig kompliziert, indem sie z. B. aus Höflichkeit die Unwahrheit sagen. Diese »weißen« Lügen sind zwar nett gemeint und helfen, die Harmonie zu wahren, bringen der Empfängerin aber keinerlei hilfreiche Informationen. Viele Plots von Filmen und Serien basieren auf Verwicklungen, die dadurch entstehen, dass Menschen sich nicht trauen, die Wahrheit zu sagen, und diese anfänglichen Lügen dann im weiteren Verlauf verschleiern und immer weiter ausbauen müssen – so lange, bis es richtig kompliziert wird. Autistische Serien wären hier vermutlich nach zwei Folgen zu Ende oder würden sich stattdessen mit anderen interessanten Dingen befassen.

Autistinnen sind in der Regel in ihrer Kommunikation klarer und ehrlicher, ohne jemanden dabei herabwürdigen zu wollen. Sie äußern sich sachlich. Wenn eine Autistin »Ich finde, die Frisur steht dir nicht so wirklich« sagt, dann meint sie genau das. Die Beziehungsebene bleibt dabei unangetastet. Gerade wenn man in einer Freundschaft keine Angst vor Kritik haben muss, sondern sogar davon profitiert, ist es doch eine richtig gute Freundschaft. Und das berichten viele Leute, die das Glück haben, eine Autistin im engeren Freundeskreis zu haben. Dieser Gedanke führt uns gleich zum nächsten Abschnitt.

Von wegen Einzelgängerinnen: soziale Einbindung und soziale Beziehungen

In unserer Gesellschaft hält sich hartnäckig das Vorurteil, dass sich autistische Menschen am liebsten aus allen Kontakten zurückziehen und ihr Dasein in Einsamkeit fristen – oder auch, dass sie einfach sozial nicht kompatibel sind. Das ist ziemlicher Unfug.

Wir haben in den vergangenen Kapiteln erfahren, dass das Bedürfnis nach Sozialkontakten ein anderes sein kann und viele Autistinnen mehr Zeit für sich brauchen als der neurotypische Teil der Gesamtbevölkerung. Das Zusammensein mit anderen gestaltet sich für sie aus unterschiedlichen Gründen anstrengender (siehe Kap. 3). Aber es gibt auch die andere Seite: die von sehr langen, stabilen und sehr wertschätzenden Beziehungen, sei es in Freundschaften oder in Partnerschaften. Autistinnen können tiefe Beziehungen eingehen, die von Respekt und Zuneigung geprägt sind. Und natürlich – mit Blick auf den vorherigen Abschnitt – von Aufrichtigkeit und Authentizität.

Wenn Autistinnen an Personen geraten, vor denen sie sich nicht verstellen müssen, wird das Zusammensein als große Ressource empfunden. Durch solche Beziehungen können Autistinnen eine Erfahrung machen, die ihnen im restlichen Alltag oft verwehrt bleibt: die Erfahrung, dass sie genau richtig sind, wie sie sind. Gleichzeitig kennen wir viele Autistinnen, die für ihre engste Freundin eine Art Jackpot sind: sehr loyal und absolut empathisch. Typische Features sind ein großes und aufrichtiges Interesse an der anderen Person, eine ausgeprägte Aufmerksamkeit auch gegenüber kleinen Veränderungen und eine erfrischende Resistenz gegenüber längeren Kontaktpausen, die zwar vorkommen können, die Qualität der Freundschaft aber nicht beeinträchtigen.

Ein anderer Aspekt, den viele im Zusammenhang mit Autismus nicht vermuten, zeigt sich immer wieder in der gruppentherapeutischen Arbeit: Autistinnen sind nicht weniger empathisch, sondern schlicht anders empathisch. Vielleicht drücken sie ihr Mitgefühl nicht auf die gleiche Weise aus, wie es neurotypische Menschen tun. Aber wenn sie sich in eine Situation hineinversetzen können, dann fühlen sie häufig intensiv mit ihrem Gegenüber mit und finden Wege, das zu vermitteln. Sie sind verlässliche Partnerinnen, wenn es darum geht, sich im Leben durch schwierige Situationen zu manövrieren.

Empathie ≠ Empathie

In der Empathieforschung werden zwei Formen von Empathie unterschieden: die kognitive und die emotionale Empathie.

Kognitive Empathie ist die Fähigkeit, rational nachvollziehen zu können, was eine Person wissen kann oder warum sie etwas tut. Das fällt Autistinnen tendenziell schwer.

Emotionale Empathie hingegen beschreibt das Vermögen, die Emotionen anderer nachzuempfinden. Hierin sind Autistinnen weniger eingeschränkt.[1] Autistinnen haben in Sachen Empathie somit ein »Leistungsprofil«, das dem von Psychopathinnen komplett entgegengesetzt ist: Diese haben nämlich gar keine Probleme mit der kognitiven Empathie, bei der emotionalen Empathie hapert es aber gewaltig.

Diese Beziehungen, von denen wir bislang sprechen, zeichnen sich durch eine enge Verbundenheit aus und dadurch, dass das Zusammensein mit der betreffenden Person weniger Löffel kostet – oder sogar welche liefert – und als echter Gewinn empfunden wird. Es kann zwar trotzdem manchmal anstrengend sein, aber dann hat sich der Einsatz der Löffel wenigstens gelohnt.

Es gibt aber auch andere Arten von Beziehungen, die nicht ganz so eng sind. Auch in Gruppen können Autistinnen wichtige und zentrale Rollen einnehmen, sei es im Freundeskreis oder der Therapiegruppe oder dem Tierschutzverein. Sie können sich mit anderen für eine gute Sache engagieren, etwas auf den Weg bringen und durch ihre Gewissenhaftigkeit für Konstanz in einem Vorhaben sorgen.

Neben den bereits beschriebenen Schwierigkeiten in der Interaktion haben sie in Gruppen manchmal sogar eine ausgleichende und beruhigende Wirkung, die dem Gruppenklima guttut, weil sie sich aus Konflikten heraushalten und sachorientiert bleiben. Im Rahmen der stationären Therapie sehen wir immer wieder, dass Autistinnen sehr gut in die Patientinnengruppe eingebunden sind, von vielen geschätzt werden und eine wichtige Anlaufstelle für andere sind. Gerade Autistinnen, die ein Interesse an Menschen und Gruppendynamiken haben, durchschauen diese oft gut, ohne sich zu sehr hineinzubegeben. Im besten Fall entsteht so eine gute und für alle Seiten gewinnbringende Sache – solange genug Zeit für Rückzug bleibt. Wenn die Bedingungen stimmen, liegt hier also eine Menge Potenzial.

Auch die bereits beschriebene schwache zentrale Kohärenz kann in Beziehungen von Vorteil sein. Eine Person hört gern Musik, die du nicht magst? Kleidet sich seltsam? Mag einen Fußballverein, den du ablehnst? Für Autistinnen kein Problem, da diese Eigenschaften nicht das Bild verändern, das sie von der Person selbst haben. Neurotypische Personen tun sich häufig schwerer, Toleranz für andere aufzubringen, wenn diese Eigenschaften haben, mit denen sie selbst Schwierigkeiten haben.

Eine bedeutsame Ressource ist der Kontakt mit anderen Autist:innen. Nicht selten haben Autistinnen in ihrem Freundeskreis Personen, die ähnlich ticken und mit denen sie sich auf Anhieb gut verstehen. Denn ein einfaches »Ja, die Löffel …«, wenn einer Person langsam die Ressourcen ausgehen, kann sehr entlastend und hilfreich sein. Ein solcher Kontakt, bei dem ihr euch in vielen Punkten ganz intuitiv versteht, ist eine doppelte Ressource: für dich und für die andere Person gleichermaßen.

Systematisches, logisches Denken

Viele Autistinnen mögen es, logisch zu denken, und sind auch außerordentlich gut darin. Sie widmen sich gern Rätsel- oder Knobelaufgaben und gehen zielgerichtet an Problemstellungen heran. Wenn etwas logisch nachzuvollziehen ist, bietet es Kontrolle und Sicherheit. Das fühlt sich für Autistinnen gut an und ist ein Riesenvorteil, wenn Probleme auftauchen, die gelöst werden müssen.

Sachorientiert und gleichzeitig kreativ finden Autistinnen Lösungswege, auch für komplexe Probleme. Sie denken anders als Nichtautistinnen, was oftmals dazu führt, dass Autistinnen neue Wege finden – in Situationen, in denen die anderen vermeintlich schon »alles« gedacht, aber keine Lösung gefunden haben. Die Kombination aus autistischem und nicht autistischem Denken birgt also viel Potenzial in sich.

Bei uns in der Klinik wird im Rahmen der Autismus-Diagnostik manchmal das Foto eines etwa 2-jährigen Kindes gezeigt.[2] Auf die Frage »Wie viele Personen befinden sich im Raum?« antworten Nichtautistinnen in der Regel: zwei Personen. Das liegt daran, dass das Kind auf dem Foto jemanden anlächelt; eine Person, die zwar nicht auf dem Bild, aber offensichtlich mit im Raum ist. Die Antwort ist falsch.

Autistinnen hingegen erkennen in der Regel nicht, dass das Kind eine weitere Person anlächelt, und zählen diese Person deshalb nicht mit. Im Vergleich zu Nichtautistinnen ziehen sie aber signifikant öfter den logischen Schluss, dass – wenn das Kind fotografiert wurde – auch jemand das Foto gemacht haben muss. Aus diesem Grund antworten sie ebenfalls: zwei Personen (Kind und Fotografin). Auch falsch.

Die richtige Antwort ist, dass es drei Personen sind: das Kind, die Fotografin und die nicht sichtbare Person, die angelächelt wird. Wenn sich bei der Beantwortung der Frage eine Autistin und eine Nichtautistin zusammentun würden, wäre die Wahrscheinlichkeit sehr hoch, dass die beiden – mit ihrer unterschiedlichen Art zu denken – zusammen auf die richtige Lösung kommen.

Kreativität und Fantasie

Die Fähigkeiten des Problemlösens und des systematischen Denkens dürften bei vielen Menschen noch gut in das Bild passen, das sie von Autistinnen haben: eine Person, die stundenlang Exceltabellen hin- und herschiebt und gerne Zahlen und Rechnungen mag. Dafür ist sie halt nicht so kreativ. Aber Moment mal, stimmt das denn überhaupt? Die Antwort lautet wenig überraschend: nein.

In unserer Arbeit mit Autistinnen sehen wir immer wieder, wie kreativ viele sind und was alles an Bemerkenswertem entsteht, wenn sie sich in puncto Kreativität und Fantasie so richtig austoben können. Viele sind künstlerisch begabt und können fantastisch zeichnen, malen, nähen, designen, Gedichte und Geschichten schreiben, Fantasiewelten erschaffen, Comics kreieren, Arbeits- oder Lernmaterialien kunstvoll gestalten oder sich anderweitig kreativ ausdrücken. Die Autorin denkt beim Schreiben gerade an einen äußerst schönen und sehr detailreichen Adventskalender, den eine autistische Patientin einmal gebastelt hat und der ihr nachhaltig in Erinnerung geblieben ist. Auch hier ist Detailverliebtheit sicher nicht von Nachteil.

Beharrlichkeit, Ausdauer, Zielstrebigkeit

So wie wir oben beschrieben haben, dass Autistinnen typischerweise keine Absprachen treffen, ohne diese ernsthaft einhalten zu wollen, so ist es auch mit dem Übernehmen von Zielen und Aufgaben. Eine

Aufgabe zu übernehmen oder ein Projekt zu starten und kurze Zeit später damit aufzuhören, weil es doch keinen Spaß mehr macht, ist für sie eher ungewöhnlich. Dies bringt eine große Verlässlichkeit mit sich und führt dazu, dass auch mühsame Aufgaben und Projekte in der Regel zum Abschluss kommen. Wir haben schon viele Autistinnen gesehen, die erstaunliche Projekte verfolgten, die viel Arbeit erforderten und enormes Durchhaltevermögen (z. B. Therapiemanuale umschreiben, um diese verständlicher zu machen).

Man könnte sagen, dass Autistinnen sehr geübt darin sind, schwierige Zustände durchzustehen – sie tun das ja jeden Tag, spätestens wenn sie ihre Wohnung verlassen. Was das Durchhaltevermögen angeht, haben sie also gegenüber Nichtautistinnen zwangsläufig einen Trainingsvorsprung. Zudem sind einmal gefasste Pläne fester, da sie ja in schnell abbindenden Zement gegossen wurden (siehe Kap. 2). Das, was an anderen Stellen als fehlende Flexibilität und Schwierigkeiten im Umgang mit Spontaneität Probleme bereiten kann, ist in anderen Situationen als Beharrlichkeit, Ausdauer und »Dranbleiben« ein Feature, das durchaus hilfreich ist – und zwar nicht nur für die Autistin selbst.

Superkraft mit Suchtpotenzial: Spezialinteressen

Unter Spezialinteressen verstehen wir ein besonderes Interesse an einem bestimmten Themengebiet, dem mit sehr viel Energie und Leidenschaft nachgegangen wird. Die Themen selbst können ganz verschieden sein, theoretisch ist alles Mögliche denkbar. Viele Frauen, die wir bei unserer Arbeit sehen, berichten von Spezialinteressen aus der Tierwelt, aus der Medizin und der Psychologie. Sie werden in diesem Bereich dann zu absoluten Expertinnen, die in vielen Fällen den einen oder anderen Profi wissenstechnisch hinter sich lassen. Aber auch bestimmte Prominente oder fiktive Figuren und Szenerien können Spezialinteressen sein. So weiß die eine vielleicht alles über Harry Potter, die andere spricht dafür fließend Elbisch.

Sich mit einem bestimmten Thema zu beschäftigen, schafft gleichzeitig Anregung durch Interesse und Wissensdurst, aber auch Entspannung. Die Frauen und Mädchen können beim Lesen von Büchern, beim Durchforsten des Internets oder beim Erstellen von Übersichten zu einem bestimmten Thema völlig die Zeit vergessen und ganz in sich versinken. Viele beschreiben, dass die Beschäftigung mit ihrem Spezialinteresse ein guter Weg ist, die Schwierigkeiten des Alltags aus dem Kopf zu kriegen und zu sich zu kommen. Manche berichten auch, dass andere Aktivitäten (z. B. Arbeit, Schule) als störend empfunden werden, weil sie daran hindern, sich weiter mit dem Spezialgebiet zu beschäftigen.

Auch der Autismus selbst kann zum Spezialinteresse werden, was die Grundlage für ziemlich viel Aufklärungs- und Informationsmaterial im Netz ist. Gut für die anderen also, die das Infomaterial nutzen oder zu Weihnachten ein kunstvoll besticktes Star-Wars-Kissen geschenkt bekommen. Aber eben auch für die Autistin selbst, die stolz auf ihr Werk blicken kann, anderen eine

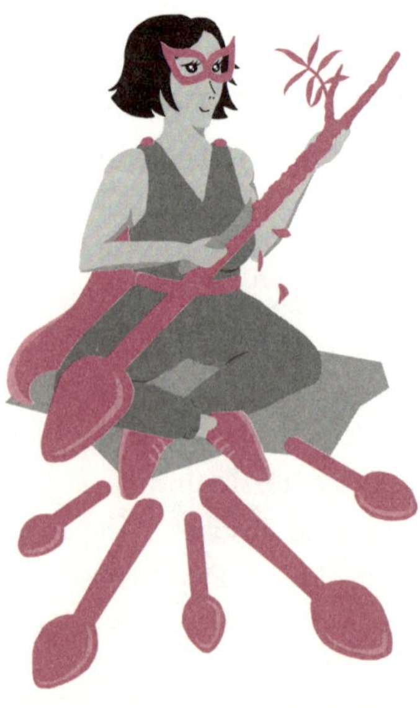

Freude gemacht hat und beim Entstehungsprozess abtauchen und Löffel schnitzen konnte.

Im Zusammenhang mit Spezialinteressen entstehen oft erstaunliche Leistungen. Eine Patientin berichtete schon im Grundschulalter, alle in Deutschland vorkommenden Hunderassen zu kennen und zu allen Informationen geben zu können. Eine andere, die aufgrund einer Legasthenie Schwierigkeiten mit dem Lesen und Schreiben hatte, konnte zwar nicht so gut mit Buchstaben umgehen, dafür aber in der dritten Klasse schon Hieroglyphen lesen.

Reif für die Insel? Spezialinteressen ≠ Inselbegabungen

Unter einer Inselbegabung verstehen wir eine kognitiv herausragende Begabung in einem oder mehreren Teilbereichen, die das »normale« kognitive Niveau weit überragt. Ein berühmtes Beispiel: der US-Amerikaner Kim Peek.[3] Er wurde mit einer geistigen Behinderung geboren, die ihn in seiner Entwicklung stark einschränkte. Auf der anderen Seite konnte er mehrere Tausend Bücher auswendig, Kalendertage den Wochentagen zuordnen und stundenlang Telefonbücher und Postleitzahlen rezitieren. Seine Fähigkeiten brachten ihm die Spitznamen »Living Google« und »Kimputer« ein. Mit diesen beeindruckenden Leistungen faszinierte er andere. In den 1980er-Jahren wurde sogar nach seinem Vorbild eine Filmfigur erschaffen (*Rain Man*). Fun Fact: Im Gegensatz zur Filmfigur war Peek selbst gar kein Autist. Inselbegabungen kommen aber insgesamt öfter bei autistischen Menschen vor – aber auch bei diesen extrem selten.

Auch wenn im Zusammenhang mit Spezialinteressen häufig außergewöhnliche Leistungen erzielt werden, liegt hier keine Inselbegabung zugrunde. Es handelt sich vielmehr um das Ergebnis dessen, was das Gehirn unter optimalen Bedingungen (maximales Interesse plus maximale Vertieftheit plus sehr viel Zeit, Energie und Leidenschaft) zu leisten imstande ist.

Apropos außergewöhnliche Leistungen: Spezialinteressen müssen nicht zwangsläufig in Richtung nobelpreisverdächtiger Aktivitäten gehen, um hier mal dem Stereotyp vom autistischen Genie entgegenzuarbeiten. Sie sind nicht darauf beschränkt, dass jemand Haikus auf Altgriechisch dichten oder etwas anderes im High-Performance-Bereich liefern muss. Spezialinteressen können sich auf alle möglichen Tätigkeiten und Gebiete erstrecken und im Laufe des Lebens wechseln, in den Hintergrund treten und verschwinden oder auch Jahre später wieder zum Vorschein kommen.

Sie können ein Antrieb sein, die eigene Komfortzone zu verlassen. So wie ein Patient, der Japanisch als Spezialinteresse hatte und dann mehrmals nach Japan reiste, um die Sprache anwenden zu können. Und sie können sich ausbreiten, wie bei der Autistin, die sich infolge ihrer Begeisterung für einen bestimmten Tennisspieler mit Sportfotografie befasste und in diesem Thema zur Expertin wurde.

Nachdem du dieses Kapitel nun (fast) zu Ende gelesen hast, möchten wir uns mit dir auf eine kurze Reflexionsrunde begeben. Wie war es beim Lesen? Hast du dich in einzelnen Aspekten wiedergefunden? Gut. Oder überhaupt nicht? Auch gut.

Es geht nicht darum, bei möglichst vielen der aufgeführten Schätze einen Haken machen zu können – dieses Kapitel ist auf keinen Fall als Checkliste für »Was eine gute Vorzeige-Autistin ausmacht« zu verstehen. Du musst nicht möglichst viel davon erfüllen oder leisten, die eigentliche Ressource ist, dass du so bist, wie du bist. Und wenn du dir in deinem Sosein hin und wieder (und gerne immer öfter) eine freundliche, wertschätzende oder anerkennende Haltung entgegenbringst, sind wir zufrieden. Und – du ahnst es vermutlich schon – die Entdeckungsreise ist nie zu Ende.

Kapitel 6
Lizenz zum Anderssein – Diagnose und Diagnostik bei autistischen Frauen und Mädchen

Wir sind nicht alle »auf dem Spektrum«. So viel ist klar. Was ist aber mit Personen, die tatsächlich ähnliche Eigenheiten oder Schwierigkeiten haben wie Menschen mit einer Autismus-Diagnose? Ist eine Person, die gerne Dinge schön anordnet und sich in lauter Umgebung nicht wohlfühlt, nicht doch »ein bisschen autistisch«?

Lass uns die Frage umformulieren: Hat jemand mit laufender Nase und einem Hautausschlag »ein bisschen Masern«? Natürlich nicht. Für beide Symptome gibt es viele mögliche Ursachen. Und sie können zufällig gleichzeitig bei einer Person auftreten. Selbst für beide zusammen gibt es auch andere Erklärungen als Masern, z. B. eine allergische Reaktion. Dasselbe trifft auch auf Autismus zu. Es müssen eine Menge Besonderheiten zusammenkommen, um bei einer Person von Autismus sprechen zu können.

Du hast in Kapitel 1 die sternenförmige Grafik gesehen, die Autismus als ein vieldimensionales anstatt eines linearen Spektrums darstellt. Viele dieser Dimensionen wie Stimming, Angst und Meltdowns haben offensichtlich eine »Tagesform«. Das heißt, die einzigen Menschen, die sich an guten Tagen zu Recht nur »ein bisschen autistisch« fühlen, sind die Autistinnen selbst.

Der Weg zur »Selbstdiagnose«[1]

Die allermeisten Autistinnen berichten rückblickend, dass die Zeit, in der sie realisierten, dass Autismus etwas mit ihnen zu tun haben könnte, geradezu bahnbrechend gewesen sei. Einerseits war da Erleichterung, weil sich auf einmal »alles« erklären ließ. Andererseits kam die Erkenntnis, dass alles Bemühen, »normal« zu sein, zwar tapfer, aber letztlich sinnlos war. Und dann wurden »mal eben« Welt- und Selbstbild über den Haufen geworfen und mussten neu zusammengebaut werden. Du kennst das »böse Wort mit V«: Veränderung. Wenn sich gefühlt alles ändert, ist das unter Umständen ziemlich furchtbar.

Um in der Metapher des »Wrong Planet Syndrome«, also dem Gefühl, ein Alien auf dem falschen Planeten zu sein, zu bleiben, empfehlen wir allen Betroffenen, nicht in Panik zu geraten, immer zu wissen, wo das Handtuch ist, und einen guten Reiseführer (wie z. B. diesen hier) zu lesen.[2]

Verdachtsautistinnen recherchieren im Allgemeinen von selbst über das Thema, manche zeitweise sogar »hauptberuflich«, das heißt mit großem Zeit- und Energieaufwand. Das brauchen wir dir also gar nicht zu empfehlen. Wir sehen in der Diagnostik und in der Praxis immer wieder Frauen, die eine erstaunliche Anzahl an Fachbüchern und anderen Informationen gelesen sowie Vorträge gehört und Videos gesehen haben, bevor sie sich an uns wenden.

Was wir an dieser Stelle allerdings unbedingt klarmachen möchten: Nicht alle Internetquellen und Fachbücher sind gleich gut. Prüfe daher unbedingt die Aussagekraft einer Quelle, bevor du etwas für dich übernimmst und versuchst, dein eigenes Erleben damit abzugleichen. Dir ist auf deiner bisherigen Reise durch das Thema sicher längst bewusst, dass Autismus eine wirklich komplexe Angelegenheit ist. Das heißt, TikTok-Schnipsel mit Titeln wie »Fünf Zeichen, dass du autistisch bist« sind Unsinn. Fachleute,[3] die Autismus als dramatisches Schicksal – meist für die Familie eines autistischen Kindes – darstellen und womöglich »gemeinsam bekämpfen« wollen, sind ebenfalls zuhauf im Internet vertreten, ohne einen Mehrwert für die autistische Community zu bieten. Hohe Followerzahlen sind bei beiden kein Hinweis auf Qualität.

Zum Glück gibt es inzwischen viele Autistinnen, die sich selbst zu Wort melden, sodass nicht mehr nur *über sie* gesprochen und geschrieben wird. Dadurch erfährt die Welt endlich, wie sich Autismus im Alltag tatsächlich äußert und anfühlt. Da das Phänomen aber so vielgestaltig ist, ist es wichtig zu unterscheiden, ob eine Autistin gerade ausschließlich über ihr eigenes Erleben erzählt oder ob sie auf einer übergeordneten Ebene über Autismus spricht und das mit Beispielen aus ihrem eigenen Alltag verdeutlicht. Beides hat seine Berechtigung. Nur falls es dich verunsichert, dass etwas bei dir anders ist als es eine Autistin von sich beschreibt, keine Sorge.

Eine der Autorinnen stieß in einem sozialen Netzwerk auf die Aussage, dass ein häufiges Symptom eines autistischen Burn-outs die Schwierigkeit sei, »körperliche Signale mit dem Gehirn zu verbinden«. Dies könne sich darin äußern, dass man Hunger, körperliche Schmerzen, das Bedürfnis, auf die Toilette zu gehen, etc. nicht richtig erkenne.

Das stimmt so nicht, denn viele Autistinnen erleben genau das täglich, nicht nur im ausgebrannten Zustand. Die Aussage könnte also eine Person unnötig beunruhigen, weil sie sich fragt, ob sie von einem autistischen Burn-out betroffen ist.

Nach unserer Erfahrung haben manche Selbstbeschreibungen von Autistinnen zudem wenig Trennschärfe, wenn es um die Einordnung von Symptomen und Besonderheiten geht. Du hast in Kapitel 4 gelesen, dass Autismus eine Reihe von weiteren Begleiterkrankungen nach sich ziehen kann. Spricht da also eine Person eigentlich von einer Depression, Sozialphobie oder von ADHS, wenn sie etwas mit dem Hashtag *#actuallyautistic* versieht? Das ist schwer auszumachen. Unser Rat daher: Behalte bei deiner Suche unbedingt im Blick, ob du Probleme hast, die sich mit Autismus nicht erklären lassen. Hat deine Angst, dich in sozialen Situationen zu blamieren, die gleiche Qualität wie die von anderen, oder ist sie »irrealer« (Stichwort »soziale Phobie«)? Gab es in deinem Leben schwere (psychische) Erkrankungen oder Belastungen, die noch nachwirken könnten (Stichwort »Trauma«)?

Möglicherweise wirst du hin und wieder feststellen, dass andere Autistinnen im Internet über Schwierigkeiten sprechen, die du nicht oder kaum von dir kennst. Wenn du mit etwas, was eigentlich typisch für Autismus ist, im Alltag keine oder wenig Probleme hast: prima! Vielleicht weißt du noch, wie du dir beigebracht hast, es zu kompensieren?

Ein Fachmann sagte in einem Interview über Prosopagnosie (die Schwierigkeit, sich Gesichter zu merken und wiederzuerkennen), er frage zum Beispiel ein Kind, woher es wisse, dass die Oma die Oma ist. Wenn es beginne zu erklären, woran es sie erkennt, sei er schon sicher, dass Gesichtsblindheit vorliege. Wenn man nicht gesichtsblind sei, »sieht man das halt«. Die ausführliche Erklärung hingegen sei der Ausdruck der Kompensation.

Bis hierher haben wir dir also geraten, dich bei anderen Autistinnen zu informieren, aber gleichzeitig nicht alles zu glauben bzw. auf dich zu beziehen, was sie schreiben. Gar nicht so einfach, oder? Wir hatten ja gesagt, es ist komplex. Genau deshalb kann man sich selbst nicht ohne Weiteres diagnostizieren.

Da Autismus angeboren ist, müssen einschlägige Eigenheiten auch in der Kindheit vorhanden gewesen sein. Wir meinen damit nicht unbedingt Probleme. Autistische Kinder können zufrieden gewesen sein, wenn ihr Umfeld und dessen Anforderungen sie nicht allzu oft überfordert haben. Viele erinnern sich aber doch an eine Reihe »nerdiger« Angewohnheiten. Wenn du keine lebhafte (oder überhaupt) Erinnerungen an deine Kindheit hast, kann es hilfreich sein, Eltern oder ältere Verwandte zu fragen. Manchmal liefern Fotos oder Videos aus der Zeit Hinweise. Es kann auch interessant sein, seine Grundschulzeugnisse herauszusuchen und die Bemerkungen der Klassenlehrerin mit dem heutigen Wissen bzw. Verdacht zu lesen.

Und dann gibt es im Internet noch Fragebögen, die du ausfüllen und gratis auswerten lassen kannst. Gut untersucht sind der AQ (*Autism Quotient*), EQ (*Empathy Quotient*) und RAADS-R (*Ritvo Autism Asperger Diagnostic Scale-Revised*). Leider haben auch diese Fragebögen ihre Stärken und Schwächen. Sie können autistische Symptome bis zu einem gewissen Grad gut erfassen – das Ergebnis kann dennoch in beide Richtungen falsch sein: falsch positiv oder falsch negativ. Diagnostikerinnen wünschen sich schon seit Langem einen möglichst treffsicheren Fragebogen für das Screening auf Autismus, weil das die Vorauswahl der Patientinnen, die eine ausführliche Diagnostik brauchen, erleichtern würde. Bis heute gibt es aber keinen, der explizit für das Screening, geschweige denn für die Diagnosestellung empfohlen werden kann.

Fragebögen können dennoch eine Hilfe sein, um sich mit geringem Aufwand einen Überblick über die Symptome zu verschaffen, die Hinweise auf mögliche Problematiken oder Diagnosen liefern. Deshalb gibt es die Fragebögen nicht nur im Internet. Du wirst ihnen wahrscheinlich wieder begegnen, wenn du dich für eine sogenannte formale Diagnostik, wie wir den Prozess der Diagnostik bei Fachpersonen und in Fachzentren nennen, entscheidest. Diagnostikerinnen können sich damit schnell ein Bild machen und im Gespräch genauer auf deine Antworten eingehen.

Brauche ich eine offizielle Diagnose?

Vielleicht vermutest du, nachdem du dich nach bestem Wissen und Gewissen schlaugemacht hast, autistisch zu sein, vielleicht bist du dir sogar ganz sicher, dass du es bist. Solltest du dich also auf den Weg machen, eine formale Diagnostik durchzuführen? Diese Frage ist nicht pauschal zu beantworten, daher möchten wir dir einige mögliche Gründe dafür und dagegen nennen, nach denen andere Autistinnen entschieden haben.

Gegen eine formale Diagnostik spricht:

+ **Aufwand und Anstrengung:** Eine entsprechende Praxis oder Klinik zu finden, sich dort anzumelden und dann die Diagnostik zu durchlaufen, ist aufwendig und kostet Kraft. Möglicherweise kommst du zu dem Schluss, dass du dir den mit einer formalen Diagnostik verbundenen Aufwand in deiner derzeitigen Lebensphase nicht leisten kannst.
+ **Lange Wartezeiten:** Nicht für alle Menschen, die sich aktuell aus gutem Grund mit ihrem Leidensdruck und ihrer Identität auseinandersetzen, ist es sinnvoll, unter Umständen zwei Jahre auf eine klare Antwort warten zu müssen.
+ **Risiko des Ausgangs:** Wie werde ich damit umgehen, wenn ich mir meines Autismus sicher bin, die Diagnostikerin mir dann aber die offizielle Diagnose nicht gibt?
+ **Aktenkundige Diagnose:** Du bist nicht verpflichtet, deine Autismus-Diagnose bei deinem Arbeitgeber oder an anderer offizieller Stelle anzugeben, außer im Falle einer Verbeamtung. Bei der Gesundheitsprüfung zum Abschluss bestimmter Versicherungen hängt es vom Anbieter ab, ob eine Autismus-Diagnose zu Beitragsaufschlägen führt oder nicht.
+ **Gatekeeping:**[4] Nicht alle Autistinnen sind damit einverstanden, dass ein von überwiegend nicht autistischen Menschen besetztes Gesundheitssystem über ihre neurodivergente Identität entscheidet.

Für eine formale Diagnose spricht:

+ **Sicherheit für sich selbst und im Umgang mit anderen:** »Ich bilde mir das nicht nur ein. Eine Expertin auf dem Gebiet hat meinen Verdacht bestätigt.« Vor allem in den nicht ganz eindeutigen Fällen, wenn man selbst vor lauter »Das hab ich auch, das hab ich aber nicht« nicht mehr klarsieht, ist eine Expertin zur Einordnung hilfreich.

+ **Fehldiagnosen loswerden:** Gerade autistische Frauen und Mädchen werden auf der Suche, was mit ihnen »nicht stimmt«, immer noch entweder unzureichend oder sogar falsch diagnostiziert.
+ **Höhere Chance auf geeignete Behandlung:** Auch wenn die Zahl an Therapieplätzen viel zu gering ist, es gibt immerhin welche. Und man erspart sich hoffentlich Therapieansätze, die für Autismus ungeeignet sind (mehr dazu in Kap. 8). Bei einer gründlichen Diagnostik werden zudem die mit Autismus häufig auftretenden Störungen miterfasst, sodass auch hier eine entsprechende Behandlung möglich wird, falls notwendig.
+ **Zugang zu weiteren Hilfeleistungen:** Um passende sozial- und arbeitsrechtliche Unterstützung zu bekommen, ist eine medizinische Abklärung und Diagnose der Ursachen für die bestehenden Schwierigkeiten notwendig. Für Kinder, Jugendliche und junge Erwachsene können durch eine frühe Diagnose Nachteilsausgleiche in Schule und Ausbildung und auch Maßnahmen bei Berufsbildungswerken zur Erleichterung des Starts in Ausbildung oder Beruf geltend gemacht werden. Bei älteren Erwachsenen stellen sich vielleicht Fragen nach Schwerbehinderung, Assistenz, Teilerwerbsminderung oder Frührente, die mindestens zum Teil mit der formalen Diagnose begründet werden können.

Der Weg zur offiziellen Diagnostik

Du hast dich dafür entschieden, einen Termin bei einer Autismus-Diagnostikerin zu vereinbaren, um dich auf eine Autismus-Spektrum-Störung hin untersuchen zu lassen? Dann wollen wir dich ein bisschen darauf vorbereiten, was auf dich zukommt.

Falls du Mutter eines eventuell autistischen Mädchens bist, wird dich dein erster Weg zur Kinder- und Jugendärztin führen. Möglicherweise möchtest du dich aber parallel dazu schon schlaumachen. Dann gilt der folgende Abschnitt angepasst auf den Kinder- und Jugendbereich ebenso für dich bzw. deine Tochter.

Wo finde ich gute Diagnostik?

Auf deiner Suche nach einer geeigneten Stelle solltest du als Erstes nach einer Autismus-Spezialambulanz oder -Sprechstunde an einer Klinik in deiner Nähe suchen. Falls es so etwas nicht gibt, kommen auch niedergelassene Psychiaterinnen und Psychotherapeutinnen in Betracht, aber eben nur solche, die sich mit Autismus auskennen und bereit sind, die aufwendige Diagnostik durchzuführen. Du wirst sehen, dass es bisher nicht viele Praxen gibt, die die Diagnostik selbst anbieten. Die Zeit arbeitet aber für dich: Wir sehen, dass immer mehr niedergelassene Psychiaterinnen sich in Autismus-Diagnostik einarbeiten, weil sie den großen Bedarf erkennen.

Grundsätzlich ist es eine gute Idee, parallel zur Spezialambulanz nach einer psychiatrischen Praxis zu suchen und sich dort mit deinem Anliegen vorzustellen, und zwar aus verschiedenen Gründen. Erstens: Was, wenn es kein Autismus ist? Niedergelassene Psychiaterinnen kennen sich nicht nur mit Autismus, sondern mit der ganzen Bandbreite psychischer Störungen aus. Es hat sich in der Medizin allgemein bewährt, nicht direkt zu Spezialistinnen zu gehen, sondern zunächst einmal die Allgemeinmedizinerinnen ein Auge darauf werfen zu lassen bzw. in unserem Fall die Allgemeinpsychiaterinnen. Denn wir kennen das Problem, dass »wenn man nur einen Hammer hat, alles wie ein Nagel aussieht«.

Zweitens verlangen viele Spezialambulanzen für die Anmeldung ohnehin eine fachärztliche Überweisung, und drittens ist es sinnvoll – sei es auch nur vorsorglich –, eine Psychiaterin zu haben. Im Krisenfall möchtest du nämlich nicht mit der Suche beginnen und wegen Aufnahmestopp von Neupatientinnen abgewiesen werden.

Gute Anlaufstellen, um geeignete Adressen für die Autismus-Diagnostik zu erfragen, sind Autismus-Kompetenz-Zentren sowie Autismus-Vereine und -Selbsthilfegruppen in deiner Region. Beim bundesweit tätigen Verein Aspies e. V. findest du Listen von Fachleuten und Selbsthilfegruppen, geordnet nach Postleitzahl. Die unter dem Dach von Autismus Deutschland e. V. organisierten Autismus-Kompetenz-Zentren kannst du auf deren Webseiten finden (Links siehe Anhang).

Diagnostik bei Kindern

Weil es bislang häufig das Schicksal autistischer Frauen war, bis zur Volljährigkeit undiagnostiziert zu bleiben, gehen wir davon aus, dass diese Gruppe von spät diagnostizierten oder noch gar nicht diagnostizierten Frauen einen großen Teil unserer Leserschaft ausmacht. Aber natürlich wird ein guter Teil der Autismus-Diagnosen bereits im Kindesalter gestellt, und auch das Wissen über Autismus bei Mädchen nimmt stetig zu, sodass immer mehr Autistinnen bereits im Kindesalter eine Diagnose erhalten.

Im Kindesalter lässt sich noch wesentlich mehr anhand der Beobachtung des Verhaltens feststellen als im Erwachsenenalter. Denn *Masking* und andere Kompensationsmechanismen werden erst im Laufe des Lebens weiterentwickelt und immer ausgefeilter. Die autistische Symptomatik ist noch nicht so durch Komorbiditäten überschattet wie im Erwachsenenalter. Aber Kindheit ist nicht gleich Kindheit, und natürlich muss bei einer 3-jährigen anders vorgegangen werden als bei einer 17-jährigen Patientin. Auch bei jugendlichen ist es genau wie bei erwachsenen Autistinnen häufig so, dass erst aufgrund anderer psychischer Auffälligkeiten oder Erkrankungen überhaupt auf Autismus untersucht wird.

Viele Aspekte der Autismus-Diagnostik im Kindes- und Erwachsenenalter ähneln sich. Einen großen Teil macht das ausführliche Anamnesegespräch aus, das – je nach Alter des Kindes – die Eltern übernehmen. Aber auch bei Jugendlichen, die selbst gut Auskunft geben können, ist eine Befragung der Eltern unbedingt erforderlich. Dafür wird meist ein halbstrukturiertes Interview verwendet, also ein weitgehend freies Gespräch, in dessen Verlauf aber bestimmte vorgegebene Punkte abgeklärt werden. Die Verhaltensbeobachtung wird standardisiert mithilfe des *Autism Diagnostic Observation Schedule* (ADOS) durchgeführt. Auf das jeweilige Alter des Kindes abgestimmt, werden verschiedene Aufgaben gestellt und deren Ausführung auf Anzeichen von autistischem Verhalten hin beobachtet.

In einigen Punkten unterscheidet sich die Diagnostik im Kindes- und Jugendalter aber auch von der im Erwachsenenalter. Denn bei Kindern können eine Reihe bislang unerkannter Störungen das autistisch anmutende Verhalten erklären – oder mit Autismus zusammen auftreten. Um eine optimale und möglichst frühe Förderung in die Wege leiten zu können, muss bei Kindern genau hingeschaut werden. Das Mädchen reagiert nicht auf Ansprache: Funktionieren die Ohren? Es erwidert den Blickkontakt nicht: Funktionieren die Augen? Es spricht nicht dem Alter entsprechend: Wie gut ist das Sprachverständnis? Es hat Probleme beim Lernen: Wie ist das Intelligenzniveau des Mädchens? Abhängig von den Ergebnissen der ersten Untersuchung werden weitere Tests angesetzt. Gibt es Hinweise auf körperliche Auffälligkeiten oder genetische Syndrome? Gegebenenfalls werden dann neurologische Untersuchungen oder eine Gendiagnostik durchgeführt.

Diagnostik bei Erwachsenen

Mit großer Wahrscheinlichkeit bist du, liebe Leserin, schon volljährig oder zumindest auf gutem Weg dorthin. Das macht die Suche nach einer geeigneten Stelle für die Autismus-Diagnostik leider eher schwerer als leichter. Alle Spezialambulanzen sind überlaufen. Deshalb haben die meisten einen sogenannten Facharztvorbehalt eingeführt, was bedeutet, dass du dich nicht selbst zur Diagnostik anmelden kannst. Du musst erst eine niedergelassene Psychiaterin aufsuchen, die dich zur Abklärung von Autismus an die Spezialambulanz überweist. Manchmal reicht es aber auch, wenn deine Therapeutin – falls du eine hast – diese Überweisung an die Ambulanz vornimmt. Nicht alle Spezialambulanzen haben noch geöffnete Wartelisten. Falls du einen Platz auf einer Warteliste bekommst, mach dich auf eine ein- bis zweijährige Wartezeit gefasst.

Je nachdem, wie deine psychische Verfassung ist und wie gut du generell mit Formularen zurechtkommst, wird das Ausfüllen der obligatorischen Fragebögen dich viel Zeit und Löffel kosten. Manche Autistinnen berichten, dass sie schier bei jeder Frage in Zweifel über die korrekte Antwort geraten. Die Fragen scheinen nicht für Autistinnen gemacht zu sein, die ja buchstäblich jede geschriebene Zeile »zerdenken« können. Schließlich ist ihr Talent zum Overthinking angeboren.

Eine Patientin bekam bei der Frage »Wie oft träumen Sie?« einen Wutanfall. Sie beklagte sich bei ihrem Mann, dass sie selbstverständlich jede Nacht mehrmals träume, so wie übrigens alle anderen Menschen auch. Wenn die Damen und Herren von der Klinik wissen wollten, ob sie sich morgens an ihre Träume erinnern könne, dann sollten sie doch bitte das fragen! Sie wisse allerdings nicht, wie häufig sie sich im Vergleich zu anderen Menschen an ihre Träume erinnere, weil das in ihrem sozialen Umfeld kein übliches Gesprächsthema sei. Ihr (nicht autistischer) Mann half ihr mit seiner Einschätzung: »Du träumst aber schon ziemlich oft, ist so mein Eindruck …«, was sie dann seufzend für sich in eins der Kreuzchen übersetzte.

Bevor du wie die Patientin aus unserem Beispiel in Versuchung gerätst, ein Feuerzeug unter eine Ecke des Papierstapels zu halten (wie sie uns anvertraute), mach dir bitte bewusst, dass es nicht auf eine einzelne Antwort ankommt, sondern auf eine Tendenz bei der Auswertung eines jeden Fragebogens. Möglicherweise wirst du aber trotzdem immer wieder Schwierigkeiten mit der Beantwortung der Fragen haben. Wenn bei dir etwas phasenweise oft, sonst aber fast nie auftritt, ist dann die richtige Antwort auf dem Fragebogen »selten« oder »manchmal«? In der Autismus-Sprechstunde unserer Klinik sehen wir immer wieder Fragebögen mit reichlich durchgestrichenen und korrigierten Kreuzen, mit Kreuzen zwischen zwei Antwortmöglichkeiten (bitte mach das nicht!) und handschriftlichen Anmerkungen an den Seitenrändern. Wir wissen, dass das Ausfüllen harte Arbeit für dich ist.

Schlaflose Nächte und kreisende Gedanken vor dem Gesprächstermin zur Diagnostik sind völlig normal. Sicher hast du bei deiner Recherche schon ein paar Schauergeschichten gehört von Ärztinnen, die einen gut begründeten Autismus-Verdacht mit der Bemerkung »Sie sind nicht autistisch, sie können mir ja in die Augen schauen« oder anderem Unsinn abgetan haben. Wir wissen nicht, ob manche dieser Geschichten stark verkürzt wiedergegeben sind, müssen aber leider sagen, dass es auch heute noch nicht ausgeschlossen ist, selbst bei (Fach-)Ärztinnen auf Unwissen zu stoßen.

Wir gehen davon aus, dass du dir vorher viele Gedanken über dich und dein bisheriges Leben gemacht und dich ausreichend über Autismus informiert hast, bevor du dich anmeldest. Mit all den zuvor beschriebenen Überlegungen zur Selbstdiagnostik bist du für das Gespräch mit der Diagnostikerin gut vorbereitet. Falls du Notizen oder Unterlagen mitnehmen möchtest, kannst du das tun. Falls du dein Lieblingsplüschtier zur Unterstützung mitnehmen möchtest, nur zu. Du wärst nicht die erste Patientin, deren Drache, Elefant oder Pinguin während des Interviews auf ihrem Schoß oder vom Rucksack aus zuhört.

Was gehört zu einer guten Diagnostik?

Neben der erforderlichen Erfahrung im Bereich Autismus erfordert die Diagnostik immer auch eine gewisse Zeit, damit alle relevanten Bereiche beleuchtet werden können. Zu einer guten Diagnostik gehören demnach Sachverstand und Sorgfalt.

Der wichtigste Teil sollte ein ausführliches Gespräch sein, das die Kernsymptomatik von Autismus und weitere Themen umfasst.

Zusätzlich sollten standardisierte Fragebögen mit und ohne Autismusbezug verwendet werden. Die Fragebögen ohne Autismusbezug können Hinweise geben, ob statt Autismus ein ähnlich erscheinendes oder weiteres anderes Problem besteht.

Um abzuklären, ob die Symptome, die dich in die Diagnostik führen, nicht erst im Laufe des Lebens entstanden sind, sondern schon früh vorhanden waren, wird eine sogenannte Fremdanamnese durchgeführt. Dabei wird statt der Patientin selbst eine andere Person gefragt, die Auskunft geben kann. Eventuell wird ein Elternteil oder eine andere Person, die dich schon von klein auf kennt, darum gebeten, einen Fragebogen auszufüllen, mit zum Gespräch kommen oder wird auf anderem Wege kontaktiert.

Aus unserer Erfahrung in der Diagnostik und Therapie von Erwachsenen wissen wir, dass die Fremdanamnese schwierig sein kann. Denn nicht alle Eltern sind eine brauchbare Informationsquelle. Manche Eltern sind zu alt, um sich zu erinnern, oder leben schlicht nicht mehr. Manche haben damals darauf bestanden, dass ihr Kind »völlig normal« war, und fordern das auch heute noch ein. Manche wussten es einfach nicht besser – sei es, weil es um ihr einziges Kind geht (»Wir dachten, das sei halt normal!«) oder weil auch ein Elternteil unerkannt autistisch ist und sein Kind schon allein deshalb für recht normal hielt. In manchen Familien gab es mehrere autistische Kinder, und neben dem mit den größten oder offenkundigsten Schwierigkeiten wurden die »leichteren Fälle« übersehen. Und nicht zuletzt haben nicht wenige Frauen ihre eigenen guten Gründe, ihre Eltern nicht mit in das Thema einzubeziehen.

Der Nachweis, dass Schwierigkeiten oder Eigenarten bereits ab der Kindheit vorhanden waren und nicht erst im Laufe des Lebens erworben wurden, ist jedoch für eine Autismus-Diagnose zwingend erforderlich. Daher müssen viele unserer Patientinnen teilweise unliebsame Kontakte zur älteren Verwandtschaft aufnehmen. Sogar ehemalige Grundschullehrerinnen wurden schon wieder aufgespürt und befragt.

Für Kinder und Jugendliche kann es eine schrecklich schmerzhafte Erfahrung sein, ihre Eltern geballt gegenüber der Ärztin über ihre ganzen Schwierigkeiten und »Unzulänglichkeiten« reden zu hören, vor allem wenn sie selbst nicht bereit sind, sich mit dem Thema Autismus auseinanderzusetzen, und das Gefühl bekommen, ihnen wird der Stempel »defekt« aufgedrückt. Aber auch wenn es ihnen wirklich schlecht ging und sie lange ihr Bestes gegeben haben, um zurechtzukommen, ist es möglicherweise schlimm, wenn eine andere Person das alles in einem einzigen Gespräch aufzählt. Falls du ein Elternteil einer jungen Autistin bist: Bereite deine Tochter bitte gut auf das Gespräch vor, falls sie dabei sein wird.

Wird die Fremdanamnese bei Kindern durch die Befragung der Eltern anhand des ADI-R (*Autism Diagnostic Interview-Revised*) durchgeführt, ist das Kind üblicherweise nicht dabei. Das halten Expertinnen, auch abhängig vom Alter der Patientin, jedoch unterschiedlich.

Zu guter Letzt wird möglicherweise noch eine Verhaltensbeobachtung mithilfe des schon erwähnten *Autism Diagnostic Observation Schedule* (ADOS) durchgeführt. Bei Kindern gehört der ADOS zum Standard, bei Erwachsenen wird er nicht immer gemacht.

Meistens findet nicht alles an einem Termin statt, sondern du bekommst die Fragebögen vorher mitgegeben oder zugeschickt. Es kann auch sein, dass das Gespräch in mehrere Termine aufgeteilt wird. Oft ist das aus Zeitgründen bei niedergelassenen Psychiaterinnen der Fall. Möglicherweise wird zeitweise eine zweite Person zum Gespräch dazukommen. Gerade die Spezialambulanzen arbeiten, wenn möglich, nach dem Vieraugenprinzip. Der ADOS-Test wird ebenfalls oft an einem Extratermin durchgeführt, weil er eine bis anderthalb Stunden dauert.

Als Ergebnis solltest du einen ausführlichen Arztbrief erhalten, in dem steht, welche Tests durchgeführt und welche Fragebögen ausgefüllt wurden und mit welchen Ergebnissen. Zudem sollte er alle wichtigen Angaben aus dem Gespräch, gegebenenfalls auch die deiner Eltern, umfassen. Und zwar in einer Form, die deutlich macht, dass das nicht die Interpretation der Ärztin ist, sondern das, was du berichtet hast. Wundere dich also nicht, wenn dort vieles in indirekter Rede aufgeschrieben ist. Im Arztbrief müssen natürlich auch die gestellten Diagnosen stehen. Idealerweise sollte später jede Fachfrau nachvollziehen können, wie die Diagnostikerin vorgegangen ist und warum sie zu ihrem Schluss kam. Da Autismus-Spektrum-Störung eine Lebenszeitdiagnose ist, also attestiert, dass eine Person ihr Leben lang Autistin war und bleiben wird, ist der Arztbrief ein wichtiges Dokument.

Übrigens sind Sachverstand und Sorgfalt genau die Gründe, warum Kapazitäten für Autismus-Diagnostik Mangelware sind. Es gibt zu wenige Fachkräfte, die sich wirklich gut mit Autismus auskennen, und der Aufwand von mehreren Stunden pro Person mit Autimus-Verdacht wird von den Krankenkassen nicht kostendeckend vergütet.

Das Ergebnis der Diagnostik

Folgende mögliche Ausgänge einer Autismus-Diagnostik kennen wir:

+ Ja, es ist Autismus. Schönen Tag noch!
+ Ja, es ist Autismus. Und jetzt reden wir mal darüber, was Sie brauchen und wie es für Sie jetzt weitergehen kann.
+ Wir wissen es nicht. Es sind autistische Züge bzw. Merkmale erkennbar, aber aus bestimmten Gründen können wir die Diagnose nicht vergeben. Das kann vorkommen, weil ein Kernsymptom oder der Leidensdruck der Patientin nicht ausreichend erkennbar ist oder weil eine andere Störung eine mögliche Autismus-Symptomatik überdeckt und zuerst behandelt werden sollte, bevor eine gesicherte Aussage über Autismus gemacht werden kann.
+ Nein, es ist kein Autismus, sondern Folgendes: …
+ Nein, es ist kein Autismus. Schönen Tag noch!

Wir würden uns natürlich wünschen, dass niemand mit dem Arztbrief einfach alleingelassen wird. Die Zeitnot und auch die mangelnde Vernetzung der diagnostizierenden Stellen mit anderen Beratungsstellen macht es aber oft nicht anders möglich. Zudem würden wir uns wünschen, dass im Fall von Unklarheit im Arztbrief auf die unglückliche Formulierung »Eine Autismus-Spektrum-Störung wurde ausgeschlossen« verzichtet wird. Leider verwenden einige Diagnostikerinnen sie immer noch. Sie verschleiert, dass es doch Hinweise auf Autismus gab. Wenn der Symptomatik aber sicher kein Autismus zugrunde liegt, sollte das klar formuliert werden.

Wir sehen die Problematik der zu geringen Kapazitäten für fundierte Diagnostik sowie Therapie und Coaching an unseren eigenen Arbeitsplätzen. Wir sehen die vielen Menschen, denen eine korrekte Diagnose Erleichterung bringt und den Weg in eine für sie passende Lebensgestaltung ebnet. Und dennoch wird an unserer Ambulanz und auch an anderen Stellen ja längst nicht bei allen, die vorstellig werden, die Diagnose Autismus vergeben. Was ist mit diesen Menschen? Wurde bei ihnen etwas übersehen? Sollten sie es also noch einmal oder vielleicht woanders versuchen? Und falls sie dort wieder nicht »erfolgreich« sind, dann eben noch mal und noch mal? Wir erleben teilweise Verzweiflung und sogar Wut, wenn der Autismus-Verdacht nicht bestätigt werden kann. Ist Autismus eventuell doch eine »Modediagnose« geworden, gilt es in manchen Kreisen als »schick«, autistisch zu sein? Wir bezweifeln das und begegnen jeder einzelnen Person, die zu uns kommt, mit Offenheit und Interesse, um die bisher unerkannten Autistinnen zu finden und die, bei denen sich der Verdacht nicht bestätigt, beim nächsten Schritt auf ihrer Suche nach einer Erklärung für ihr eigenes Sosein zu unterstützen.

Okay, ich bin also Autistin – und jetzt?

Gerade bisher hoch kompensierende Autistinnen, die jahrzehntelang unerkannt geblieben sind, sehen nach der gesicherten Erkenntnis die nächste »Nebelbank der Unklarheit« vor sich auftauchen – und wie du aus Kapitel 2 weißt, ist Unklarheit für Autistinnen ein ordentlicher Stressfaktor.

Unserer Erfahrung nach stehen viele frisch diagnostizierte Autistinnen vor Fragen wie diesen hier:

+ Sind Autist:innen jetzt mein »Tribe«, auch wenn ich manche von denen merkwürdig und unsympathisch finde? Unsere pragmatische Antwort darauf ist: Natürlich bist du nicht verpflichtet, plötzlich alle anderen Autist:innen nett zu finden.

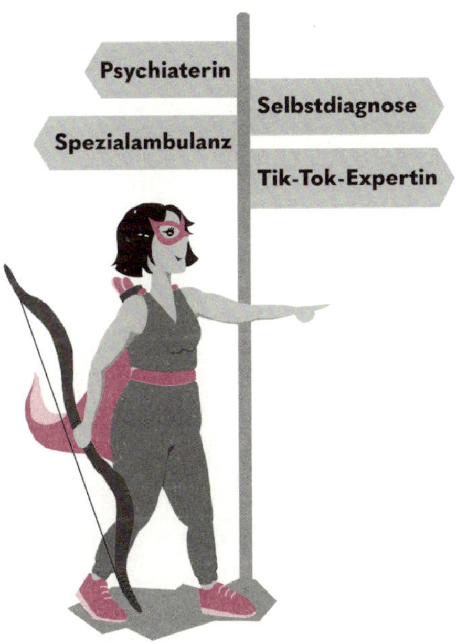

Viele berichten, dass sie sich erst an einen unmaskierten Umgang von Autist:innen untereinander gewöhnen mussten, bevor sie lernten, weniger maskierte Mit-Autist:innen zu schätzen.

+ Ich habe mich mein ganzes bisheriges Leben lang so sehr bemüht, »normal« zu sein, dass ich gar nicht weiß: Wer bin ich eigentlich? Darüber sprechen wir in Kapitel 7.
+ Das dauernde Unverstandensein hat mir Schaden zugefügt, ich habe schon vorher andere Diagnosen bekommen und fühle mich oft unglücklich. Könnte eine Psychotherapie mir helfen? Und falls ja, was für eine? Schau in Kapitel 8.
+ Jetzt weiß ich zwar, warum mein Leben so anstrengend ist, aber davon wird ja noch nichts besser. Was kann ich selbst tun? Das erklären wir dir in Kapitel 9.

Kapitel 7

Richtig anders und anders richtig – Identitätsprobleme und die Jagd nach dem »wahren« Ich

Wie du am Ende des letzten Kapitels gesehen hast, ist es mit dem Abschluss einer Diagnostik nicht getan. Zwar gibt es jetzt (im besten Fall) mehr Klarheit, aber es drängen sich dadurch auch direkt weitere Fragen auf: Wer bin ich wirklich? Was macht meine Identität aus? Wie kann ich anders sein, aber mich trotzdem zugehörig fühlen? Die Auseinandersetzung mit diesen Fragen ist ein wichtiger Prozess, der sich unweigerlich an die Diagnostik anschließt. Deshalb wollen wir an dieser Stelle nicht gleich mit dem Thema Therapie weitermachen, sondern einmal kurz innehalten und diesen – zugegebenermaßen recht komplexen – Fragen Raum geben.

»Richtig anders und anders richtig« ist der Name der Messenger-Gruppe, mit der sich die Autorinnen dieses Buches während dessen Entstehungsprozesses koordiniert haben. Du fragst dich vielleicht, warum du das wissen musst. Musst du natürlich nicht, aber es veranschaulicht, wie eng dieser Identitätsaspekt aus unserer Sicht mit dem Thema Autismus bei Frauen und Mädchen verbunden ist. Also, legen wir los.

Wer bin ich und wenn ja – wie viele Löffel sind noch übrig?

Wenn du dieses Buch von vorne nach hinten liest, wirst du bereits gemerkt haben, dass es in den vorherigen Kapiteln schon viel um

Themen wie Identität, Selbstbild und Anderssein ging, und – Spoileralarm – sie werden auch in den folgenden Kapiteln eine wichtige Rolle spielen. Aber was ist überhaupt Identität und woher kommt unser Identitätsempfinden? Wie hängt die eigene Identität mit dem Selbstwert zusammen?

Um diese Fragen zu beantworten, müssen wir uns zunächst etwas Zeit nehmen, um klarzustellen, wovon wir hier eigentlich sprechen.

Identität und Selbstwert

Im Dorsch – Lexikon der Psychologie wird Identität als »Art und Weise, wie Menschen sich selbst aus ihrer biografischen Entwicklung heraus in der ständigen Auseinandersetzung mit der Umwelt wahrnehmen und verstehen«[1] definiert. Im weiteren Verlauf des Artikels wird beschrieben, dass es hierbei automatisch auch um eine Balance aus Stabilität und Veränderung geht. Zur Identität zugehörig erleben wir nur Aspekte, die eine gewisse Stabilität mit sich bringen. Ob ich heute ein gelbes T-Shirt trage, wird vermutlich nicht eng mit meinem Identitätsgefühl verbunden sein – es sei denn, das Kleidungsstück drückt die Zuneigung zu einem bestimmten Fußballverein, eine politische Haltung oder ein anderes überdauerndes Merkmal bzw. eine Verbundenheit aus. Identität ist also etwas, was sich nicht im Minutentakt ändert.

Was das Gefühl der eigenen Identität ausmacht, kann sehr vielfältig sein und sich aus ganz unterschiedlichen Quellen zusammensetzen. Die Zugehörigkeit zu einem Geschlecht, einer Nationalität (das wissen alle, die jeden Sonntag um 20:15 Uhr Tatort schauen), einem Verein oder einer politischen Gruppierung führt häufig dazu, dass ich mich damit »identifiziere«. Aber auch meine Eigenschaften, Erfahrungen in zwischenmenschlichen Situationen, Vorlieben, Hobbys und Begabungen tragen zu einem Identitätsgefühl bei.

Gleichzeitig wird in der Definition darauf hingewiesen, dass Identität sich auch in der »ständigen Auseinandersetzung mit der Umwelt« entwickelt. Wir nehmen also unsere Umwelt und die

Rückmeldungen, die wir bekommen, mit auf und integrieren sie in unsere Identität. So gibt es auf lange Sicht gesehen auch Veränderungen und Anpassungen. Oder würdest du behaupten, du bist noch genauso wie vor fünf oder zehn Jahren? Manchmal wird die eigene Identität über Jahre und Jahrzehnte angepasst, manchmal entsteht aufgrund von Lebensereignissen aber auch ein gewisser Druck, diese Anpassung schneller vorzunehmen. Dies ist zum Beispiel bei abrupten Übergängen von einer Lebenssituation in die andere der Fall (z. B. einer Trennung oder einem Todesfall), oder dann, wenn sich die eigene Rolle ändert, z. B. durch Mutterschaft (mehr dazu in Kap. 3).

Wie wichtig es ist, uns und unsere Identität im Laufe unseres Lebens zu verändern und uns somit weiterzuentwickeln, beschreibt die folgende Begebenheit aus dem Buch *Geschichten von Herrn Keuner* von Bertolt Brecht: »Ein Mann, der Herrn K. lange nicht gesehen hatte, begrüßte ihn mit den Worten: ›Sie haben sich gar nicht verändert.‹ ›Oh!‹, sagte Herr K. und erbleichte.«[2]

Die meisten Menschen haben im Laufe ihres Lebens damit zu kämpfen, herauszufinden, wer oder wie sie eigentlich sind, müssen mit Widersprüchen und Inkonsistenzen und inneren Konflikten umgehen, und wir schätzen, dass die wenigsten jemals damit fertigwerden. »Eigentlich bin ich ganz anders, ich komm nur viel zu selten dazu«, singt Udo Lindenberg zu dem Thema in seinem Song *Ganz anders*. Das Ringen um ein stabiles Selbstkonzept ist also kein rein autistisches Problem, auch wenn es wegen der schwachen zentralen Kohärenz bei Autistinnen sicher oft stärker ausgeprägt ist als in der Durchschnittsbevölkerung. Was jedoch (nahezu) allen Autistinnen bekannt sein dürfte, ist das anhaltende Gefühl des Andersseins. Dazu später mehr.

Zunächst möchten wir dir an dieser Stelle noch einen anderen Begriff vorstellen: den Selbstwert. Oder korrekt ausgedrückt: Selbstwertgefühl oder Selbstwerteinschätzung. Denn der Begriff »Selbstwert« suggeriert, dass Personen überhaupt mehr oder weniger »wert« sein können – eine Position, von der wir uns klar distanzieren. Mit Selbstwertgefühl ist gemeint, wie wir uns selbst, also die eigene Identität, bewerten, häufig im Vergleich mit anderen Personen. Ein negatives Selbstwertgefühl entsteht daraus, dass wir verschiedene Aspekte unseres Selbst negativ bewerten.

Frauen und Mädchen mit einem miesen Selbstwertgefühl sind Meisterinnen darin, die eigenen Leistungen nicht zu sehen, herunterzuspielen oder auf äußere Umstände zurückzuführen, andere als überlegen zu erleben oder sich für Dinge die Schuld zu geben, die außerhalb ihrer Verantwortung liegen. Sie sehen mehr Sachen an sich selbst, die falschlaufen, und bewerten diese dann wiederum negativ, was in der Folge das negative Selbstbild und somit das schlechte Selbstwertgefühl festigt. Es handelt sich also um das Ergebnis einer systematischen Wahrnehmungsverzerrung.

Das kannst du dir in etwa so vorstellen: Eine Person mit einer bestimmten politischen Einstellung nimmt nur noch Informationen auf, die zu dieser Einstellung passen. Dadurch lässt sie andere Aspekte, die diese Einstellung vielleicht auf lange Sicht relativieren würden, außer Acht. Ihre Wahrnehmung ist damit verzerrt. Die Person wird sich aufgrund dessen in ihrer Meinung immer wieder bestätigt fühlen. Ziel ist also, mehr Offenheit für neue Erfahrungen zu schaffen.

Beobachtungsübung

Stelle dir einmal die Frage, wie du dich und dein Verhalten bewertest. Passiert es dir, dass du Situationen, die du positiv bewertest (in denen du vielleicht besonders kompetent, freundlich oder schlagfertig warst), weniger Relevanz einräumst als solchen, die du eher negativ beurteilst (in denen du vielleicht eine nicht ganz passende Äußerung gemacht hast oder etwas nicht geschafft hast)? Welche Gedanken hast du zu diesen Situationen und welche Auswirkungen haben sie auf dein Bild von dir?

Die Haltung uns selbst gegenüber ist zum einen eine grundsätzliche Angelegenheit, drückt sich aber gleichzeitig in banalen Alltagssituationen aus. Unsere ehemalige Körpertherapeutin Ilona Brokuslaus sagte oft: »Selbstwert wird handelnd erworben.« Das heißt, dass unser Selbstwertgefühl uns sehr gut dabei beobachtet, mit welcher Haltung uns selbst gegenüber wir durchs Leben gehen und vor allem die Verhaltensebene sehr genau im Blick hat. Deshalb ist es bei allen Aktivitäten, auch den ganz kleinen (ja, auch jetzt beim Lesen!), gut, eine selbstfürsorgliche und vor allem selbstmitfühlende Haltung zu etablieren.

»Hallo, ich bin Lisa« – »Sehr erfreut, ich bin anders«

Anders zu denken, zu fühlen und sich als anders zu erleben, kann – unabhängig von der Bewertung dieses »Anders« – an sich schon als Problem empfunden werden. Das Gefühl kennen vermutlich viele Frauen, die z. B. besonders groß sind, eine besonders hohe Stimme haben oder besonders viele Sommersprossen. Gerade bei Kindern und Jugendlichen besteht in Gruppen oft hoher Konformitätsdruck mit der ausgesprochenen oder unausgesprochenen Botschaft, dass man nur in Ordnung und Teil der Gruppe ist, wenn man sich auf eine gewisse Art kleidet, bestimmte Getränke trinkt oder auf eine bestimmte Weise redet. Ein Effekt, den Sportmarken und Eisteehersteller geschickt für sich zu nutzen wissen. Man braucht schon wirklich viel Selbstbewusstsein, um hier gegenzuhalten. Zumal es passieren kann, dass du abgewertet wirst, wenn du zu deinem Anderssein stehst (»Die hält sich wohl für was Besseres«). Auch im Erwachsenenalter gibt es zahlreiche Situationen, in denen das passiert.

Neben dem Druck, der von außen entsteht, kann ein Gefühl des Andersseins auch in vermeintlich harmlosen sozialen Situationen entstehen: Das Gefühl des »Alleinseins unter vielen« entsteht z. B., wenn zwei Personen beim Tapasessen miteinander neurotypisch sprechen und du nicht ganz mitkommst, weil dir die Untertitel fehlen. Oder sie sich über Themen unterhalten, deren Wichtigkeit du beim besten Willen nicht nachvollziehen kannst.

Das hier soll kein Plädoyer dafür sein, Anderssein von nun an zu vermeiden und möglichen Problemen damit aus dem Weg zu gehen, indem du dich schnell darüber informierst, welcher Eistee gerade »in« ist. Wir möchten dich unterstützen, dich in deinem Anderssein zu Hause zu fühlen und sowohl nach innen als auch nach außen selbstbewusst damit umzugehen. Gleichzeitig ist es wichtig, sich bewusst zu machen, dass das nicht immer einfach ist und wahrscheinlich mal mehr und mal weniger gut gelingt.

Zu viel, zu wenig, zu komisch

Neben dem Anderssein als pures Abweichen von einer Norm gibt es auch immer wieder negative Bewertungen, die sich daraus ergeben, dass die meisten sozialen Normen aus einer nicht autistischen Perspektive entstanden sind und es deshalb auch nicht autistische Standards sind, »wie man sich zu verhalten hat«. Wenn du dein ganzes Leben Attribute hörst wie »komisch«, »seltsam«, »peinlich«, »unpassend«, »unhöflich«, »zu …« (Platzhalter für alles Mögliche), »zu wenig …« (ebenso), dann wird aus dem *anders* ganz schnell ein *falsch*.

Über die Zeit wird diese Bewertung weiter verstärkt und somit aufrechterhalten, wenn du die Erfahrung machst, deine Umwelt nicht zu verstehen und von deiner Umwelt nicht verstanden zu werden, oder durch das, wie du bist, »mal wieder Probleme zu machen«. Solche Erfahrungen können sehr klar und explizit sein (z. B. Mobbing in der Schule) oder auch unterschwellig (z. B. das Seufzen deiner Eltern, wenn du als Kind eine bestimmte Speise aufgrund ihrer Konsistenz nicht essen kannst).

Für nicht Betroffene ist es wichtig, sich vor Augen zu halten, dass diese Situationen nicht nur einmalig oder ab und zu vorkommen, sondern sich von frühester Kindheit an ständig wiederholen. Und das hinterlässt natürlich Spuren in der Entwicklung der eigenen Identität und des Selbstwerts.

Dann tu ich halt so, solange ich kann

Du weißt inzwischen, dass viele Frauen und Mädchen das Problem des Andersseins durch *Masking* lösen und richtige Meisterinnen der Verstellung sein können. Dadurch entsteht eine grundlegende Schwierigkeit: Ich kann es meiner Umwelt nur recht machen, indem ich versuche, mich weitestgehend anzupassen, um möglichst wenig negativen Rückmeldungen und Konflikten ausgesetzt zu sein. Aber das kostet viele Löffel und ist sehr anstrengend, mal abgesehen davon, dass es gar nicht in Gänze funktioniert und sich für viele auch falsch und unangenehm anfühlt.

Manche Frauen haben es so automatisiert, es ständig allen recht zu machen, dass sie es selbst nicht mehr merken. Das fühlt sich zwar nicht falsch an, ist aber durchgehend anstrengend. Spätestens dann, wenn alle Löffel aufgebraucht sind, kippt es in einen Zustand, in dem Kompensation und *Masking* nicht mehr möglich sind: Dieser Meltdown führt dazu, dass die Fassade nicht mehr aufrechterhalten werden kann.

Das kann im Beisein von anderen Personen passieren, wobei häufig die Erfahrung gemacht wird, dass sie auf diese Veränderung irritiert, wenn nicht sogar schockiert reagieren. Manche Frauen kollabieren deshalb tunlichst erst allein zu Hause, um weitere negative Rückmeldungen zu vermeiden. Zu einem gewissen Grad kann

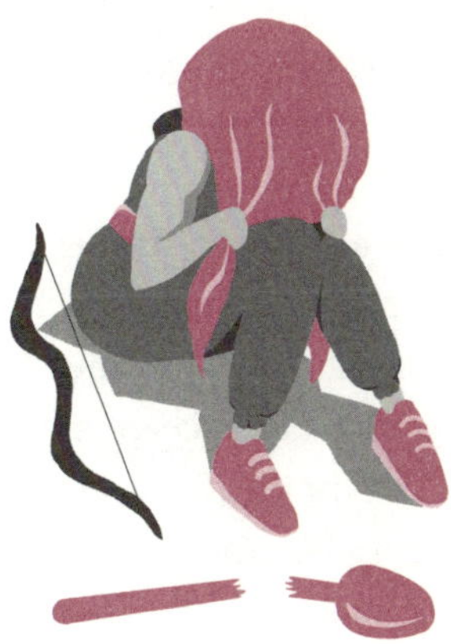

man also sagen: Je mehr man versucht, möglichst wenig autistisch zu sein, desto höher ist die Wahrscheinlichkeit, dass autistische Dynamiken sich ihren Weg bahnen und am Ende voll durchbrechen.

Ich bin nur okay, wenn …

Der zweite Aspekt, aus dem das »Projekt Anpassung« kritisch gesehen werden muss, ist die Frage, welche Botschaft ich mir selbst durch die Anpassung vermittle. Als Kind hat eine Autistin gelernt, einige Aspekte von sich zu »zensieren« oder zu maskieren, was von der Gesellschaft so erwartet wurde. Und auch über die Lebensdauer wird diese Erwartung implizit aufrechterhalten.

»Ich bin nur okay/sozial kompatibel/aushaltbar/beziehungsfähig/…, wenn ich möglichst viele Aspekte von mir vor anderen versteckt halte«, ist eine Annahme, die für das Selbstwertgefühl eine Katastrophe ist. Leider wird genau diese Annahme von der Umwelt immer wieder verstärkt und bestätigt, indem man beispielsweise besonders gelobt wird, wenn man sich an die Struktur der anderen anpasst, oder weniger Ärger bekommt, wenn man darauf verzichtet, eigene Bedürfnisse zu artikulieren.

Dabei ist wichtig zu verstehen, dass Autistinnen sehr soziale Wesen sind, die an einer sozialen Einbindung interessiert sind und integriert sein wollen. Das Vorurteil, dass es Autistinnen ohnehin egal ist, was die anderen von ihnen denken, ist völliger Unsinn, der sich leider hartnäckig hält. Durch den großen Wunsch nach Zugehörigkeit und sozialen Bindungen versteht man erst den Anpassungsdruck, der sich durch das Erleben des Andersseins ergibt.

Mehr als nur Autismus sein

Ein weiterer Stolperstein auf der Suche nach der eigenen Identität kann sich überraschend nach der Autismus-Diagnose ergeben: All die Eigenschaften, die mich ausmachen, mein innerer Monk, meine Begeisterungsfähigkeit für die Antike und japanische Bento-Boxen, meine Rituale, meine Geradlinigkeit, all die Dinge, die ich für meine Persönlichkeit gehalten habe, sollen jetzt Symptome einer

Entwicklungsstörung sein? Was bleibt dann von meinem Charakter? Das Eintauchen in die autistische Community kann heilsam sein oder dich desorientiert zurücklassen. Dort sind viele Leute unterwegs, die scheinbar alles, was sie erleben und tun, mit ihrem Autismus in Verbindung bringen. Möglicherweise hat genau das dir bislang gefehlt. Vielleicht möchtest du es aber auch lieber so sehen, dass du zwar autistisch bist – aber deswegen nicht Autismus bist.

Du musst dich nicht über deinen Autismus identifizieren, wenn das sich für dich nicht richtig anfühlt. Du kannst es auch folgendermaßen sehen: Wir haben in Kapitel 2 davon gesprochen, dass man Autismus als Betriebssystem verstehen kann. Aber wer sagt denn, dass darauf nicht alle möglichen schicken Programme laufen können? Über die du selbst bestimmst. Möglicherweise sehen sie so aus wie die von anderen, vielleicht sind sie auch ganz anders. Sicher ist nur, dass die Grundlage eine andere ist als bei den meisten anderen Menschen. Klingt noch kompliziert? Ist es erst mal auch. Du musst es auch nicht allein schaffen, diese Gedanken und Gefühle zu sortieren.

Kein Widerspruch: genau richtig sein und Dinge verändern können

So oder so ist es also ein kompliziertes Thema mit der Identität, und wir können dich wohl nicht davor bewahren, dich hier an der einen oder anderen Stelle zu verrennen (falls es dich beruhigt: Wir tun das auch regelmäßig). Auch wenn wir dich ermutigen wollen, das eigene Anderssein genau richtig zu finden und anzuerkennen, so wissen wir doch, dass das in manchen Situationen gar nicht so leicht ist und dir viel abverlangt. Und dass man vielleicht auch einfach manchmal keine Lust mehr auf die Anstrengungen hat, die damit verbunden sind. Und vielleicht manchmal auch denkt, dass alles einfacher wäre, wenn man nur ein bisschen »normaler« (was auch immer das konkret bedeutet) wäre.

Wir möchten dir mit diesem Buch helfen, deine Besonderheiten besser zu verstehen, um sie wertschätzen, gut behandeln und besser einordnen zu können. Gleichzeitig gibt es – egal, wie gut wir uns selbst verstehen mögen – immer Widersprüche und Unstimmigkeiten und Aspekte, die nicht ins Bild passen. Interessanterweise sind wir in Bezug auf andere Personen (z. B. Freundinnen) viel nachsichtiger und gehen viel gelassener damit um, wenn sie sich in verschiedenen Situationen unterschiedlich verhalten.

Autistische Frauen und Mädchen erleben sich oft wie eine Sammlung von Einzelteilen: Mal ziehen sie sich zurück, mal geben sie zu viel von sich preis, mal sind sie offen und interessiert und mal überhaupt nicht. Aber auch wenn sie kein schönes geschlossenes und in sich stimmiges Bild von sich haben, so können sie doch lernen, innere Widersprüche und unterschiedliche Zustände zu akzeptieren, statt nach einem bestimmten Bild von sich zu jagen, das allen Situationen standhalten muss. »Genau richtig« ist also hier nicht als ein fester Zustand zu sehen, sondern eher als Bandbreite. In dem Wissen, dass du trotz der vorhandenen Baustellen und Projekte im Grunde genau richtig bist, fällt es dir leichter, einzelne Bereiche zu verändern und dich weiterzuentwickeln.

Kapitel 8
Wenn es so nicht weitergehen kann – Therapie für autistische Frauen und Mädchen

Wann ist eine Therapie sinnvoll? Und brauchst du eine fertige Diagnose, um dich anmelden zu können? Zusammengefasst kann man sagen: Mit einer Autismus-Diagnose braucht man nicht zwingend eine Therapie und für den Beginn einer Therapie nicht zwingend eine Diagnose. Das klingt verwirrend? Hier ein paar Überlegungen dazu.

Es ist möglich, bei einem Autismus-Verdacht, der entweder schon einmal von einer Fachperson geäußert wurde oder von dir selbst oder deinem Umfeld kommt, die Notwendigkeit einer Therapie zu prüfen. Eine Therapie kann immer dann in die Wege geleitet werden, wenn du selbst den Eindruck hast, dass du eine benötigst. In den ersten Sitzungen wird dann entschieden, ob eine Psychotherapie in deinem Fall sinnvoll und notwendig ist. Ob zu diesem Zeitpunkt bereits eine Autismus-Diagnose vorliegt, ist erst einmal unerheblich. Das trifft allerdings nicht auf autismusspezifische Therapieangebote zu, auf die wir später eingehen.

Und auf der anderen Seite: Nicht immer muss nach gestellter Diagnose zwingend eine Therapie erfolgen. Therapie ist kein Selbstzweck, sondern immer daran ausgerichtet, was die aktuelle Problemlage ist und ob sich aus dieser eine Notwendigkeit für eine therapeutische Behandlung ergibt. Dabei muss zwischen äußerem und innerem Funktionieren unterschieden werden. Wir haben an vielen Stellen thematisiert, dass gerade autistische Frauen und Mädchen zu Kompensation und *Masking* neigen. Das führt oft dazu, dass nach außen hin alles stabil wirkt, nach innen aber ein chronisches Löffeldefizit besteht, das sich schlecht anfühlt und auf Dauer ungesund ist. Wenn du nur das Funktionieren nach außen als Kriterium für eine Therapie nehmen würdest, kämst du vielleicht zu dem Schluss, dass es schon irgendwie passt. Beziehst du aber die inneren Aspekte mit ein, wird dir vielleicht bewusst, dass es so eben nicht weitergehen kann und professionelle Hilfe nötig ist. Es gibt viele verschiedene Anlässe für eine Behandlung. Wir wollen dir – als Entscheidungshilfe für oder gegen eine Therapie – in diesem Kapitel einen Überblick geben. Dazu beschäftigen wir uns auch damit, was in einer Therapie gemacht wird und was mögliche Schwerpunkte und Behandlungsziele sind.

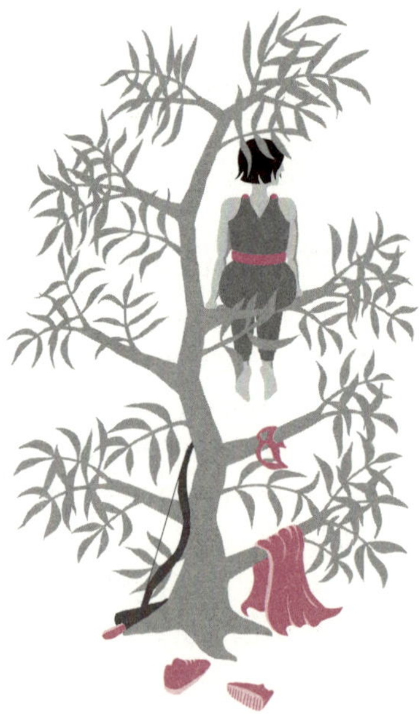

Was ist das Ziel einer »Autismus-Therapie«?

Wie du nach der Lektüre der vorangegangenen Kapitel sicher schon vermutest, geht es in der therapeutischen Behandlung nicht darum, den Autismus »wegzutherapieren«. Das wäre zum einen sehr schade, da eine Welt ohne Autistinnen eine ziemlich traurige und in vielerlei Hinsicht einseitige Angelegenheit wäre. Zum anderen ist es auch schlicht nicht möglich. Was also wird in einer Therapie dann überhaupt behandelt, wenn die Symptome nicht im Kern veränderbar sind? Die Antwort auf diese Frage kann je nach Behandlung variieren und hängt von der individuellen Problemlage sowie der aktuellen Lebenssituation ab.

Im Kreuzfeuer der Lebensereignisse zurechtkommen

Im Fokus der Therapie steht nicht nur die Patientin als Person, sondern natürlich auch ihre aktuelle Lebenssituation sowie die damit verbundenen Herausforderungen. Wie du schon weißt, warten im Leben vieler Autistinnen allerhand Herausforderungen und Umbrüche, die das ganze Leben auf den Kopf stellen können. Das kann zum Beispiel ein Umzug in eine andere Stadt oder die Übernahme der Mutterrolle sein.

Wenn man an Lebensereignisse denkt, die eine therapeutische Behandlung erfordern, denken viele automatisch an schlimme oder tragische Geschehnisse wie Todesfälle, Trennungen oder persönliche Misserfolge. Aber auch positive Lebensereignisse erfordern viel Anpassungsfähigkeit und werfen unsere Gewohnheiten und bisherigen Strategien über den Haufen. So kann es sein, dass eine bis dahin stabil durchs Leben gehende Autistin durch den Beginn einer Partnerschaft mit neuen gemeinsamen Routinen ins Straucheln gerät und therapeutische Unterstützung braucht, um sich in der neuen Situation einzurichten und hilfreiche Strategien zu finden.

»Neurotypisch« sprechen ohne Burn-out

Früher waren Therapien am ehesten an dem Ziel ausgerichtet, sich der neurotypischen Welt anzupassen, also »möglichst wenig autistisch zu sein« – oder wenn, dann bitte nach Möglichkeit nur in den eigenen vier Wänden. Heute wissen wir, dass das eine ziemlich frustrierende Arbeit sein kann, die auf lange Sicht schädlich ist.

Aber natürlich braucht es auch an einigen Stellen Anpassung an die Gewohnheiten und Normen von neurotypischen Menschen, die ja nun mal in der Gesellschaft in der Mehrheit sind. Wenn es zum Beispiel darum geht, an einem Arbeitsplatz voller Nichtautistinnen zurechtzukommen.

Es geht also immer um eine Balance aus Akzeptanz und Veränderung: so zu bleiben, wie man ist, und einzelne Aspekte an die Umwelt anzupassen. Diese Balance zu suchen – und immer wieder zu verlieren und neu zu suchen – und dann im konkreten Fall auszuarbeiten, wie diese genau aussehen und umgesetzt werden könnte, ist ein Grundpfeiler des therapeutischen Arbeitens.

Es kann auch ein Therapieziel sein, sich jetzt, wo man von seinem Autismus weiß, zum ersten Mal richtig kennenzulernen. Wer bin ich, wenn ich mich nicht anpasse? So zu sein, wie sie sind, ist bei vielen Autistinnen mit Angst belegt, weil sie von klein auf getadelt wurden, wenn sie sich nicht »wie ein normaler Mensch« benommen haben. Es geht dann erst einmal darum, dir zu erlauben, du selbst zu sein. Daran in einem geschützten Rahmen zu arbeiten, kann ein wichtiger Prozess sein. Darauf aufbauend kannst du entscheiden, wie sehr du dich in Zukunft anpassen und maskieren möchtest bzw. musst.

Wenn Autismus gar nicht das (Haupt-)Problem ist

Neben dem Fokus auf den Autismus-Features und den damit entstehenden Schwierigkeiten kann ein Therapieanlass durch komorbide Erkrankungen entstehen, also wenn parallel beispielsweise eine Depression vorliegt. Oft ist das der erste Kontakt mit der »Therapiewelt«, bevor der Autismus überhaupt bekannt ist. Wir sehen sowohl im ambulanten als auch im stationären Rahmen sehr häufig, dass Patientinnen von ihrem Autismus noch gar nichts wissen (oder höchstens eine vage Ahnung haben) und erst durch eine Krise oder chronischen Erschöpfung, die in einer Depression oder Angststörung mündet, in Therapie gehen. Im besten Fall leitet die Therapeutin dann eine Diagnostik in die Wege (siehe Kap. 6), um damit den Grundstein für eine dauerhafte Veränderung und Entlastung zu legen.

Bausteine einer Psychotherapie für Autistinnen

So individuell wie die Behandlungsanlässe und Zielsetzungen sind, so individuell sollten auch verschiedene Bausteine in der therapeutischen Behandlung kombiniert werden. Im Folgenden wollen wir dir einige der wichtigsten Bausteine vorstellen. Konkrete Empfehlungen zur Umsetzung im Alltag findest du dann im nächsten Kapitel.

Warum bin ich, wie ich bin?

Am Anfang steht die Psychoedukation. Der Begriff klingt zugegebenermaßen zunächst nicht besonders einladend. Psychoedukation meint, der Patientin ein tiefes Verständnis über Autismus und die damit einhergehenden Besonderheiten des Denkens, Fühlens und Erlebens zu vermitteln und sukzessive mit der Lebensrealität der Patientin zu verknüpfen. Im Laufe der therapeutischen Behandlung lernt die Patientin also Schritt für Schritt, eigene Autismus-Features als solche zu erkennen und in der Folge ihren Umgang damit bzw. die Bewertung dieser Aspekte zu verändern. So wird aus »Ich bin irgendwie komisch und sozial nicht kompatibel« vielleicht so etwas wie »Ich bin gern in Gruppen und in Kontakt mit anderen, aber muss aufpassen, dass es mir nicht zu viel wird«. Durch die Psychoedukation ändern sich mit der Zeit auch die Grundüberzeugungen in Bezug auf den Selbstwert, auf die wir später noch zu sprechen kommen.

Psychoedukation hilft, Fragen zu beantworten wie: Warum werde ich, obwohl mir meine Freundinnen sehr am Herzen liegen, nach zwei gemeinsamen Stunden mit ihnen unruhig und gereizt? Warum komme ich halbwegs gut durch den Tag und kriege um

18 Uhr regelmäßig einen Zusammenbruch? Bin ich altmodisch, nur weil ich am liebsten mein Vanilleeis bestelle, während alle anderen von der neuen Sorte Honig-Karamell-Rosmarin-Crunch schwärmen?

Sie dient also der Einordnung bestimmter Eigenarten vor dem Hintergrund der Autismus-Diagnose. Sie zielt darauf ab, einen gelasseneren Umgang mit bestimmten Besonderheiten zu erreichen und sich nicht wegen des Vanilleeises zu stressen. Zudem ist sie die Grundlage von Veränderung. Wenn ich zum Beispiel weiß, wie viele Löffel mir über den Tag zur Verfügung stehen, kann ich sorgsamer mit ihnen umgehen, statt mich abends darüber zu wundern, dass wieder alles viel zu viel war (mehr zum »Löffelmanagement« in Kap. 9).

Der Stellenwert von Psychoedukation in der Therapie kann sehr unterschiedlich sein. Das liegt aber nicht daran, dass es nicht wichtig wäre, gut informiert zu sein. Vielmehr kommt es immer wieder vor, dass Patientinnen am Anfang der Therapie schon bestens informiert sind. Gerade wenn sie den Autismus zu ihrem Spezialinteresse erklärt haben, kann es sein, dass sie sich besser auskennen als so manche Therapeutin. Dann kann man diesen Punkt in der therapeutischen Behandlung guten Gewissens überspringen, sollte die dahinterliegenden Konzepte aber regelmäßig abgleichen, um sich zu vergewissern, dass man von der gleichen Basis ausgeht.

Neben Informationen zum Autismus gehören zu einer umfassenden Psychoedukation auch Informationen zur anderen Seite, der neurotypischen. Bestimmte neurotypische Gewohnheiten und Gepflogenheiten erschließen sich nicht von selbst, sodass sie explizit vermittelt werden müssen. Es ist in etwa so, wie wenn man in ein fernes Land reist und erst einmal verstehen muss, was welche Geste bedeutet. Jetzt leben Autistinnen ja schon seit vielen Jahren in einer Welt, die von neurotypischen Regeln und Normen geprägt ist. Manche davon waren aber bislang vielleicht gar nicht so explizit klar, sodass es hilfreich ist, auch diese in die Psychoedukation mitaufzunehmen.

Psychoedukation muss übrigens nicht zwingend im Rahmen einer Psychotherapie stattfinden. Was du gerade in den Händen hältst, ist natürlich auch Psychoedukation. Darüber hinaus gibt es viele Websites, Foren und sonstiges Infomaterial, das der Aufklärung dient. Ein paar hilfreiche Adressen findest du im Anhang.

Umgang mit autismustypischen Problemen

Bevor wir uns anschauen, wie in der Therapie an einem Umgang mit autismustypischen Problemen gearbeitet wird, sollten wir festhalten, was wir unter »autismustypischen Problemen« verstehen. Sind das Probleme, die durch den Autismus entstehen, oder solche, die sich durch den Kontakt mit Nichtautistinnen ergeben? Wenn du die vorherigen Kapitel schon gelesen hast, dann wirst du die Antwort ahnen: sowohl als auch.

Es geht zum Beispiel um die Frage nach der Offenlegung der Diagnose in verschiedenen Kontexten, um Gefühle und deren Erkennung, verbale und nonverbale Kommunikation, Stressmanagement, das Äußern eigener Wünsche, das Ablehnen von Bitten, Small-Talk-Training oder auch um konkrete Verhaltensänderungen. Autismustypische Probleme reichen von alltagspraktischen Aspekten (z. B. telefonieren) bis hin zu grundlegenden Themen (z. B. Autismus und Partnerschaft). Der Fokus kann sowohl auf innerpsychischen Aspekten (z. B. Selbstwert, Selbstfürsorge) als auch auf zwischenmenschlicher Interaktion (z. B. Gefühle ausdrücken, Grenzen setzen) liegen. Dazu gehört teilweise, »Neurotypisch« zu lernen, um es bei Bedarf anwenden zu können (z. B. Small Talk).

Bei dieser großen Auswahl an Schwerpunktsetzungen ist es hilfreich, schon bei der Therapieplanung gemeinsam festzulegen, welche Inhalte im konkreten Fall sinnvoll sein könnten (mehr dazu weiter unten). Natürlich kann sich der Bedarf auch im Laufe einer Therapie ändern und muss entsprechend angepasst werden. Wenn eine Patientin beispielsweise eine neue Ausbildungsstelle antritt, kann es wichtig sein, das vorzubereiten und nicht um jeden Preis an der ursprünglichen Therapieplanung festzuhalten.

Oft haben Patientinnen, die eine Therapie beginnen, schon selbst viele Strategien entwickelt, die dann gemeinsam in Bezug auf Kosten und Nutzen ausgewertet werden und gegebenenfalls verfeinert oder auf andere Bereiche übertragen werden können. Was du selbst tun kannst, wenn du keine Therapie machst oder vielleicht gerade auf eine wartest, kannst du im nächsten Kapitel zur Selbsthilfe lesen.

Identität, Selbstkonzept und Selbstwert in der Therapie

Therapeutische Interventionen finden also auf ganz verschiedenen Ebenen statt. Neben alltagsbezogenen Aspekten wie Stressbewältigung geht es mehr oder weniger explizit auch immer um die »großen« Themen autistischer Frauen und Mädchen wie Identität, Selbstkonzept und Selbstwert, von denen du im vorangegangenen Kapitel gelesen hast. Aber wie sieht das konkret in einer Therapie aus?

Aspekte, die den Selbstwert und das Selbstbild betreffen, finden auf ganz verschiedene Arten ihren Weg in die Therapie. Im Rahmen einer therapeutischen Behandlung geht es einerseits um ein konkretes Vorgehen in einer bestimmten Situation (»Wie soll ich mich verhalten?«), andererseits auch immer um die Frage: »Wie gehe ich mit mir selbst um?« Mache ich mich dafür verantwortlich, wenn Dinge schieflaufen? Denke ich mir insgeheim, ich sollte einfach anders sein, dann wäre alles besser? Aufgabe der Therapeutin ist zum Beispiel, immer wieder einzuhaken, wenn die Patientin sich selbst abwertet und die Belange anderer über ihre eigenen stellt. Dies hat das Ziel, langfristig mehr Achtsamkeit für den Umgang mit sich zu entwickeln und in der Folge freundlicher bzw. fairer zu sich zu sein.

Gleichzeitig kann die Arbeit am Selbstwert im Rahmen einer Therapie auch gezielt adressiert werden. So können Glaubenssätze identifiziert werden, die wir früher einmal gelernt haben und die unser Denken, Fühlen und Handeln fortan bestimmen. Dazu gehören Sätze wie »Ich bin total dumm« oder »Ich bin es nicht wert, dass man mich gut behandelt«. In einer Therapie wird gemeinsam erarbeitet, welche solcher Sätze bei dir eine Rolle spielen. Oft ist es ziemlich erhellend zu erkennen, wie viel Macht diese alten Glaubenssätze auf unser heutiges Denken, Fühlen und Verhalten haben. Erst wenn du das erkannt hast, kann im Anschluss daran gearbeitet werden, wie du alltägliche Situationen aus heutiger Sicht eigentlich beurteilen würdest und wie es gelingen kann, diesen Sätzen weniger Macht über dein Verhalten zu geben.

Zum Abschluss sei der Ausgewogenheit halber noch angemerkt, dass es selbstverständlich auch positive und stärkende Glaubenssätze gibt. Glaubenssätze sind also nicht per se problematisch oder schädlich, sie können uns auch unterstützen. In einer Therapie geht es nicht darum, Glaubenssätze in »gut« oder »böse« zu unterteilen, sondern zu erfassen und dann gemeinsam zu überlegen, in welchen Situationen diese Glaubenssätze zuträglich und wann sie eher hinderlich sind.

Autismusspezifische Therapieansätze

Neben der oben beschriebenen individuellen Therapieplanung gibt es auch Ansätze, die speziell auf die Unterstützung von Autist:innen zugeschnitten sind. Diese unterscheiden sich in Bezug auf ihre Ausrichtung und Zielgruppen. Zudem schwanken das Angebot sowie die Verfügbarkeit regional. Sie können von Institutionen wie Therapiezentren oder Kliniken, aber auch von niedergelassen tätigen Einzelpersonen angeboten werden. Wir wollen dir beispielhaft einzelne Ansätze vorstellen, möchten aber darauf hinweisen, dass diese Liste bei Weitem nicht vollständig ist.

Das Ziel, autistische Menschen bestmöglich bei einer selbstständigen und unabhängigen Lebensführung zu unterstützen, verfolgt der sogenannte TEACCH®-Ansatz. Die Abkürzung steht für *Treatment and Education of Autistic and related Communication handicapped Children*. Der Ansatz wurde in den 1970er-Jahren im US-Bundesstaat North Carolina entwickelt. Es handelt sich um ein pädagogisches Konzept, das darauf abzielt, durch Strukturierungen, Tagespläne und Visualisierungen Strategien zu entwickeln, die bei der Bewältigung von Alltagsaufgaben (z. B. in der Schule) helfen. Wie der Name schon sagt, wurde das Konzept für die Unterstützung von Kindern entwickelt und hat auch heute noch seinen Schwerpunkt im Kinder- und Jugendbereich. Es gibt aber auch Weiterentwicklungen für Erwachsene.

Das Freiburger Therapieprogramm TOMTASS (Theory of Mind Training bei Autismus-Spektrum-Störungen) ist ein Gruppentherapiekonzept für autistische Kinder und Jugendliche. Es zielt insbesondere darauf ab, Kommunikation und soziale Interaktion zu trainieren, um mehr Sicherheit zu gewinnen und frustrierende Erfahrungen zu minimieren. Das Programm bindet neben der Gruppenarbeit auch explizit die Eltern mit ein.[1]

Ein Therapiekonzept für Erwachsene ist das sogenannte FASTER-Konzept (FASTER steht für Freiburger Autismus-Spezifische Therapie bei Erwachsenen). Es wird stationär und ambulant in Gruppen durchgeführt, aber auch in der Einzeltherapie angewendet. Dabei werden gezielt autismustypische Schwierigkeiten adressiert, die wir dir im oberen Abschnitt vorgestellt haben.[2]

Darüber hinaus gibt es noch weitere Ansätze, zum Beispiel das Gruppentraining für Erwachsene mit hochfunktionalem Autismus (GATE).[3] Alle Ansätze verfolgen das Ziel, Autist:innen bestmöglich zu unterstützen und speziell auf ihre Problematiken einzugehen.

In Bezug auf frauenspezifische Ansätze beschreibt die Psychotherapeutin Martina Steinhaus die Vorteile von Therapiegruppen speziell für Autistinnen.[4] Diese Gruppen sprechen gezielt die Lebenswelten von Frauen und typische Probleme autistischer Frauen und Mädchen an, die wir in den vorangegangenen Kapiteln dieses Buchs beschrieben haben. Neben der Möglichkeit, die Inhalte an die spezifischen Herausforderungen von Autistinnen anzupassen, wird in den Therapiegruppen ein Raum geschaffen, um in einen Austausch über ebendiese Herausforderungen zu gehen und einmal nicht die Erfahrung zu machen, anders oder komisch zu sein. Solche Gruppen sind leider bisher nur punktuell verfügbar. Gleichzeitig entstehen immer mehr frauenspezifische Selbsthilfegruppen. Es kann sich also lohnen, einmal für deine Region zu recherchieren, was es für Angebote speziell für Autistinnen gibt.

Einen Therapieplatz finden – ein Ding der Unmöglichkeit?

Da es sehr unterschiedliche Ansätze und Rahmenbedingungen therapeutischer Begleitung gibt, möchten wir dir auch hier verschiedene Optionen vorstellen, um dir eine möglichst gute Entscheidungsgrundlage zu geben.

Ein weiterer Punkt hat dabei mit der aktuellen Versorgungsrealität zu tun: Es kann sehr schwierig sein, einen Therapieplatz zu bekommen, weil die verfügbaren Plätze schnell belegt sind und es zu langen Wartezeiten kommt. Manche Psychotherapeutinnen und Psychiaterinnen haben ihre Warteliste sogar vorübergehend geschlossen, weil sie so überlaufen sind. Das kann ganz schön frustrierend sein und du kannst dir an dieser Stelle gern ein paar Schimpftiraden unsererseits vorstellen. Auch aus diesem Grund ist es sinnvoll, sich vorab gut zu informieren, um sich von vornherein um ein möglichst passendes Angebot zu bemühen. Es wäre schließlich ärgerlich, monatelang auf einen Therapieplatz zu warten, um dann im Erstgespräch herauszufinden, dass das Angebot gar nicht zu deiner Problemlage passt.

Dabei möchten wir dich nicht gleich entmutigen. Auch wenn es schwierig ist, an einen Platz zu gelangen, und der Weg dorthin sehr mühsam sein kann: Es lohnt sich. Klar, wir sind alle selbst therapeutisch tätig und arbeiten gern mit Autistinnen in der Therapie – wir sind also nicht besonders objektiv, was das Thema Therapie angeht. Nichtsdestotrotz sind wir davon überzeugt, dass eine Therapie Autistinnen in vielen Punkten wirksam und nachhaltig helfen kann. Wir haben schon viele Mut machende Entwicklungen begleiten dürfen. Deshalb wollen wir dich hier ermuntern, auch wenn es stressig ist, dranzubleiben oder, wenn du schon frustriert aufgegeben hast, noch mal einen Anlauf zu wagen.

It's hoffentlich a match: auf Therapeutinnensuche

Wie finde ich nun eine passende Therapie? Es gibt hier verschiedene Herangehensweisen. Autismus-Expertinnen findet man über entsprechende Foren oder Homepages. Es gibt Vereinigungen wie Aspies e. V. oder Autismus Deutschland e. V., die auf ihren Homepages einen Überblick über Therapie- und Beratungsangebote bieten. Dass das Angebot vielseitig und regional unterschiedlich ist, macht es etwas unübersichtlich. Deshalb kann es hilfreich sein, zunächst einmal etwas Allgemeines wie »Autismus-Therapie + deinen Wohnort« zu googlen und dich von da aus weiter vorzuarbeiten. Die Zahl der Plätze bei spezialisierten Expertinnen ist wie erwähnt begrenzt. Deshalb wäre ein nächster Schritt, nach Therapeutinnen zu suchen, die sich nicht direkt auf Autismus-Therapie spezialisiert haben, ihn aber als Teil ihres Behandlungsspektrums explizit benennen.

Es gibt Portale wie therapie.de und therapeutenfinder.com, wo du gezielt nach Therapeutinnen suchen kannst, die sich mit Autismus auskennen. Es gibt bei der Suchfunktion zwar noch keinen spezifischen Filter für Autismus (ein Zustand, der dringend geändert werden sollte), aber über das freie Suchfeld kannst du nach entsprechenden Therapeutinnen suchen.

Leider schränkt es die ohnehin begrenzte Auswahl an Therapieplätzen noch einmal deutlich ein, sich auf Personen zu fokussieren, die explizit angeben, sich mit Autismus auszukennen. Gleichzeitig ist es unserer Ansicht nach sinnvoll, gleich hier eine Vorauswahl zu treffen. Es gibt immer noch viele Therapeutinnen und Ärztinnen, die sich mit dem Thema Autismus nicht ausreichend auskennen oder auch Sorge haben, dem nicht gerecht werden zu können. Dadurch kann es in der Therapie zu Missverständnissen kommen, die frustrierend sind und das therapeutische Arbeiten erschweren, wenn nicht gar unmöglich machen. Gleich bei der Vereinbarung eines Erstgesprächs anzugeben, dass du Autistin bist (oder es vermutest), und abzuklären, ob die Therapeutin sich ein wenig auskennt, ist also eine gute Idee.

Da häufig längere Wartezeiten vor einem Erstkontakt liegen, ist es ratsam, mehrere Erstgespräche bei verschiedenen Personen auszumachen. Im ersten Gespräch werden die Rahmenbedingungen geklärt, die Therapeutin erläutert ihre Vorgehensweise, und ihr schaut gemeinsam, ob das zu deinen Bedürfnissen oder der Idee von einer guten Therapie passen könnte. Nach diesem Gespräch hast du also schon eine erste Orientierung, ob das so für dich passen könnte.

In vielen Fällen bedeutet eine Therapie gleichzeitig ein Zusammentreffen einer autistischen mit einer nicht autistischen Person, bietet also Potenzial für Missverständnisse oder »komische Schwingungen«. Das ist kein Problem, solange von beiden Seiten Bereitschaft besteht, offen damit umzugehen und mögliche Kommunikationsschwierigkeiten gleich zu besprechen. Wenn du dich unverstanden fühlst oder das Gefühl hast, ihr seid in zwei verschiedenen Welten unterwegs, ist es gut, dies anzusprechen, auch wenn du vielleicht Sorge hast, dass es unangenehm oder unhöflich wirken könnte. So hat dein Gegenüber die Chance, sich mehr und mehr auf dich und die gemeinsame Arbeit einzustellen.

In einer Therapie ist die Beziehung die Arbeitsgrundlage und gleichzeitig, wenn man so will, das wichtigste Instrument. Das ist bei Autistinnen natürlich ebenfalls so, auch wenn Teile der Fachwelt das immer noch bestreiten. Doch warum sollte es hier anders sein? Eine gute therapeutische Arbeitsbeziehung lässt sich teilweise dadurch herstellen, dass man offen miteinander kommuniziert und damit die Möglichkeit besteht, Probleme anzusprechen. Es gibt aber auch einen Teil, der sich nicht beeinflussen lässt, nämlich, ob es zwischen Patientin und Therapeutin grundsätzlich »harmoniert«.

Hast du das Gefühl, mit deiner Therapeutin grundsätzlich gut arbeiten zu können? Und andersherum? Wenn ja: Super, dann steht einem therapeutischen Arbeiten nichts mehr im Weg. Wenn nein, ist das unbedingt ernst zu nehmen. Bei einer Hautärztin, die man nicht so sehr mag, aber für kompetent hält, kann man sich guten Gewissens in Behandlung begeben. Schließlich kommt es ja auf die fachliche Kompetenz an. Bei einer Psychotherapie sieht das anders aus. Fachliche Kompetenz ist hier zwar auch entscheidend. Aber zusätzlich ist es wichtig, dass man persönlich ein gutes Gefühl zu der Person hat. Natürlich kann man sich im Laufe der Therapie auch mal übereinander ärgern, aber das ist eine andere Geschichte. Unverzichtbar ist, dass die Basis stimmt.

Autistinnen haben oft früh gelernt, ihrem Bauchgefühl in dieser Sache nicht zu trauen. Sie haben gelernt, dass sie diejenigen sind, die Situationen »falsch einordnen«, die Dinge zu persönlich nehmen oder »in den falschen Hals kriegen«. Wenn du also das Gefühl hast, dass es zwischen dir und deiner Therapeutin irgendwie »hakt«, besteht die Gefahr, dieses Gefühl zu übergehen und als »autistische Fehleinschätzung« einzustufen. Deswegen appellieren wir an dich: Hör auf dein Gefühl und sprich Probleme an. Es muss nicht gleich alles reibungslos verlaufen. Aber es ist wichtig zu prüfen, ob die Therapeutin dir zuhört und mit dir zusammen daran arbeitet, dass ihr euch besser versteht, wenn das nicht auf Anhieb der Fall sein sollte. Wenn das gelingt, ist das direkt ein gutes Übungsfeld dafür, wie du mit Kommunikationsunterschieden auch außerhalb der Therapie konstruktiv umgehen kannst.

Neben der klassischen Psychotherapie, deren Kosten von den Krankenkassen übernommen werden, gibt es noch weitere Therapie- und Beratungsangebote, die interessant für dich sein könnten. Es gibt verschiedene Berufsgruppen wie Heilpraktikerinnen für Psychotherapie, Psychologinnen, Heilpädagoginnen und Sozialarbeiterinnen, die Beratung und Coaching speziell für Autistinnen anbieten. Die Kosten hierfür werden von manchen (überwiegend privaten) Krankenversicherungen übernommen. Im Zweifel lohnt es sich, bei der entsprechenden Stelle explizit nachzufragen oder auch bei der eigenen Krankenkasse anzufragen.

Auch wenn die Kostenübernahme hier weniger eindeutig geregelt ist als bei der klassischen Psychotherapie, kann es dennoch hilfreich sein, sich diese Angebote genauer anzuschauen, da man eventuell geringere Wartezeiten hat oder vielleicht auch inhaltlich etwas anderes sucht als Therapie (z. B. ein Coaching in Bezug auf spezifische Aspekte). Gerade unter den Beraterinnen und Coaches befinden sich inzwischen immer mehr Autistinnen und andere neurodivergente Personen. Es lohnt sich, danach Ausschau zu halten, denn logischerweise muss man dann weniger erklären bzw. wird schneller verstanden.

Weiterhin gibt es Angebote aus dem Bereich der Ergotherapie, Musiktherapie und Körpertherapie. Diese können – sowohl als Alternative als auch als Ergänzung – sehr hilfreich sein, da sie andere Zugangswege nutzen als das Gespräch.

Ein Hoch auf die Schwarmintelligenz: Gruppentherapie

Neben den bisher beschriebenen Angeboten gibt es auch spezifische Gruppentherapieangebote. Einige von ihnen haben wir weiter oben genannt. Im Gegensatz zur Einzeltherapie, in der zwischen Patientin und Therapeutin ein individuelles Behandlungskonzept vereinbart wird, sind die Inhalte in sogenannten manualisierten autismusspezifischen Gruppentherapieangeboten fest vorgegeben. Das führt dazu, dass man weniger flexibel ist und die individuellen Schwierigkeiten weniger Berücksichtigung finden. Es hat aber auch Vorteile. Hier werden viele Aspekte abgedeckt, die für Autistinnen relevant sind. Zudem gibt es ausführliche Materialien, die im Rahmen einer manualisierten Gruppentherapie besprochen werden. In manchen Städten gibt es auch Therapiegruppen für Autistinnen ohne Therapiemanual. Auf dem Portal gruppenplatz.de kann man zu der Zeit, in der wir dieses Buch schreiben, noch nicht nach Autismus filtern, wir hoffen aber, dass die Betreiberinnen diese Option bald einbinden werden.

Eine Gruppentherapie heißt für die meisten Teilnehmenden erst einmal: Stress. Gleichzeitig ermöglicht sie einen Austausch mit anderen Betroffenen, der weitere Vorteile bietet, die der alleinige

Austausch mit einer (meist neurotypischen) Therapeutin nicht leisten kann. So können die Teilnehmerinnen zum Beispiel von erfolgreichen Strategien berichten, die sie für bestimmte Probleme, die auch die anderen Gruppenmitglieder kennen, entwickelt haben. Hier sind mehrere Gehirne in einer Gruppe oft leistungsstärker als die beiden, die sich in einer Einzeltherapie vorfinden lassen.

Für viele Teilnehmerinnen ist es das erste Mal, dass sie in einer Gruppe sind, ohne »die Komische« zu sein. Und neben der Arbeit an Problemen und Schwierigkeiten passiert es oft, dass sich Teilnehmerinnen in einer Gruppe als kompetent auf einem Gebiet erleben, wenn sie z. B. mit einem Themengebiet entweder gar nicht so große Schwierigkeiten hatten oder es schon geschafft haben, mit diesen erfolgreich umzugehen. Manche Teilnehmerinnen haben nach Ende der Therapie noch Kontakt miteinander.

Neben Gruppentherapieangeboten, die von Therapeutinnen in Institutionen angeboten werden, gibt es natürlich auch ein breites Angebot an Selbsthilfegruppen. Diese findest du über dein örtliches Selbsthilfebüro.

Therapie im Alltag: psychosoziale Unterstützungsangebote für autistische Mädchen

Für Kinder und Jugendliche gibt es zwar ein inhaltlich breites Therapieangebot – von Psychotherapie über Ergotherapie, Heilpädagogik, Musiktherapie, Sozialpädagogik bis hin zu Beratungsstellen. Allerdings ist auch dies recht unübersichtlich. Plätze bei Kinder- und Jugendpsychotherapeutinnen sind mindestens genauso schwierig zu ergattern wie die für Erwachsene, sodass man sich als Eltern am besten zuerst an geschulte Kinderärztinnen oder spezifische Beratungsstellen wendet. Einen Überblick findest du auf der Seite von Autismus Deutschland e. V. Hier erfährst du auch, ob es in erreichbarer Nähe vielleicht ein Autismus-Kompetenz-Zentrum gibt. Diese Zentren sind meist mehr auf die Unterstützung von Kindern und Jugendlichen als die von Erwachsenen ausgerichtet. Ein Blick auf die Webseiten lohnt sich auf jeden Fall.

Bei Unterstützung der Entwicklung bis ins Jugendalter hinein helfen außerdem Heilpädagoginnen. Sie übernehmen z. B. die Schulbegleitung. Das heißt, sie begleiten ein autistisches Mädchen in den Unterricht, helfen ihm bei der Bewältigung der Aufgaben und der Selbstorganisation, in Pausen und beim Wechsel der Räume, beraten die Lehrkräfte zum Umgang mit dem Mädchen sowie zu seiner Stellung in der Schulklasse und kann auch bei der sozialen Integration mitwirken.

Allerdings werden solche Schulbegleitungen in unterschiedlichen Bundesländern für unterschiedliche Problemstellungen angeboten, sodass wir dir hier keinen allgemeingültigen Überblick geben können. Deine erste Anlaufstelle wäre das für dich zuständige Jugendamt mit der Frage, welche Formen der Unterstützung finanziert werden können. Danach steht eine Recherche nach passenden Anbietern an. Manche Anbieter von Schulbegleitung haben auch andere Angebote wie Freizeitgruppen für autistische Kinder und Jugendliche im Programm.

Kapitel 9
Step by Step – Selbsthilfe für autistische Frauen und Mädchen

Bisher hast du viel über die Schwierigkeiten gelesen, die mit Autismus einhergehen können. Manches wirst du schon vorher gewusst haben, anderes ist dir vielleicht durch die Lektüre erst so richtig klar geworden. Womöglich hast du nun gefühlt noch mehr Probleme als vorher. Und jetzt?

Wenn man weiß, dass es um Autismus geht und dass er nicht weggehen wird, wird auch klar: Ab jetzt geht es um Lebensqualität! Wir würden dir gerne eine einfache Lösung im Stil von »In 7 Schritten zu einem glücklichen Leben mit Autismus« anbieten. Tatsächlich sind es aber viele Tausend Schritte, die dein weiterer Weg mit *deinem* Autismus sein werden. Wir können dich an dieser Stelle nur damit trösten, dass du bewusst oder unbewusst schon etliche davon getan hast. Auf jeden Fall möchten wir dir mit diesem Kapitel zeigen, dass du eine Menge für dich tun kannst.

Woher soll ich denn wissen, wer ich wirklich bin?

Wir haben schon ausführlich über die zentrale Frage der Identität gesprochen, die sich bei unseren Patientinnen oft stellt. Bei spät erkanntem Autismus ist das genau die Schwierigkeit: Die Frauen und Mädchen haben keine rechte Vorstellung davon, wer sie denn wären, wenn sie sich nicht (mehr so sehr) anpassen würden. Die kompensierte oder auch zensierte Fassung der eigenen Person ist ihnen so vertraut, dass sie gar nicht wissen, wie eigentlich ihre Originalversion aussehen würde.

Nach unserer Erfahrung – insbesondere nach der der autistischen Mitautorin dieses Buchs – ist die Selbsthilfe ein guter Weg, um sich selbst schrittweise kennenzulernen. Er muss nicht geradlinig verlaufen. Es geht darum, Neues auszuprobieren, Erfahrungen damit zu sammeln und sie für sich anzupassen. Jede Autistin wird ihre eigene Version und ihr eigenes Regelwerk entwickeln. Und Autistinnen sind schließlich Naturtalente im Entwickeln von Regelwerken.

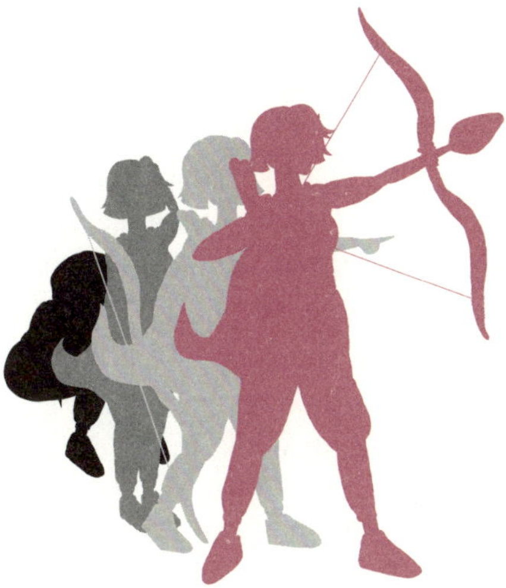

Auf geht's! Dein Projekt »Leben als Autistin«

Jedes gute Projekt braucht ein Ziel. Träumen ist nicht verboten, dennoch schlagen wir etwas Praktikables vor, nämlich mit der vorhandenen Energie im Alltag einigermaßen zurechtzukommen. Also: ein »Löffelmanagement« zu etablieren, das die Entscheidungsgrundlage für das ist, was du wie in deinem Leben tun möchtest – ohne Raubbau an deiner Gesundheit zu betreiben. Mit dem Zusatz »einigermaßen« haben wir schon einen Hinweis gegeben, dass kein Energiemanagement perfekt sein muss und wird und vor allem dass es Ausnahmen vom »Das kann ich mir kräftemäßig gar nicht leisten« geben darf. Manchmal ist es gut, eigene Grenzen ganz bewusst zu ignorieren und es so richtig krachen zu lassen. Spaß muss bekanntlich sein.

Das magische Dreieck

Du bekommst jetzt einen kleinen Crashkurs in Sachen Projektmanagement. Egal in welcher Branche, jedes Projekt bewegt sich im sogenannten magischen Dreieck der Randvorgaben: Kosten, Zeit und Qualität des Ergebnisses. Diese drei Ecken beeinflussen sich gegenseitig, und es gilt, die richtige Balance zu finden bzw. zu halten.

Wenn die Zeit bis zur Deadline des Projekts knapp wird, kann man mehr Personal einspannen oder mit einer dazugekauften Maschine den Arbeitsprozess beschleunigen. Das erhöht die Kosten. Ist das Budget beschränkt, dauert es entweder länger, bis die Ergebnisse fertig werden, oder man muss einen Teil weglassen und liefert weniger ab. Soll es unbedingt die Rolls-Royce-Version sein, wird's teuer und dauert lange.

Die **Kosten** für dein Projekt sind z. B. der Kaufpreis für dieses Buch und vielleicht auch noch weitere. Auch die Löffel, die du dafür aufwenden wirst, Veränderungen vorzunehmen, die dir auf längere Sicht das Leben leichter machen sollen, sind wichtige Kosten. Du weißt und wir wissen, dass Veränderung nicht unbedingt zu deinen Lieblingsbeschäftigungen gehört. Du wirst wohl kaum die Energie haben, dein ganzes Leben auf einmal umzukrempeln. Gehe darum Schritt für Schritt vor, und nimm dir jeweils nur eine, höchstens zwei Sachen auf einmal vor.

Womit wir beim Eckpunkt **Zeit** wären. Wie lange wird es dauern, bis du ein »besseres Leben« hast, mit dem du zufrieden und manchmal sogar richtig glücklich sein wirst? Für eine Antwort hätten wir das Buch zusammen mit einer schicken Glaskugel als

Marketing-Gag verkaufen sollen, mit der man in die Zukunft sehen kann. Kurz gesagt: Niemand weiß eine Antwort auf die Frage. Aus all den Erfahrungen anderer spät diagnostizierter Autistinnen wissen wir, dass sich in einem Jahr eine erstaunliche Menge zum Besseren verändern kann.

Wie gut wird oder soll deine **Lebensqualität** denn sein? Wir sehen all die ehemals unerkannten Autistinnen, die sich nach Kräften darum bemüht haben, »normal« zu sein, ein »normales Leben« zu führen. Und sie sind teilweise ja auch weit damit gekommen, nur nachhaltig war es eben nicht. Also braucht es als Maßstab für ein gelingendes Leben offensichtlich etwas anderes als die Eckdaten und Erfolge von anderen. Wir finden: Weniger Löffel zum Fenster rauswerfen ist mehr echte Lebensqualität. Auch wenn du sonst zu Perfektionismus neigst – hier solltest du ihm eine Pause gönnen.

In der Mitte des Dreiecks steht im Projektmanagement die **Kundenzufriedenheit**. In diesem Fall also deine. Es geht darum, dass du zufrieden bist, mit dir, damit, wie du dein Leben einrichtest und wie du es führst. Mit deinen Entscheidungen und auch den Fehlern, die du selbstverständlich machst.

Und natürlich braucht jedes Projekt eine gewisse **Methodik**, um in der erforderlichen Balance aus Kosten, Zeit und Qualität gut abzulaufen. Die stellen wir dir im restlichen Kapitel zur Verfügung. Zum einen haben wir eine Fülle an konkreten Tipps zusammengetragen, die allesamt praxiserprobt sind. Zum anderen werden wir dir Impulse zur Achtsamkeit mit auf den Weg geben.

Achtsamkeit

Bei Achtsamkeit geht es um den bewussten Umgang mit sich selbst. Ihr Ziel ist es, im guten Kontakt mit sich und seinen Bedürfnissen zu sein, Ruhe in den Gedanken zu bewahren und zurechtzukommen mit dem, was gerade ist.

Jon Kabat-Zinn gilt als Wegbereiter für Achtsamkeit in der westlichen Welt. Er hat sieben Prinzipien der Achtsamkeit formuliert, die wir dir nach und nach vorstellen werden. Zudem werden wir dir auch einige Übungen mitgeben.

Last, but not least braucht ein Projekt eine **Projektleitung**, die ab jetzt ebenfalls du sein wirst. Herzlichen Glückwunsch zum neuen Jobtitel! Hier hast du ein Namensschild:

Mein Leben als Autistin

Projektleiterin

Vielleicht fühlst du dich noch nicht kompetent genug für den Job? Das macht nichts. Denk an das Sprichwort »Jedem Anfang wohnt ein Zaudern inne« (oder hieß das anders?). Hierzu passt bereits ein Prinzip der Achtsamkeit.

Achtsamkeitsprinzip »Vertrauen«

Es geht um deine Intuition und deine Autorität. Du wirst aufdecken, was dir guttut und was dir schadet. Darüber entscheidest du selbst, weil niemand anderes das wissen kann. Ob du Rat von anderen annehmen oder etwas abgucken möchtest, entscheidest du selbst. Und was richtig cool ist: Du darfst Fehler machen und etwas nicht oder noch nicht gut können. Auf dem Job der Projektleiterin für dein eigenes Leben bist du unkündbar.

1. Achtsamkeitsübung: Vertrauen

Entscheide für den gesamten Rest dieses Kapitels sorgfältig, was davon dir brauchbar genug erscheint, als dass du es für dich ausprobieren oder umsetzen möchtest. Kein »Da steht, man soll das machen, also muss ich das machen«! Dein Projekt, deine Wahl. Wiederhole diese Übung nach jedem Abschnitt, den du gelesen hast.

Wenn du nicht gut für dich sorgst, wer dann?

Unter das Teilprojekt »Selbstfürsorge« fallen viele alltägliche Dinge, die du wahrscheinlich kennst und von denen du manche für dich bereits gut geregelt hast. Dennoch kann es sich lohnen, das Ganze noch einmal aufzurollen, was wir auf den folgenden Seiten tun werden. Du solltest damit allerdings nicht warten, bis du das Gefühl hast, dringend mal etwas für dich tun zu müssen. Denn Selbstfürsorge wendet man idealerweise schon vorsorglich an. Wenn es dir gerade schlecht geht und wenn du dich erholen musst, brauchst du sie natürlich auch. Aber nur im Notfall gut zu dir selbst zu sein, ist zu wenig.

Selbstfürsorge: Es geht nicht um Wohlbefinden

Das Ziel von Selbstfürsorge ist nicht, dass es dir gut geht, sondern handhaben oder aushalten zu können, was gerade ist. Wenn es dir also nicht gut geht, ist das kein Anzeichen dafür, dass du etwas falsch gemacht oder dein Leben nicht im Griff hast. Du bist auch nicht verpflichtet, in Aktionismus zu verfallen, um diesen Zustand »wegzumachen«. Du kannst dir in Ruhe überlegen, ob du dir etwas Gutes tun kannst oder möchtest. Wenn du alles getan hast, was du kannst, ist das erst mal okay, und du musst den Rest eben gerade aushalten. Miese Zeiten gehören dazu.

Eine Voraussetzung für Selbstfürsorge ist, dass du feststellen kannst, ob du gerade etwas brauchst. Und da sind wir wieder bei dem altbekannten Problem: Woher soll ich denn wissen, wie es mir geht?

Du kannst dabei analytisch vorgehen. Dein Zustand besteht allgemein gesagt aus drei Anteilen: dem körperlichen, dem mentalen und dem emotionalen. Diese drei Bereiche beeinflussen sich gegenseitig. Sicher kennst du Leute, die manchmal »hangry« sind, das heißt auffallend schlechte Laune bekommen, wenn sie hungrig sind (aus dem Englischen *hungry* und *angry*).

Ein emotionaler Ausnahmezustand kann einem jegliche Konzentration zerschießen, sodass nur noch ein einziger kreisender Gedankenbrei oder Gedankenfetzen übrig bleiben. Emotionale Anspannung kann einen körperlich zappelig machen. (Und das eigene Gezappel kann andere in den Wahnsinn treiben, aber das ist ein anderes Thema.) Das heißt, wenn du in einem der drei Bereiche Auffälligkeiten bemerkst, kannst du unter Umständen Rückschlüsse auf einen anderen ziehen.

Manche Autistinnen haben Checklisten im Kopf, die sie durchgehen, wenn sie merken, dass »gerade irgendwas ist«: Wann habe ich zuletzt etwas getrunken und gegessen? Tut mir irgendwo etwas weh? Bin ich nervös wegen eines bevorstehenden Termins? Je schwerer es dir fällt, deinen aktuellen Zustand zu erkennen, desto stärker solltest du darauf im Alltag achten.

Die Taschenkalender- und die kostenlose App »Ein guter Plan« sind direkt nach Erscheinen sehr bekannt geworden und können dir eine Hilfe sein. Sie beruhen ebenfalls auf Achtsamkeit. Falls es nichts Vorgedrucktes sein soll, kannst du dich wie etliche andere Autistinnen dabei austoben, mit viel Liebe zum Detail ein eigenes

Notizbuch zu gestalten, um einen Überblick zu bekommen, wie deine Tage verlaufen.

Ob Tempel oder Wohnhaus: Hör auf deinen Körper!

Wenn du alles wieder hervorkramst, was du mal in Biologie und anderswo über den menschlichen Körper gelernt hast, ist dir wohl bewusst, dass er eine ziemliche Wundermaschine ist. Hochkomplex, rund um die Uhr mit ausgeklügelten chemischen Prozessen beschäftigt, auf eine jahrzehntelange Laufzeit angelegt, mit Selbstreparaturfunktion. Allein, dass du gerade dieses Buch lesen kannst, während du auf deinem Stuhl sitzt, ohne umzufallen, dein Essen verdaut und mehrere Hormonspiegel reguliert werden – wow! Möglicherweise findest du trotzdem, dass »mein Körper ist mein Tempel« nur auf wesentlich schönere Frauen als dich zutrifft, oder bist aus anderen Gründen nicht so zufrieden mit deinem »Wohnhaus«. Weil du aber nicht einfach umziehen kannst und schon mal hier bist, kannst du dich genauso gut mit seinen verschiedenen Ecken und Winkeln vertraut machen.

Der körperliche Zustand betrifft alle Meldungen, die dein Körper an dich sendet. Das sind zum Beispiel:

+ Hunger und Durst
+ Muskelspannung
+ Puls, Atmung, Peristaltik (Darmbewegungen)
+ Temperatur
+ Schmerzen
+ Körperhaltung und Bewegungsdrang
+ Blase oder Darm voll
+ Hautgefühl
+ Körperliche Müdigkeit

2. Achtsamkeitsübung: Bodyscan

Lege oder setze dich an einen ruhigen Ort, an dem du ungestört bist, und stelle einen Timer auf fünf Minuten. Du kannst die Augen schließen oder den Blick auf einen Punkt richten, an dem es nichts Besonderes zu sehen gibt.

Richte dann deine Aufmerksamkeit darauf, was du in verschiedenen Körperregionen wahrnehmen kannst. Wo hast du Kontakt zur Liegefläche, zum Boden, zum Stuhl? Sind deine Gesichts- und Kiefermuskeln angespannt oder locker? Kannst du unterschiedliche Temperaturen auf der Haut wahrnehmen? Ist dein Magen mit etwas beschäftigt? Oder spürst du ihn gerade nicht?

Falls du zwischendurch bemerkst, dass du über etwas anderes nachdenkst, lenke deine Aufmerksamkeit wieder auf deinen Körper. Du kannst die Zeit bei jeder Wiederholung der Übung verlängern oder verkürzen – ganz wie du möchtest.

Diese Übung ist ein Achtsamkeitsklassiker, du findest im Internet jede Menge weiterer Anleitungen dazu. Vielleicht fällt es dir leichter, dich zu konzentrieren, wenn du währenddessen eine gesprochene Anleitung hörst. Unser Tipp: Such dir eine aus, bei der du die Stimme der Sprecherin als angenehm empfindest.

Es gibt viele Apps zu Meditation und Achtsamkeit, teils gratis, teils mit Zukäufen in der App, teils von vorneherein als Bezahlversion. Bekannt sind z. B. Calm, Headspace, Breathing Zone und Mindfulness Daily. Manche enthalten sogenannte geführte Meditationen, also gesprochene Anleitungen. Für Anfängerinnen ist es damit leichter, den Fokus auf die Übung zu halten und nicht mit den Gedanken abzuschweifen. Manche Apps sind eher Meditationstimer mit zusätzlichen Funktionen wie auswählbaren Hintergrundgeräuschen oder Musik und einer Auswertung der Nutzung.

Für Fortgeschrittene, die ihre Übungen selbst gestalten, und wenn eine Sprechstimme nur stört, sind sie gut geeignet.

Ein wichtiger Hinweis: Der Bodyscan ist ausdrücklich keine Entspannungsübung. Es geht nicht darum, etwas zu verändern (also sich z. B. zu entspannen), sondern nur darum, wahrzunehmen, was gerade ist. Das geht so weit, dass du dich nicht einmal kratzen solltest, wenn du merkst, dass es dich irgendwo juckt. Du sollst es einfach zur Kenntnis nehmen und es so sein lassen. Das ist anfangs echt nicht leicht. Was du damit übst, ist das nächste Prinzip der Achtsamkeit.

Achtsamkeitsprinzip »Nicht auf Reize anspringen«

Unser Gehirn ist darauf ausgelegt, auf eingehende Eindrücke schnell zu reagieren. Diese Programmierung lässt sich nicht ändern. Man kann aber üben, den Vorgang bewusst ein bisschen zu verzögern, um den geübten Automatismen nicht so sehr ausgesetzt zu sein. Der Psychologe Rollo May sagte dazu: »Wirkliche Freiheit besteht darin, zwischen Reiz und Reaktion einen Moment innezuhalten und dann über die Reaktion selbst zu bestimmen.«

Das Prinzip »Nicht auf Reize anspringen« besagt unter anderem, dass man sich von der Vorstellung lösen soll – und darf –, gedanklich allem nachzugehen, was dem Gehirn so alles einfällt. Der Bodyscan ist eine tolle Übung, um bei dem zu bleiben, was man sich gerade vorgenommen hatte, nämlich den Körperzustand in Ruhe zu erforschen. Natürlich möchte das Gehirn währenddessen eine Einkaufsliste verfassen, über ein Gespräch von gestern nachdenken oder planen, was man morgen anzieht. Das bleiben zu lassen und zum Bodyscan zurückzukehren, ist schon Achtsamkeit.

Es ist übrigens auch achtsam, dich nicht reflexhaft dafür zu kritisieren, dass du »schon wieder so unkonzentriert« bist oder in deinem rechten Knie überhaupt nichts wahrnimmst, obwohl die Anleitung dir das aufgetragen hat. Setze die Übung fort, so gut du es im Moment eben kannst. Und erinnere dich ans Prinzip »Vertrauen«: Es wird schon so in Ordnung sein, wie du es machst.

Falls du das hast, was man einen »lauten Körper« nennt, also wenn deine Reizfilter gegenüber der Körperwahrnehmung auffallend dünn sind und dich z. B. das bewusste Wahrnehmen deines Herzschlags irritiert und stört, ist der Bodyscan (vorerst) keine passende Übung für dich. Verfahre nach der Achtsamkeitsübung »Vertrauen« und lege unseren Vorschlag beiseite.

Ebbe oder Flut: Was treibt dein Gehirn gerade so?

Unter dem mentalen Zustand versteht man die Gehirnaktivität. Er wird auch psychisch-kognitiver Zustand genannt. Dazu gehören vor allem:

+ Zeitliche und räumliche Orientierung
+ Aufmerksamkeit
+ Konzentration
+ Merkfähigkeit
+ Gedächtnis
+ Verlangsamtes Denken oder Gedankenjagen
+ Wiederkehrende oder kreisende Gedanken

Den meisten Menschen fällt es erheblich leichter, ihren momentanen mentalen Zustand wahrzunehmen als den körperlichen. Dafür brauchst du also wohl keine genauere Anleitung als die, einen Moment ruhig innezuhalten und »zuzuhören«.

Unsere Leistungsgesellschaft lobt und belohnt Menschen, die »fit im Kopf« sind. Gute Konzentration und ein gutes Gedächtnis haben einen hohen Stellenwert in der gesamten Schul- und Arbeitswelt. Wohl der, die das aufbieten kann! Wenn wir hier davon sprechen, deinen momentanen mentalen Zustand wahrzunehmen, geben wir dir dafür ein weiteres Prinzip mit auf den Weg.

Achtsamkeitsprinzip »Nicht werten«

Das automatische Bewerten von neuen Eindrücken unseres Gehirns lässt sich nicht abstellen. Schöne Grüße von der Evolution: Das schnelle Sortieren in Freund oder Feind konnte früher überlebensnotwendig sein. Das automatische Bewerten nach kulturellen oder gesellschaftlichen Normen kann man aber durchaus beeinflussen. Jede Wertung verzerrt, was wir wahrnehmen. Es lohnt sich und kann entspannend sein, diesen Filter wegzulassen und das, was wirklich ist, auf sich wirken zu lassen.

Eigentlich sind Autistinnen Naturtalente darin, Dinge erst mal so zu sehen, wie sie sind. Sie brauchen ohnehin tendenziell länger, bis sie alle Details erfasst und zu einem Gesamtbild zusammengesetzt haben. Erst dann können sie anfangen, z. B. nach wichtig oder unwichtig zu unterscheiden. Der Autist Johannes Drischel bezeichnete das in seinen Seminaren als »autistische Gleich-Gültigkeit«, die zunächst alles wertfrei nebeneinanderstellt. Autistinnen haben aber viele Maßstäbe übernommen, die nicht wirklich ihre eigenen sind. Das hast du in Kapitel 7 schon gelesen. Wenn eine solche erlernte Bewertung »zuschlägt«, ist es hilfreich, einen Moment innezuhalten und sie zu überprüfen.

Warum sagen wir das, wo es gerade um deinen mentalen Zustand ging? Weil es so leicht geschieht, dass man in Bezug auf den eigenen Kopf in negative Bewertungen verfällt. Dabei gibt es Phasen der Unkonzentriertheit aus gutem Grund. Jedes Gehirn ist irgendwann erschöpft oder »verrennt« sich. Hier zwei Beispiele: Neuronen, die eine gewisse Zeit aktiv waren, schütten die Substanz

Adenosin aus, die dafür sorgt, dass sie vorerst nicht oder weniger beansprucht werden, weil sie sich erst regenerieren. Daraufhin entscheidet der zugehörige Mensch, er brauche erst mal einen Kaffee. Koffein macht nicht »wach«, sondern die Moleküle setzen sich in die Plätze, an denen sonst Adenosin angedockt hätte, das müde Neuronen runterregelt und schützt. Die Neuronen arbeiten also artig und so gut sie können weiter, bis die Wirkung des Koffeins nachlässt, d. h. die Moleküle nach und nach wieder abgebaut werden und Platz für Adenosin machen. Außerdem zeigten Studien mit genmanipulierten Mäusen, dass diejenigen, die weniger vergessen, also ein besseres Gedächtnis haben, psychisch leichter irritierbar und ängstlicher wirkten. Die Forscherinnen schlossen daraus, dass Vergessen auf eine gewisse Art zu psychischer Gesundheit beiträgt.

Grübeln kann hilfreich oder schädlich sein, je nachdem, ob wir dabei auf eine Lösung kommen oder ob wir in negativen Gedanken im Kreis rennen und keinen Ausweg finden. Das wissen wir aber erst, nachdem wir eine Weile gegrübelt haben. Wenn du also wahrnimmst, dass dein Gehirn jetzt gerade nicht so funktioniert, wie du es gerne hättest oder andere es praktisch fänden, bedeutet es nichts weiter als »jetzt gerade nicht«. Sobald du dir bewusst machst, was bisher an deinem Tag alles los war, ist es möglicherweise auch kein Wunder.

3. Achtsamkeitsübung: Farben fangen

Du brauchst keinen besonderen Platz für diese Übung. Suche dir in Gedanken eine Farbe aus und stelle einen Timer auf zwei Minuten. Betrachte deine Umgebung, und suche Gegenstände oder Teile davon, die diese Farbe (oder eine Schattierung davon) haben. Du darfst dabei den Kopf drehen, solltest deinen Platz aber nicht verlassen.

Im Grunde bedeutet diese Übung nur, für zwei Minuten deiner angeborenen autistischen Detailwahrnehmung freien Lauf zu lassen. »Nicht werten« ist Autistinnen in gewissem Sinne angeboren. Die Übung erinnert dich daran, Wertung einfach wegzulassen.

Überwältigt oder Schweigen im Walde: dein emotionaler Zustand

Dein emotionaler Zustand umfasst alle gerade präsenten Emotionen. Das kann eine Emotion sein, es können aber auch mehrere oder gar keine sein. Auch wenn dir gerade die Wahrnehmung deines emotionalen Zustands schwerfällt, kannst du wahrscheinlich feststellen, ob deine Gefühlslage eher positiv, negativ, gemischt oder neutral ist und ob du dich angespannt fühlst.

Julia Weber beschreibt in ihrem Buch *Ich fühle, was ich will* eine intuitive Methode, die sich auf die Körperwahrnehmung stützt.[1] Das ist auch für Autistinnen ein guter Ansatz. Sie regt an, die emotionale Wahrnehmung in einen vorgezeichneten Körperumriss zu malen und dabei assoziativ zu entscheiden, mit welcher Farbe und welchem Muster man die Körperregion markieren würde.

Wir bieten dir einen anderen Zugang an, nämlich eine »Vokabelliste« von Gefühlen,[2] die du erforschen und mit anderen besprechen kannst. Gefühlswörter, also die Namen für Gefühle, hängen oft vom Kontext ab, in dem das Gefühl entsteht. Das Gefühl von Freude ist positiv und kann ruhig oder erregt sein. Das Gefühl von Spannung kann negativ oder positiv sein und ist erregt. Diese beiden zusammen mit dem Gedanken an den geplanten Urlaub ergeben die Emotion »Vorfreude«.

Körperliche Selbstfürsorge

Nehmen wir an, dass du nun ungefähr feststellen kannst, was gerade mit dir los ist. Dann kann es mit der aktiven Selbstfürsorge losgehen.

Schlafhygiene

Viele Autistinnen haben hartnäckige Schlafstörungen, wie du schon aus Kapitel 4 weißt, und viel zu wenige haben sich wirklich mit dem Thema befasst. Die meisten ertragen sie mehr schlecht als recht. Darum möchten wir dir ans Herz legen, dich – falls noch nicht geschehen – mit deinem Schlaf zu befassen.

Der Begriff »Schlafhygiene« kommt dir vielleicht komisch vor. Nein, es heißt nicht, dass du dein Kopfkissen desinfizieren sollst. Schlafhygiene umfasst verschiedene Verhaltensempfehlungen, die deine Schlafqualität verbessern sollen. Und Schlafhygiene beginnt nicht erst, wenn du ins Bett gehst. Folgende Dinge kannst du für besseren Schlaf beachten:

+ Warst du heute unter freiem Himmel und hast Tageslicht abbekommen? Weiß dein Gehirn also, wann Wach- und wann Schlafenszeit ist? Falls es dir sehr schwerfällt, das Haus zu verlassen, kannst du dich auch mit dem Handy an die nächste Straßenecke stellen und daddeln, Hauptsache du warst 30 Minuten unter freiem Himmel. Und nein, am Fenster zu sitzen, gilt nicht!
+ Wie viel Kaffee, Schwarztee oder Energydrinks hattest du heute? Und wann zuletzt? Es ist eine gute Idee, deine Routinen zu überprüfen und früher am Tag damit aufzuhören. Du solltest acht Stunden vor der Schlafenszeit kein Koffein mehr zu dir nehmen.
+ Stichwort Bildschirm: Generell hilft es, eine Stunde vor dem Schlafengehen gar nichts mehr an einem Bildschirm oder Display zu machen. Wir wissen inzwischen alle, warum Smartphones einen Dark Mode anbieten und den Blauanteil in der Darstellung reduzieren, wenn man die Einstellungen entsprechend vornimmt. Also ändere die Settings deines Laptops, Tablets oder Smartphones, falls du das noch nicht getan hast.
+ Spannende Bücher, Podcasts, Serien und Filme beschäftigen dich unter Umständen noch länger, als dir bewusst ist. Und

nicht alle Menschen vertragen es, abends noch Nachrichten aus aller Welt zu hören oder zu lesen. Generell berichten viele Autistinnen, dass sie besonders in anstrengenden Lebensphasen das Verfolgen von Nachrichten einschränken müssen, auch wenn es ihnen widerstrebt, nicht informiert zu sein. Es ist emotional und mental einfach zu viel.

+ Dein Bett sollte deine Ruhe- und Schlafstätte sein, nichts anderes. Keinesfalls solltest du im Bett arbeiten (auch dieses Buch wurde nicht dort geschrieben). Je öfter du dich tagsüber aufs Bett zurückziehst und dann vielleicht von dort aus mit Leuten chattest, desto weniger wird dein Gehirn auf den Modus »Ah Bett, also schlafen!« trainiert.
+ Viele Autistinnen nutzen bereits »natürliche Einschlafhilfen«. Sie hören Podcasts, Hörbücher oder Musik, die sie gut kennen. Manche haben ein festes Abendprogramm. Bei manchen hilft ein bestimmter Tee. Es gibt inzwischen gute Ohrstöpsel auf dem Markt, um sich vor störenden Geräuschen zu schützen. Vielleicht hast du die Erfahrung gemacht, dass dir eine Abend- oder Einschlafroutine gutgetan hat, und könntest das wieder dauerhaft etablieren.
+ Entspannungsübungen können großartig sein. Es gibt viele gute Anleitungen dazu im Internet und zahllose Bücher darüber. Progressive Muskelentspannung und autogenes Training sind nur zwei Methoden, die gut erprobt sind. Meditationen und Achtsamkeit sind keine Entspannungsübungen im eigentlichen Sinne und sollten nicht ausschließlich vor dem Schlafengehen angewendet werden.

Falls du über längere Zeit schlecht oder zu wenig schläfst, solltest du das unbedingt mit deiner Hausärztin oder Psychiaterin besprechen.

Essen und Trinken

Essen ist für so viele Autistinnen ein Dauerthema, dass bei einigen der Verdacht auf eine Essstörung besteht (siehe Kap. 4). Aber auch wenn bei dir kein Nährstoffmangel vorliegt, kannst du deine Selbstfürsorge rund um die Ernährung noch verbessern.

Deine Selbstfürsorge beim Essen kann Folgendes umfassen:

+ *Same Food:* Welche Nahrungsmittel und Gerichte isst du oft und fühlst dich wohl damit? Mach dir deine Liste und schau sie unter dem Gesichtspunkt einer ausgewogenen Ernährung an: Fehlt etwas? Falls ja, wie gleichst du das aus?
  Falls du bisher wenig über ausgewogene Ernährung weißt, ist das nicht schlimm, du kannst es nach und nach lernen. Du kannst nach den Stichwörtern »ausgewogene Ernährung« oder »Ernährungspyramide« suchen und natürlich auch deine Hausärztin fragen, die vielleicht sogar Broschüren vorrätig hat.
+ *Safe Food:* Welche Nahrungsmittel kannst du auch unter hohem Stress noch essen? Kannst du sie routinemäßig auf Vorrat halten, damit du im Notfall noch irgendwie an Kalorien kommst? Prüfungskandidatinnen bekommen für die schnelle Zuckerladung Müsliriegel und Traubenzucker zugeschoben, allerdings verpufft die Energie nach einem kurzen Hoch wieder. Manche Autistinnen haben gute Erfahrungen mit sogenannter Astronautennahrung, also fertig gemixten Drinks gemacht. Die Qualität der Angebote ist sehr unterschiedlich, du solltest also gut recherchieren.

Kenne deine Essgewohnheiten!

Mein Same Food: ______________________________

Mein Safe Food: ______________________________

+ Essensplan oder kein Essensplan? Wenn du selbst kochst, dir aber immer wieder die Ideen fehlen, kann dir ein Essensplan helfen. Eine erprobte Methode ist eine Liste von 14 Gerichten, die du auf zwei Wochen aufteilst – es gibt also Woche A und Woche B, die sich abwechseln. Für beide kannst du eine Einkaufsliste anlegen, das spart Zeit und Energie bei der Planung. Falls du nur auf 12 Gerichte kommst, bleibt ein Tag in der Woche, um Essen zu bestellen oder eine Tiefkühlpizza in den Ofen zu schieben. Für manche Autistinnen klappt die Methode des Essensplans nicht, weil sie nicht vorhersehen können, an welchem Tag sie kochen oder was sie werden essen können. Das macht die Vorratshaltung schwieriger, aber auch hier werden deine Erfahrungen dir helfen können, wenn du sie bewusst sammelst. Übrigens bieten immer mehr Supermärkte einen kostenlosen Abholservice an. Das bedeutet, dass man seinen Einkauf bestellen und fertig zusammengestellt abholen kann. So sparst du dir den Aufenthalt im Laden.

+ Nahrungsergänzungsmittel auf eigene Faust zu nehmen, ist meistens keine gute Idee und kann neben potenziellen Gesundheitsschäden ganz schön ins Geld gehen. Sprich lieber zuerst mit deiner Hausärztin, und lass dich bei Schwierigkeiten mit der Ernährung regelmäßig auf Vitamin- und Nährstoffmangel untersuchen, falls du dich dauerhaft müde fühlst oder andere Beschwerden hast. Deine Ärztin kann dir sagen, welche Nahrungsergänzungsmittel sinnvoll sind und in welcher Dosierung du sie einnehmen solltest.
+ Viele autistische Frauen und Mädchen schaffen es nicht, ausreichend zu trinken. Leg dir also eine Trinkroutine zu, wenn du Durst nicht gut wahrnimmst. Wasser ist das Beste, aber nicht für alle geht das gut. Probiere aus, welche Temperatur, welcher Geschmack und wie viel Kohlensäure dir am besten passt. Achte darauf, dass deine Standardgetränke möglichst wenig Zucker enthalten. Weil das ein bekanntes Problem ist, gibt es schon etliche Alternativen, z. B. Systeme, die mit Geruchsstoffen arbeiten, die Geschmack vorgaukeln, oder zuckerfreie Geschmacksstoffe, denen man Wasser beifügen kann. Eine schöne, individuelle Trinkflasche oder Thermoskanne

kann es dir leichter machen, (gerne) ans Trinken zu denken. Und für die, die es noch deutlicher brauchen, gibt es sogar Trinkflaschen mit aufgedruckter Zeitskala.

Dein Ess- und Trinkverhalten besser an deine körperlichen und mentalen Bedürfnisse anzupassen, kann je nach Umfang der Änderungen Wochen oder Monate dauern. Du wirst merken, wann die neuen Regeln so weit zur Routine geworden sind, dass du einen Effekt spürst und auch die Energie, die du in das Thema steckst, wieder frei wird. Routinen können auch wieder zerfallen, das weißt du inzwischen. Wenn man sie wiederaufbauen muss, geht es aber schneller als beim ersten Mal. Mach dir darum keine Sorgen, falls zwischendurch mal mehr Schokolade »einfach verschwindet« oder deine Kraft öfter nur noch für Fertiggerichte reicht.

Schmerzwahrnehmung

An deiner angeborenen Schmerzwahrnehmung kannst du nichts verändern. Gerade für eine Autistin ist es aber wichtig, sowohl eine über- als auch unterdurchschnittlich starke Schmerzwahrnehmung ernst zu nehmen. Frauen wird insgesamt weniger Gehör geschenkt, wenn sie über Schmerzen berichten.[3] Dabei tragen gerade ältere Frauen ein erhöhtes Risiko, chronische Schmerzen zu entwickeln, die oft aus vormals akuten Beschwerden entstehen.[4]

Umso mehr haben Autistinnen oft Mühe, mit ihren Beschwerden ernst genommen zu werden, wenn sie dabei entweder augenscheinlich oder tatsächlich nur wenig Schmerzen haben oder aber »wehleidig« erscheinen. Es hat sich als sinnvoll erwiesen, behandelnde Ärztinnen über Besonderheiten in der Schmerzwahrnehmung zu informieren und gegebenenfalls auch zu erwähnen, dass diese möglicherweise mit Autismus in Verbindung stehen.

Eine über 40-jährige Autistin bekam nach einer komplizierten OP bei der Entlassung aus dem Krankenhaus verschiedene Schmerztabletten und Rezepte mit, zusammen mit der Anweisung, die Medikamente nach Bedarf zu nehmen. Der behandelnde Chirurg machte sie eigens darauf aufmerksam, dass sie als Frau über 40 zur Risikogruppe gehöre, chronische Schmerzen zu entwickeln, wenn die postoperationalen Schmerzen nicht ausreichend behandelt würden. Sie erklärte ihm, dass sie – vermutlich im Zusammenhang mit ihrem Autismus – Schmerzen oft nur als diffuse Anstrengung wahrnehme, und fragte, wie andere Patientinnen in ähnlichen Fällen typischerweise die verordneten Schmerzmittel einnähmen. Sie bekam einen für sie gut verständlichen Behandlungsplan, welches Medikament voraussichtlich wie lange und wie oft nötig sein werde, zusammen mit der Möglichkeit, beim Kontrolltermin über die Erfahrungen und die weitere Behandlung zu sprechen.

Das Beispiel überrascht dich vielleicht. Doch es ist wirklich möglich, von Behandlerinnen gehört zu werden. Manchmal erfordert es eine Portion Mut, Hartnäckigkeit, einen vorgefertigten Zettel, einen weiteren Versuch beim nächsten Termin oder eine Begleitperson. Auf keinen Fall solltest du auf angemessene Behandlung und Beratung verzichten, weil du dir wegen deiner Fragen dumm vorkommst.

Mach dir den Alltag, wiedewiedewitt er dir gefällt

Bei Pippi Langstrumpf klingt das so leicht, dass sie sich die Welt macht, wie sie ihr gefällt. In deinem Fall wird es womöglich etwas länger dauern, aber trotzdem hoffentlich Freude machen.

Stimming

Warum fangen wir ausgerechnet mit Stimming an? Weil sich deine Selbstregulation wie ein roter Faden durch deinen gesamten Alltag zieht, egal was du tust. Aus Kapitel 2 weißt du, dass es viele Formen von Stimming gibt, die unterschiedliche Körperregionen und

Sinneskanäle miteinbeziehen. Du hast auch gelesen, dass alle Menschen »stimmen«, nicht nur Autistinnen. »Autistisches Stimming« gibt es streng genommen also nicht, und du musst Angewohnheiten auch nicht als Stimming ansehen, wenn dir das unwichtig vorkommt. Das Thema kommt im Zusammenhang mit Autismus deshalb immer wieder zur Sprache, weil Selbstregulation im Alltag eben einen hohen Stellenwert hat.

Kenne dein Stimming!

Wir laden dich dazu ein, dein eigenes Stimming zu beobachten.

1. Was tust du so alles?
2. Wann fällt es dir selbst auf?
3. Kannst du an deinem Stimming deinen Zustand ablesen?
4. »Stimmst« du in der Öffentlichkeit weniger, als wenn du allein bist?
5. Falls ja, was gestattest du dir in der Öffentlichkeit nicht?
6. Hast du Stimming, das du als »schlechte Angewohnheit« bezeichnen würdest?
7. Hast du dir bestimmtes Stimming von selbst abgewöhnt?
8. Hast du früher mit einer bestimmten Form von Stimming schlechte Erfahrungen gemacht? Wurdest du getadelt oder ausgelacht?
9. Hast du das damals durch etwas anderes ersetzt oder hast du es einfach nur aus deinem Repertoire gestrichen?
10. Könntest du dir vorstellen, dir Stimming, das du aufgegeben hast, heute wieder zu gestatten?

Falls du dir eine Form von Stimming angeeignet hast, die als »schlechte Angewohnheit« gilt, weil dabei etwas kaputtgehen kann – die Klassiker sind das Kauen von Fingernägeln oder der Nagelhaut, Haare ausreißen oder Haarsträhnen sehr fest zwirbeln –, solltest du am besten überlegen, welcher Anteil es ist, der dich hauptsächlich beruhigt. Vielleicht kannst du einen Ersatz dafür finden, der dich nicht verletzt. Statt die Haut neben den Fingernägeln abzubeißen, kann man z. B. Lavendelblüten kauen. Die kann man kaufen und sie sind ungiftig. Überhaupt hilft statt einem Finger an den Lippen möglicherweise eine Filzstiftkappe, idealerweise die eines ausgetrockneten Stifts, damit du dir nicht versehentlich ins Gesicht malst.

Wir möchten *Stim Toys* an dieser Stelle nicht unerwähnt lassen. Das sind kleine Spielzeuge, die nur dazu da sind, besonders beruhigende Formen von motorischem oder haptischem Stimming zu bieten. Vielleicht besitzt du schon eins oder hast andere Leute an »interessanten« Gegenständen herumfummeln sehen. *Stim Toys* haben den Vorteil, dass die Benutzung keinen Schaden anrichtet – außer vielleicht für deinen Geldbeutel. Da sie viel Freude bringen können und nervliche Entlastung, sind sie ihr Geld unterm Strich wert.

Routinen

Jeder Mensch hat Routinen und das aus gutem Grund. Sie haben den großen Vorteil, automatisiert abzulaufen und dabei nur wenig Energie zu verbrauchen. Ihr Nachteil ist, dass sie im Gehirn als Ganzes abgespeichert und daher nicht flexibel sind. Wenn du jemals von deiner Zahnärztin eine andere Methode des Zähneputzens empfohlen bekommen hast, weißt du wahrscheinlich, wie mühsam es ist, bewusst gegen den Automatismus andere Bewegungen auszuführen, und wie lange es dauert, bis sie sich wieder automatisiert haben.

Für Autistinnen haben Routinen den zusätzlichen Zweck, ihren Alltag planbar zu halten und nicht nur Energie zum bewussten Nachdenken einzusparen, sondern auch Irritation durch

Ungeplantes, Unklares oder Unbekanntes zu vermeiden. Das ist das Gute daran. Jede Unterbrechung oder Verhinderung einer Routine ist aber an sich bereits eine Irritation. Das ist das Schlechte daran. Je mehr Routinen du etabliert hast, desto öfter werden Abweichungen davon auftreten, die dich irritieren und stressen. Je weniger Routinen du hast, desto öfter musst du bewusst darüber nachdenken, was gerade die »richtige« Vorgehensweise ist.

Aus der autistischen Praxis kommen hier zwei Tipps für den Umgang mit deinen Routinen im Alltag.

+ **Regeln für Ausnahmen:** Manchmal musst oder möchtest du von einer Routine oder Regel abweichen, und das gibt dann direkt wieder dieses »Ürks!« im Gehirn, das deine Funktionalität beeinträchtigt. Unser Tipp: Etabliere eine Regel für Ausnahmen. Wenn z. B. Dienstag eigentlich dein Duschtag ist, du es aber an diesem Tag nicht schaffst zu duschen, kannst du stattdessen am Dienstag den Waschlappen nehmen und Mittwoch duschen. Das ist nur eines von vielen möglichen Beispielen. Vielen unserer Patientinnen hilft es, solche Ausnahmen für sich als Regel festzulegen – einfach damit sie auch im Ausnahmefall eine Regel einhalten können und wieder »safe« sind.
+ **Routinen in Abschnitte zerlegen:** Wenn eine Routine ziemlich lang ist, ist die Wahrscheinlichkeit höher, dass sie gestört werden kann. Und sie ist nur für diesen einen Fall anwendbar. Das kann man leicht ein bisschen optimieren.

Eine Autistin stieß auf der Autofahrt ins Büro auf eine neue Baustelle mit Umleitung, was natürlich Stress auslöste. Sie nahm notgedrungen die Umleitung. Als sie wieder auf ihre gewohnte Strecke zurückgeführt wurde, machte sie sich das bewusst: Ab jetzt war sie wieder im »Normalbereich«, die restliche Fahrt, die Parkplatzsuche und der Fußweg zum Büro würden so ablaufen wie gewohnt.

Statt zu denken, dass ihr »ganzer Arbeitsweg durcheinander« war, formulierte sie den Gedankengang um auf: »Ein Teil meines Arbeitswegs war anders und der Rest dann wieder gleich.« Das kostete sie weniger Löffel.

Planung und Planänderungen

Zur Planung von Vorhaben können wir dir wahrscheinlich nichts mehr beibringen. Viele Autistinnen, die wir kennenlernen, sind außerordentlich geübt in der Nutzung von Fahrplänen aller Art und verfassen mit großem Eifer Listen für alles Mögliche. Trotzdem ist Neuland jedes Mal wieder schrecklich. Damit es in Zukunft weniger schrecklich für dich ist, haben wir einen Tipp.

Einer autistischen Patientin stand ein Vorstellungsgespräch bevor, und sie machte sich neben vielem anderen Gedanken darüber, wie sie dorthin kommen sollte. Sie entschied, dass sie mit dem Auto fahren würde. Ihre Therapeutin fragte, ob sie schon mal in der Gegend gewesen sei. Das war sie, sogar schon mal in einem anderen Zusammenhang im selben Gebäude. Therapeutin und Patientin sprachen also durch, welche Einzelheiten des Weges schon bekannt und daher »safe« waren, ab welchem Punkt genau sie sich würde neu orientieren müssen und wie genau sie das machen würde. Es ging konkret vor allem darum, im Foyer des Gebäudes das Hinweisschild für das gesuchte Stockwerk zu finden, und die Patientin erinnerte sich daran, wo ungefähr es sein könnte.

Dazu brauchst du nicht unbedingt eine Therapeutin. Du kannst dir vor Unternehmungen ins »Neuland« überlegen, welche Einzelteile des Vorgehens du schon kennst – vielleicht kennst du schon einen Teil des Weges, weißt, wie man sich prinzipiell auf Bahnhöfen zurechtfindet oder wie man sicherstellt, dass man in einer Arztpraxis mitkriegt, wenn man aufgerufen wird. Wenn du also das Neuland, das als große Anstrengung vor dir liegt, mit einzelnen Routinen und Regeln bepflastern kannst, spart das viele Löffel.

Autistinnen sind dafür bekannt, dass sie eine ungemein aktive

Form des Wartens auf eine geplante Aktivität haben. Das heißt, ein Termin ist zwar erst in zwei Wochen, blockiert aber schon vorher einen großen Teil ihrer mentalen Ressourcen. Sie müssen ständig daran denken. Das Gehirn versucht verzweifelt, die Unklarheit, wie der Termin ablaufen und was er ergeben wird, durch das Durchspielen verschiedenster Szenarien und Dialoge zu füllen.

Manche Autistinnen sind zudem echte Expertinnen im Entwerfen von Katastrophenszenarien, also den denkbar schlechtesten Versionen, egal wie unwahrscheinlich sie sein mögen. Gleichzeitig ist ihnen bewusst, dass sie die Löffel, die sie aufs Warten verwenden, sehr gut für anderes gebrauchen könnten.

Achtsamkeitsprinzip »Geduld«

Das Prinzip Geduld bedeutet, anzuerkennen, dass Dinge ihre Zeit brauchen. Es geht darum, dem Impuls zu widerstehen, etwas beschleunigen zu wollen. Das gewünschte Paralleluniversum, in dem es schon so weit oder schon vorbei wäre, existiert einfach nicht. Darum ist es Energieverschwendung, sich gedanklich dauernd damit zu beschäftigen.

4. Achtsamkeitsübung: Atemzüge zählen

Setze dich aufrecht auf einen Stuhl, ohne dich anzulehnen. Richte deinen Blick auf einen Punkt, auf dem es nichts Besonderes zu sehen gibt, oder schließe die Augen.

Richte deine Aufmerksamkeit nun auf deinen Atem. Wo beginnt der nächste Atemzug und wo endet er? Kannst du eine kurze Pause zwischen dem Einatmen und Ausatmen oder zwischen dem Aus- und wieder Einatmen spüren?

Zähle deine Atemzüge: einatmen, ausatmen, eins. Einatmen, ausatmen, zwei. Und so weiter. Atme und zähle in deinem eigenen Tempo bis zehn und danach rückwärts von zehn bis eins.

Falls du dich zwischendurch verzählst oder mit den Gedanken abschweifst, zähle einfach bei der letzten Zahl weiter, an die du dich erinnern kannst.

Bist du bei der Übung nervös geworden, weil du den Eindruck hattest, du atmest und zählst »zu« schnell oder langsam? Hab Geduld. Dinge dauern so lange, wie sie eben dauern.

Es ist bekanntlich so, dass die Realität von deinen ausgeklügelten Plänen nichts weiß und sich dementsprechend nicht daran hält. Dein Plan zerfällt in Scherben, »die Route wird neu berechnet«, und so lange bist du orientierungslos. Und nicht selten wirst du Verzweiflung empfinden, weil dir das immer wieder passiert.

Achtsamkeitsprinzip »Loslassen«

Hier geht es bildlich gesprochen darum, den »Griff« um Gedanken oder auch Emotionen zu lockern, damit sie dich nicht unerwünscht selbst »im Griff behalten«.

Das Prinzip des Loslassens ist für Autistinnen von zentraler Bedeutung, daher lohnt es, sich eingehend damit zu beschäftigen. Es gibt dazu zahlreiche bildhafte Übungen und Meditationen, bei denen man Gedanken in seiner Vorstellung beispielsweise auf Wolken schreibt, die vom Wind davongeweht werden, oder auf Blätter, die von fließendem Wasser davongetragen werden. Probiere es aus! Falls so etwas für dich gut funktioniert, kannst du eine solche

Übung zum Loslassen anwenden. Für diejenigen, denen eine solche Vorstellung nicht gelingt, haben wir eine andere Übung parat.

5. Achtsamkeitsübung: Stehen wie ein Baum

Stelle dir einen Timer auf zwei Minuten. Stelle dich aufrecht hin. Deine Arme ruhen seitlich am Körper, dein Kopf ist aufrecht mit Blick nach vorne. Nun schließe deine Augen oder, wenn dir das angenehmer ist, richte deinen Blick auf einen Punkt vor dir, an dem es nichts Besonderes zu sehen gibt. Konzentriere dich dann auf deinen Körper. Spüre den Boden unter deinen Füßen, die Kraft in den Muskeln, die du brauchst, um aufrecht zu stehen. Erkunde danach die Körperteile, die gerade entspannt sein können, ohne dass es deine Standfestigkeit beeinträchtigt. Versuche, einfach nur dazustehen, mit so wenig Anstrengung wie möglich.

Vielleicht hilft dir bei dieser Achtsamkeitsübung folgendes Bild: Während wir einen Baum mit ein paar Strichen aus Stamm und einer ausladenden Krone zeichnen würden, zeigt das chinesische Piktogramm eines Baumes nur einen Stamm, die Erdoberfläche und darunter die langen Wurzeln. Das verdeutlicht die Wirkung dieser meditativen Haltung anschaulich: Was äußerlich wie ein bloßes Herumstehen aussieht, ist von innen heraus Stärke und Erdung. Chinesische Bäume fuchteln also sozusagen nicht mit Ästen herum, sondern haben ihre innere Stärke in ihrer Verbindung zum Erdreich.

Im Fall einer unerwarteten Planänderung kann es dir helfen, dich an das Achtsamkeitsprinzip »Loslassen« zu erinnern und in deiner Vorstellung die »Überreste« deiner Planung loszulassen, damit du schneller wieder Platz für die neue Planung hast.

Die Rolle der Spezialinteressen

Spezialinteressen können für Autistinnen unterschiedliche Rollen erfüllen. Natürlich sind sie zur Freude da. Sie sind vielleicht Teil der Tagesstruktur, weil man täglich Zeiten für sie einplanen möchte oder weil sie tatsächlich Aufmerksamkeit erfordern (z. B. ein Haustier, das versorgt werden muss, oder ein Computerspiel, bei dem neue Prozesse angestoßen werden müssen). Sie können bewirken, dass man seine Komfortzone verlässt, aktiv Kontakt zu jemandem aufnimmt, zu einer Veranstaltung fährt oder etwas anderes tut, was einem sonst üblicherweise schwerfällt.

An dieser Stelle möchten wir darauf hinweisen, dass auch Spezialinteressen Löffel kosten. Falls du eigentlich viel Zeit und Ruhe für dich allein hast, deine körperliche Selbstfürsorge gut funktioniert, du aber dennoch auf rätselhafte Weise immerzu müde bist, solltest du dir bewusst machen, dass mehrstündige konzentrierte Beschäftigung mit Lesen, Recherchieren, Spielen, Handarbeiten, oder Kreativsein dein Gehirn ordentlich fordert. Also plane auch hier Pausen ein – idealerweise in Verbindung mit einem Glas Wasser und einer kleinen Achtsamkeitsübung.

Zu guter Letzt gibt es etwas zu lernen, was gerade für Autistinnen sehr wertvoll ist: das Herangehen an etwas Neues.

Achtsamkeitsprinzip »Anfängergeist«

Wer mit dem sogenannten Anfängergeist an eine Situation herangeht, tut dies in einer inneren Einstellung von Offenheit und Neugier, ohne Erwartungen oder Pläne. Anfängergeist ist sozusagen das »Och, ich gucke einfach mal!« der Meditation und wird mit kindlichem Staunen assoziiert. An manchen Stellen wird er auch als »Nichtwissen« bezeichnet und soll das Gegengewicht dazu bilden, dass Wissen als professionell und »erwachsen« gilt.

Vielleicht hast du beim Lesen spontan gedacht: »Oje, das kann ich nicht!« Und Anfängergeist ist auch wirklich nicht gerade eine autistische Spezialdisziplin – außer bei Spezialinteressen. An sie treten Autistinnen jeden Tag aufs Neue offen und neugierig heran, mit dem Zutrauen, dass wahrscheinlich etwas Interessantes auf sie wartet. Wenn du in deiner Erinnerung nachspürst, welche innere Einstellung du hast, wenn du dich anschickst, dich mit deinem Spezialinteresse zu beschäftigen, wirst du wahrscheinlich genau das finden, was das Prinzip Anfängergeist meint.

6. Achtsamkeitsübung: Mal gucken!

Erinnere dich an dein Gefühl bei dem Gedanken »Mal gucken, was es Neues gibt«, das du von einem Spezialinteresse kennst. Versuche, dich bewusst daran zu erinnern, wenn du diese Einstellung in einer anderen Situation brauchen könntest.

Ein Chorleiter erklärte bei den Proben ausführlich und mit vielen Bildern, woran seine Sängerinnen denken und was sie sich vorstellen sollten, um ihren Atem und ihre Muskeln so einzustellen, dass der beabsichtigte Klang entstand. Als das zum ersten Mal gelang, rief er: »Genau! Und jetzt abspeichern!« und machte dabei eine Geste, die die gesamte Körperhaltung einschließen sollte. Die Sängerinnen übten so, sich ihrer gesamten inneren »Einstellung« kurz bewusst zu werden und sie wie einen fotografischen Schnappschuss ins Körpergedächtnis zu übernehmen, um sie später wieder abrufen zu können.

Nach unserer Erfahrung funktioniert auch das Verinnerlichen und wieder Abrufen von Achtsamkeitsprinzipien gut über das Körpergedächtnis, also den Mechanismus, Sinneseindrücke – verbunden mit Emotionen und Bewegungsmustern – im Gedächtnis abzuspeichern. Diese Erinnerungen treten meist nicht ins Bewusstsein und können sprachlich nicht (vollständig) ausgedrückt werden, sind aber sehr wirksam. Das weißt du, wenn du ohne Weiteres auf zwei Fingern pfeifen kannst, jemand anderes das aber aus deiner Erklärung, wie es geht, nicht einfach lernt.

Spielraum für Ausnahmen und Wünsche

Um auch mal »etwas Normales« unternehmen zu können oder sich vielleicht sogar einen Lebenstraum zu erfüllen, heißt es für Autistinnen Löffel sparen. Was in einem vollgepackten Alltag, den man eher schlecht als recht bewältigt, leichter gesagt ist als getan. Dass es gelingen kann, beweist die Tatsache, dass es T-Shirts mit dem Aufdruck *I saved my spoons to be here* (»Ich habe meine Löffel gespart, um hier sein zu können«) zu kaufen gibt.

Für die meisten Autistinnen ist die Frage, ob sie etwas Größeres unternehmen können, eng mit dem Wie verknüpft. Sie müssen es auf ihre Art tun, vielleicht mit Pausen, kürzer, langsamer, in kleinerem Umfang. Vielleicht aber auch, indem sie sich die volle Dröhnung geben, mit Löffeln nur so um sich werfen und danach zwei Tage regungslos zu Hause auf dem Bett liegen. Oder mit einer Mischung aus beidem.

Oft genug müssen sie allerdings auch verzichten, weil die Kraft nicht ausreicht. Die anderen fahren spontan an den Baggersee, nur die Autistin kann wieder nicht dabei sein, weil »Baggersee« und »spontan« nun mal nicht gehen. Du siehst das Plakat einer interessanten Ausstellung und weißt jetzt schon, dass während ihrer gesamten Laufzeit nichts Derartiges zusätzlich zu deinem normalen Pensum drin sein wird? Auch für die Highlights im Leben müssen Autistinnen mehr sorgsam überlegte Entscheidungen treffen als Nichtautistinnen.

Achtsamkeitsprinzip »Akzeptanz«

Hier geht darum, sich gedanklich von den »Paralleluniversen« zu lösen, in denen etwas anders wäre, als es jetzt gerade ist. Man muss dabei nicht gut finden, was gerade ist oder dass etwas Bestimmtes eben nicht ist.

Natürlich darf man über seine Situation auch mal schimpfen oder traurig sein und sich wünschen, dass es besser, glücklicher, leichter wäre. Ohne jedoch wieder zum Hier und Jetzt zurückzukommen, also zur Akzeptanz dessen, was gerade ist, ist keine Hilfe, keine Entwicklung, kein passender Umgang mit der Situation möglich.

Übung: Würfeln

Nimm einen Würfel zur Hand. Wirf einmal den Würfel, um eine 5 zu werfen. Du hast nur einen Versuch. Wenn du keine 5 gewürfelt hast, akzeptiere es, und folge nicht dem Impuls, noch einmal zu würfeln.

Diese Übung wurde in einer Gruppe von Autist:innen angeboten. Die Aufgabe war für einige der Teilnehmenden kein Problem, da die Aktion keinen tieferen Sinn enthielt. Andere hatten erhebliche Probleme und gerieten in Stress. Beobachte dich und deine Gedanken während der Übung.

7. Achtsamkeitsübung: Hörmeditation

Setze dich an einen Platz, an dem du ungestört bist, und stelle einen Timer auf drei Minuten. Schaue auf einen Punkt vor dir auf dem Boden, auf dem dein Blick zur Ruhe kommen kann, wo es also nichts Wichtiges zu sehen gibt, oder schließe die Augen.

Richte nun deine Aufmerksamkeit auf die Geräusche um dich herum, ohne sie im Geist zu benennen oder zu bewerten. Achte darauf, wie Geräusche kommen und gehen oder ob etwas dauerhaft zu hören ist. Nimm auch die Geräusche deines Körpers wahr, ohne sie zu bewerten. Vielleicht hörst du deinen Atem, das Blut in deinen Ohren rauschen oder etwas anderes. Nimm es einfach so zur Kenntnis, wie es gerade ist.

Falls du mit den Gedanken abschweifst, bringe deine Aufmerksamkeit einfach wieder zurück auf das, was zu hören ist. Wenn der Timer abgelaufen ist, beende die Übung, indem du den Blick hebst bzw. die Augen öffnest, dich reckst oder kurz aufstehst.

Wenn du geräuschempfindlich bist, ist die Hörmeditation eine gute Übung, deine Umgebung so wahrzunehmen, wie sie gerade ist. Vor allem, wenn du es schaffst, die Geräusche nicht sofort mit Gedanken zu verbinden, sondern sie einfach als Schallwellen ansehen oder anhören kannst, die da vorbeikommen, wo du im Moment sitzt.

Und das ganze soziale Gedöns

So, liebe Projektleiterin, bis hierher hast du also einiges im Umgang mit dir selbst geprüft, überdacht, neu eingerichtet oder fein justiert. Jetzt wird es Zeit, in die Welt hinauszugehen.

Autistische Community

»Introvertierte aller Länder, vereinigt euch! Von zu Hause aus!« Das Internet ist inzwischen voller Gelegenheiten zum Austausch unter neurodivergenten Leuten. Eine Community kann großartig sein, weil sie über die alltäglichen Stolpersteine Bescheid weiß und dabei hilft, wieder ein Stückchen über sich selbst zu erfahren.

Aber wie wir schon in Kapitel 6 aufgezeigt haben: Du musst nicht alles glauben, bis in die Tiefe durchdenken und bei dir selbst finden, was Autistinnen im Internet erzählen oder schreiben. Um Neurodivergenz ist mittlerweile ein regelrechter Markt entstanden. Behalte im Hinterkopf, dass viele Videos hauptsächlich wegen der Klicks und der damit verbundenen Einnahmen veröffentlicht werden.

Und auch ganz wichtig: Unter dem Hashtag *#actuallyautistic* finden sich eine Menge abgeladener Seelenmüll und rausgeblasene Wut auf die Welt. Du solltest unbedingt dein Handy weglegen, wenn es dir zu viel wird. Und daran denken, dass man Hashtags und bestimmte Accounts auch mal eine Weile stummschalten kann. Letzteres gilt ausdrücklich für alle potenziell belastenden Inhalte.

Outing

Soll ich anderen mitteilen, dass ich autistisch bin, oder lasse ich es lieber bleiben? Bei Licht betrachtet ist Outing wesentlich mehr als diese Frage, nämlich eine ganz schön komplexe Kommunikation, denn – Überraschung! – das Gegenüber wird darauf reagieren. Daher ein paar Tipps für deine Vorüberlegungen.

Erstens solltest du dich fragen, warum du eigentlich einer Person von deinem Autismus erzählen willst. Möchtest du eine wichtige Neuigkeit erzählen, damit die andere weiß, was gerade in deinem Leben los ist? Möchtest du, dass sie dich in Zukunft besser versteht und du dich ihr gegenüber »mehr wie du selbst« verhalten kannst? Möchtest du, dass die Person ihre Erwartungen an deine Möglichkeiten anpasst und dich z. B. nicht mehr für samstags zum Stadtbummel einlädt? Möchtest du das Thema anschneiden, weil du gerne mit bzw. zu einer interessierten Zuhörerin über Autismus sprechen möchtest?

Infodumping

Der Begriff *Infodumping* setzt sich aus der Abkürzung von »Information« und »dump« (engl. für »abladen«) zusammen. Er meint ursprünglich, eine (übertrieben) große Menge an Informationen auf einmal abzugeben. Die autistische Community hat den Begriff für sich übernommen und versteht darunter eine typische Art ihrer Kommunikation, vor allem über Spezialinteressen. Es gibt viele Insiderwitze und Memes darüber. Manche Autistinnen sagen mit einem gewissen Augenzwinkern, *Infodumping* sei ein Zeichen von Zuneigung zum Gegenüber, weil sie es ihm gegenüber wagen, sich so zu zeigen, wie sie sind, und ihr Interesse mit ihm teilen möchten – wohl wissend, dass das Gegenüber trotzdem von der Informationsflut »erschlagen« wird.

Du solltest dich vor dem Outing darauf vorbereiten, dass deine Gesprächspartnerin möglicherweise den Druck empfindet, etwas enorm Intelligentes zu antworten, aber nicht weiß, was, da das Thema völlig neu für sie ist. Du kannst ihr helfen, indem du dazu sagst, warum du ihr überhaupt davon erzählst. Zudem solltest du auf Fragen gefasst sein, die sich nicht nur auf Autismus oder dich als Autistin, sondern auch auf euren Kontakt beziehen und damit ihre Person ins Spiel bringen. Die Frage »Und was heißt das jetzt für uns?« wäre dir vielleicht nicht in den Sinn gekommen, für Neurotypische ist sie aber naheliegend und wichtig. Sie ist übrigens auch dann naheliegend und wichtig, wenn sie nicht ausdrücklich gestellt wird. Auch deshalb wird es eurem Kontakt guttun, wenn du klar sagst, ob du dir von deiner Freundin (oder um wen auch immer es gerade geht) etwas Bestimmtes wünschst.

Wenn du, liebe Leserin, erwachsen bist, stellt sich wohl auch die Frage, ob und inwieweit du dich in deiner Familie und Verwandtschaft outen möchtest. Dabei treten unter Umständen alte Familiengeschichten zutage, die heute in neuem Licht erscheinen. Oder du wirst erleben, dass dir nicht geglaubt wird und von dir geradezu gefordert wird, weiterhin dem Bild zu entsprechen, das deine Familie von dir hat – was sehr schmerzhaft sein kann. Manche Familienmitglieder werden vielleicht offen und interessiert reagieren, es vielleicht sogar geahnt haben, andere brauchen eventuell Zeit, um sich an diese neue Erkenntnis zu gewöhnen. Es gibt hier keinen »Königinnenweg«, den wir dir empfehlen könnten. Jede Autistin und jede Familie sind anders.

Wir möchten dir aber zwei Gedanken mit auf den Weg geben, gemäß dem Achtsamkeitsprinzip »Vertrauen«: Du hast es bis hierher geschafft, trotz oder wegen deiner Familie, und du hast mehrere Jahrzehnte Lebenserfahrung im Gepäck. Derzeit bist du Leiterin deines Projekts »Mein Leben als Autistin«. Dein Projekt, deine Regeln! Du wirst entscheiden, wann du mit wem sprichst. Du wirst entscheiden und es vor dir selbst verantworten.

Und zweitens: Als autistische Frau hast du bisher wohl den Großteil der Verantwortung übernommen, dass Sozialkontakte harmonisch bleiben. Du darfst deinen Verwandten gerne ihre 50 Prozent überlassen, die sind schließlich auch erwachsen. Wenn sie sich dir gegenüber unangemessen benehmen möchten, werden sie eben mit den Konsequenzen leben müssen. Es ist nicht dein Job, alles auszubügeln.

Wenn du, liebe Leserin, Bezugsperson einer jungen Autistin bist, solltest du unbedingt – wann immer möglich – die Autistin selbst in deine Überlegungen zum Outing miteinbeziehen. Du hast spätestens seit der Lektüre dieses Buchs verstanden, dass ihr Überraschungen nicht guttun. Also überrasche dein Kind nicht damit, dass du Außenstehenden von der Neuigkeit erzählst oder es gar von irgendjemandem unvorbereitet darauf angesprochen wird, weil du »getratscht« hast.

Dir ist sicher bewusst, dass man Outing nicht zurücknehmen kann. Gesagt ist gesagt. Für weniger enge Sozialkontakte und auch im beruflichen Umfeld könntest du dir daher überlegen, ob du den Begriff »Autistin« wirklich verwenden willst oder ob es reicht bzw.

besser für dich ist, eine bestimmte Eigenart oder Schwierigkeit zu beschreiben, z. B.: »Ich bin ziemlich lärmempfindlich. Ich brauche während der Mittagspause öfter mal Ruhe. Ich kann nicht so spontan noch was trinken gehen, frag mich lieber ein paar Tage vorher, dann kann ich besser planen.«

Un-Masking

Gerade die hoch kompensierenden Autistinnen sollten im Sinne ihrer psychischen Gesundheit darüber nachdenken, weniger *Masking* zu betreiben, davon sind wir überzeugt. Aber wie geht das?

Wir sprechen in unseren Praxen mit Autistinnen, die ihr *Masking* über Jahrzehnte hinweg aufgebaut und verfeinert haben. Das ist ein Trainingsumfang, der den einer Profisportlerin oder -musikerin übersteigt. Jetzt sag mal einer Turnerin, sie soll einfach wie ein Kind einen Purzelbaum machen, oder einer Violinistin, sie soll einfach »irgendwie« mit dem Bogen über Geigensaiten streichen. Das kriegen sie hin, aber vermutlich werden sie lachend sagen: »Das ist gar nicht so leicht!« So, und jetzt kommen wir dir damit, dass du dich »einfach mal autistischer verhalten« sollst?

Nach Erfahrung vieler spät diagnostizierter Autistinnen ist der Rückbau des *Masking* – genau wie damals der Aufbau – mit einigem Trial-and-Error verbunden. Was geht, was geht nicht so gut? Es wird wieder zu Missverständnissen kommen – das kostet im ersten Schritt Mut. Ein nicht zu unterschätzender Aspekt, wenn man weniger hoch kompensiert, ist, dass *Masking* ja nicht nur dazu da ist, sich unter Neurotypischen angepasst zu verhalten, sondern auch zu verstehen, was bei den anderen gerade abläuft. Mit reduzierter Kompensation kommen viele *What the …*-Momente wieder, in denen sich Autistinnen wie vom falschen Planeten fühlen – nur hoffentlich mit dem Unterschied, dass sie heute besser in sich selbst und ihrem Leben verankert sind und das aushalten können. Erfahrungsgemäß sind Autistinnen, die sich schrittweise weniger Mühe mit dem *Masking* geben, rückblickend erstaunt, was heute in ihrem Umfeld toleriert wird, von dem sie vorher glaubten, es sich nicht leisten zu können.

Hier ist ein kleiner Plan, den du auf dein Leben anpassen kannst:

Schritt 1: Beobachte dich selbst!

Wie oft hast oder hältst du in Gesprächen Blickkontakt, obwohl es dir unangenehm ist? Wie oft verfällst du in erlerntes »Starren«, bei dem du dein Gegenüber aber eigentlich nicht wirklich siehst? Wann »produzierst« du freundliche Mimik und wann fühlt sie sich für dich natürlich an?

Selbstverständlich sollst du das nicht die ganze Zeit tun, das wäre viel zu anstrengend. Suche dir an zwei oder drei Tagen Gelegenheiten aus, die dich nicht überfordern. Das genügt.

Schritt 2: Teste kleine Änderungen!

Spare am Blickkontakt, spare an anstrengendem Lächeln. Ist das okay? Macht es dich unsicher? Hast du den Eindruck, dass es irgendjemanden stört?

Nachdem du dir eine Weile Zeit gegeben hast, dich an weniger Blickkontakt und Mimik zu gewöhnen, kannst du weitere Schritte wagen.

Schritt 3: Frage nach!

Wie oft mogelst du dich über Situationen weg, die du nicht so ganz verstanden hast? Kannst du einfach mal »Wie meinst du das?« fragen oder »Das habe ich jetzt nicht verstanden« sagen?

Früher wärst du vielleicht lieber im Erdboden versunken, als nachzufragen, aber wahrscheinlich passiert heute nichts weiter, als dass du einfach eine Erklärung bekommst. Und wer weiß, vielleicht ergibt sich daraus sogar ein interessantes Gespräch, warum man etwas auch anders verstehen könnte.

Schritt 4: Sage, was du brauchst!

Du sitzt in einer lauten Umgebung, in der sich schier alle anschreien müssen, und du möchtest dich mit jemandem unterhalten? »Es ist ganz schön laut hier. Sollen wir mal kurz rausgehen zum Quatschen?« Die Erfahrung zeigt, dass auch Nichtautistinnen oft über einen solchen Vorschlag erleichtert sind.

Jemand schlägt vor, zum Treffen noch A, B und C einzuladen? »Ich habe überhaupt nichts gegen die, aber ehrlich gesagt würde ich lieber mit dir alleine reden, da habe ich mehr davon als in der Gruppe.« Das kann man ja durchaus als Kompliment verstehen. Warum sollte dir das also jemand übel nehmen?

Schritt 5: Mit Gesprächspausen umgehen

Du neigst dazu, Gesprächspausen unangenehm zu finden und leicht panisch mit *Oversharing* (siehe Kap. 3) zu füllen? Versuche es zur Abwechslung mit: »Ich weiß gerade nicht, was ich sagen soll.« Oft genug kommt die grinsende Antwort: »Ich auch nicht.« Prima, ihr könntet zum Beispiel darüber sprechen, wie ihr mit solchen Situationen üblicherweise umgeht. Das ist dann gleich etwas

Persönliches, worüber ihr euch besser kennenlernen könnt. Vielleicht findest du auch eine Person, mit der du gut zusammen schweigen kannst, weil es ihr gar nichts ausmacht.

So kannst du weiter mit allen Punkten deines *Masking* verfahren. Probiere es einfach aus! Und falls jemand irritiert reagiert, kannst du entweder wieder höher kompensieren, um das zu glätten, oder etwas erklären oder – falls du wirklich jemanden vor den Kopf gestoßen hast – dich entschuldigen.

Ein erstaunlicher Nebeneffekt des Rückbaus von *Masking* – wenn du dich erst einmal daran gewagt hast – ist, dass der Aufwand für die Nachbereitung von sozialer Interaktion geringer wird. Autistinnen berichten das immer wieder. Stell dir das als Positivspirale vor: Der Mut, es mit weniger Kompensation zu wagen, und die kleinen Erfolge dabei lassen die Angst vor vermeintlichen Fehlern nach und nach verschwinden.

Die Guten ins Töpfchen, die Schlechten ins Kröpfchen

Du bist also tapfer unterwegs, zu dir selbst zu finden und dein *Masking* abzubauen. Und dann gibt es da diese eine langjährige Freundin oder diese alte Clique, die dafür null Verständnis zeigen. 1:1-Verabredungen sind nicht erwünscht, es müssen immer alle dabei sein. Und es muss immer über die gleichen blöden Themen geredet werden. (Merke: Neurotypische Gruppen können ähnlich starre Routinen haben wie autistische Individuen.) Deine Freundin ist beleidigt, wenn die Verabredung anders als von ihr vorgeschlagen stattfinden soll oder du aus Energiemangel nicht im gewohnten Maße »zur Verfügung stehst«. Und so langsam reift in dir die Erkenntnis, dass diese Menschen nicht wirklich an dir interessiert sind, sondern dass der gesamte Kontakt an Bedingungen geknüpft ist, die du zu erfüllen hast, während die andere Seite ihren Teil des Entgegenkommens einfach ablehnt.

Und jetzt? Hast du bisher an diesen Leuten festgehalten, um überhaupt Sozialkontakte zu haben? Möchtest du das noch eine Weile so weiterlaufen lassen oder lieber nicht? Sind Leute darunter, die um Himmels willen nichts von deinem Autismus erfahren dürfen? Sind Leute dabei, denen du das gesagt hast, denen es aber vollkommen egal ist?

Die Erkenntnis, dass eine Reihe deiner engen Sozialkontakte offensichtlich schon lange ziemlich vermurkst ist, kann beängstigend sein und traurig. Niemand möchte allein dastehen. Wir weisen dich aber wieder darauf hin: Du bist die gestandene und unkündbare Projektleiterin deines eigenen neuen Lebens. Du entscheidest! Es sind diesmal nicht die anderen, die entscheiden, ob du bleiben darfst – diesmal bist du diejenige, die entscheidet, ob und wie lange du bleiben möchtest.

Und wenn du gerade dabei bist, dein soziales Umfeld neu zu denken: Gibt es da vielleicht Leute, die du bisher nicht bemerkt hast, weil sie auch nicht so richtig aus ihrem Schneckenhaus kommen? Könnten sie vielleicht genau deshalb angenehme Zeitgenossinnen sein, die zu dir passen?

Auf der Suche nach Freundinnen

Die Vorstellung, man müsse möglichst perfektes neurotypisches Sozialverhalten an den Tag legen, um überhaupt dabei sein zu dürfen, stimmt in der Realität nicht. Dafür gibt es einfach zu viele »komische Typen« auf der Welt. Viele Leute sagen, sie kommen nicht mit Small Talk zurecht, und sind dankbar, wenn man ein ernsthafteres Thema anbietet. Und eine alte Regel besagt, dass man keine Freundinnen findet, sondern Bekannte, die im Laufe der Zeit zu Freundinnen werden können.

Wenn du neue Sozialkontakte finden möchtest, musst du leider aktiv werden. Sie werden nicht bei dir klingeln, wenn du dich hauptsächlich zu Hause aufhältst – von sehr merkwürdigen Zufällen mal abgesehen. Was du tun kannst, ist, deine Chancen zu erhöhen, indem du dich zeigst, wie du bist. Dabei darfst du so kreativ sein, wie du möchtest. Du möchtest dir ein T-Shirt mit der Aufschrift »Ich bin halt komisch« drucken lassen? Mach das! Du würdest gerne diese eine Person ansprechen, weißt aber nicht, was du sagen sollst? Geh hin und sage: »Ich würde dich gerne ansprechen, aber ich weiß nicht, was ich sagen soll.« Vielleicht ist sie ebenfalls mit der Situation überfordert, dann habt ihr schon mal eine Gemeinsamkeit.

Wir wissen, dass alle Versuche, Leute kennenzulernen, Neuland sind, viele, viele Löffel kosten können und dass jeder »Fehlversuch« für einen einsamen Menschen sehr schmerzhaft ist. Gerade deshalb raten wir zu weniger Anpassung und »mehr du selbst«. Es kostet viel mehr Energie, hoch kompensiert und »auf sozial getrimmt« ein mühsam begonnenes Gespräch aufrechtzuerhalten, als zu sagen: »Mir fällt gerade nichts ein, wir können aber einfach hier stehen und schweigen, wenn es dir nichts ausmacht.« Falls eine Person dir freundlich mit einem Thema aushilft, wird sie wahrscheinlich besser zu dir passen, als wenn du sie mit auswendig gelernten Scherzen bei Laune gehalten hast, die dir beim nächsten Treffen ausgehen.

Du hast keine Ahnung, wo man überhaupt auf Menschen trifft, mit denen man sich unterhalten könnte? Das ist bei Erwachsenen in der Tat nicht so leicht. Aber überall da, wo Leute etwas gemeinsam tun, egal ob wandern, Brettspiele spielen oder handarbeiten, besteht die Chance, Freundinnen zu finden. Und überall da, wo »für Singles« dransteht, weil dort auch andere auf der Suche nach Kontakten sind.

Eine autistische Coaching-Klientin hat sich eine Liste von Unternehmungen gemacht, die sie ausprobieren möchte. Sie schätzt, dass sie ungefähr einmal im Monat dafür die Löffel zur Verfügung hat. Bisher hat sie einige positive Erfahrungen gesammelt, aber noch ist kein dauerhafter Kontakt entstanden. Immerhin kennt sie aber in einer Wandergruppe Leute, die fragen, ob sie beim nächsten Mal wieder dabei ist. Ihre Liste ist noch nicht zu Ende, sie bleibt dran.

Dein Notfallkoffer

Der Begriff »Notfallkoffer« stammt aus der Verhaltenstherapie und ist simpel, aber sehr wirkungsvoll. Nimm dir ein Blatt Papier oder ein kleines Büchlein, und trage zusammen, was sich für dich als hilfreich oder inspirierend erwiesen hat. Die Sammlung kann sortiert oder unsortiert sein: Tipps zur Selbstregulation; zur »Ersten Hilfe«, wenn es dir gerade sehr schlecht geht; Merksätze, die deine Gedanken in eine positive Richtung lenken; dein Projektleiterinnen-Namensschild; Dinge, die dich stolz machen etc. Wann immer dir danach ist, kannst du auf deine Liste schauen oder in deinem Büchlein blättern, dich an deinen Weg erinnern und hoffentlich etwas finden, was dir den nächsten Schritt leichter macht. Manche unserer Patientinnen haben sogar eine Kiste, in der sie außer diesen Notizen ihre *Stim Toys* und andere wichtige Sachen aufbewahren.

Eat, sleep, self-regulate, repeat

Vielleicht gehörst du zu der Sorte Mensch, die alles gerne vorne beginnt, sich gründlich bis zum Ende durcharbeitet und dann das gute Gefühl hat, »fertig« zu sein? Dann erst einmal herzlichen Glückwunsch, du bist am Ende des Selbsthilfekapitels angekommen, hast gut für dich entschieden, was du brauchen und umsetzen kannst und was nicht, hast dich also als Projektleiterin deines Lebens mit Autismus bewährt. Allerdings müssen wir dir nun mitteilen, dass es an dieser Stelle nicht aufhört. Du wirst immer wieder an bestimmten Themen arbeiten müssen. Zu einem erfüllten Leben gehört auch, dass Situationen schwierig oder sogar krisenhaft werden. Das heißt, du wirst womöglich einige Aspekte der Selbsthilfe in Zukunft mehr oder weniger stark brauchen. Wir sehen uns also wieder, blättere ab und zu in diesem Buch, und schaue, ob du gerade etwas Gutes für dich tun kannst.

Adressen

Rund um Autismus

+ Bundesverband Aspies e. V., vertritt als Selbsthilfeverband die Interessen von Menschen mit Autismus und ihren Angehörigen: https://aspies.de/
+ Autismus Deutschland e. V., Bundesverband zur Förderung von Menschen mit Autismus: https://www.autismus.de/
+ Autismus Schweiz: https://www.autismus.ch/
+ Dachverband Österreichische Autistenhilfe: https://www.autistenhilfe.at
+ Verband Neurodiversität Deutschland-Österreich-Schweiz: https://neuro divers-dach.org

Im Krisenfall

+ Telefonseelsorge Deutschland (24 Stunden erreichbar): 08 00-1 11 01 11 oder 08 00-1 11 02 22, https://www.telefonseelsorge.de
+ Kinder- und Jugendtelefon Deutschland: 116111, Elterntelefon Deutschland: 08 00-1 11 05 50, https://www.nummergegenkummer.de
+ Jugendtelefon Schweiz: 147, https://www.147.ch
+ Telefonseelsorge Österreich: 142, https://www.telefonseelsorge.at

Anmerkungen

Kapitel 1

1. Fombonne, Eric; MacFarlane, Heather; Salem, Alexandra C. (2021): Epidemiological Surveys of ASD: Advances and Remaining Challenges. In: *J Autism Dev Disord.* 17, S. l. DOI: 10.1007/s10803-021-05005-9.
2. Connellan, Jennifer; Baron-Cohen, Simon; Wheelwright, Sally; Batki, Anna; Ahluwalia, Jag (2000): Sex differences in human neonatal social perception. In: *Infant Behavior and Development* 23(1), S. 113–118. DOI: 10.1016/S0163-6383(00)00032-1.
3. Becker, Ruth (2010): Handbuch Frauen- und Geschlechterforschung. Wiesbaden: Springer Fachmedien (Geschlecht und Gesellschaft), S. 660.

4. Ein Gesichtsausdruck, der unbeabsichtigt dauerhaft Genervtheit, Langeweile oder Ärger ausdrückt. Dieses Phänomen mit dem abwertenden Namen hat sogar einen Wikipedia-Artikel und wurde wissenschaftlich untersucht. Anscheinend haben Männer es so oft wie Frauen. »Bitch« suggeriert jedoch leider, dass es nur um Frauen geht, denen man ein solch unfreundliches Gesicht anscheinend auch weniger verzeiht als einem Mann.
5. Gilt als (sehr klischeehafter) Code für sexuelles Interesse, wörtlich verstanden kann es zu unangenehmen Situationen kommen. Leider gibt es viele mögliche Variationen davon.
6. Shalev, Ido; Warrier, Varun; Greenberg, David M.; Smith, Paula; Allison, Carrie; Baron-Cohen, Simon; Eran, Alal; Uzefovsky, Florina (2022): Reexamining empathy in autism: Empathic disequilibrium as a novel predictor of autism diagnosis and autistic traits. In: *Autism Res.* 15(10), S. 1917–1928. DOI: 10.1002/aur.2794.
7. Attwod, Tony: Aspergers in Girls (Vortrag): https://youtu.be/wfOHnt4PMFo?si=3osM55tDXwIQ6CK0, abgerufen am 24.09.2024.
8. Boone, Alexander P.; Maghen, Bryan; Hegarty, Mary (2019): Instructions matter: Individual differences in navigation strategy and ability. In: Mem *Cognit.* 47, S. 1401–1414. DOI: 10.3758/s13421-019-00941-5.
9. https://www.marktforschung.de/marktforschung/a/deutsche-haben-im-schnitt-37-enge-freunde/, abgerufen am 24.09.2024.
10. https://register.awmf.org/assets/guidelines/028-018l_S3_Autismus-Spektrum-Stoerungen_ASS-Diagnostik_2016-05-abgelaufen.pdf, abgerufen am 24.09.2024.
11. https://www.bundesgesundheitsministerium.de/themen/praevention/gesundheitsgefahren/seltene-erkrankungen, abgerufen am 24.09.2024.
12. Posserud, Maj-Britt; Lundervold, Astri J.; Gillberg, Christopher (2006): Autistic features in a total population of 7-9-year-old children assessed by the ASSQ (Autism Spectrum Screening Questionnaire). In: *Journal of child psychology and psychiatry, and allied disciplines* 47(2), S. 167–175. DOI: 10.1111/j.1469-7610.2005.01462.x.
13. Silberman, Steve (^{2}2017): Geniale Störung. Die geheime Geschichte des Autismus und warum wir Menschen brauchen, die anders denken. Köln: Dumont, S. 32.
14. Hull, Laura; Petrides, K. V.; Mandy, William (2020): The Female Autism Phenotype and Camouflaging: a Narrative Review. In: *Rev J Autism Dev Disord* 7(4), S. 306–317. DOI: 10.1007/s40489-020-00197-9.
15. https://www.rki.de/DE/Content/Infekt/Impfen/Materialien/Impfmythen/Sicherheit_Autismus.html, abgerufen am 24.09.2024.
16. Tebartz van Elst, Ludger (^{2}2018): Autismus und ADHS. Zwischen Normvariante, Persönlichkeitsstörung und neuropsychiatrischer Krankheit. Stutt-

gart: W. Kohlhammer. Online verfügbar unter https://eref.thieme.de/ebooks/2275154, abgerufen am 24.09.2024.
17. Bargiela, Sarah; Steward, Robyn; Mandy, William (2016): The Experiences of Late-diagnosed Women with Autism Spectrum Conditions: An Investigation of the Female Autism Phenotype. In: *Journal of autism and developmental disorders* 46(10), S. 3281–3294. DOI: 10.1007/s10803-016-2872-8.

Kapitel 2

1. https://butyoudontlooksick.com/articles/written-by-christine/the-spoon-theory/, abgerufen am 24.09.2024.
2. Schwemmle, C.; Arens, C. (2022): »Wut im Ohr«: Misophonie. In: *HNO* 70(1), S. 3–13. DOI: 10.1007/s00106-021-01072-7. Im Volltext abrufbar unter https://www.ncbi.nlm.nih.gov/pmc/articles/PMC8760222/; https://de.wikipedia.org/wiki/Misophonie mit Fragebögen dazu, abgerufen am 24.09.2024.
3. Franz, Matthias; Schaefer, Ralf; Schneider, Christine; Sitte, Wolfgang; Bachor, Jessica (2004): Visual event-related potentials in subjects with alexithymia: modified processing of emotional aversive information? In: *Am. J. Psychiatry* 161(4), S. 728–735. DOI: 10.1176/appi.ajp.161.4.728.

Kapitel 4

1. Rødgaard, Eya-Mist; Jensen, Kristian; Miskowiak, Kamilla Woznica; Mottron, Laurent (2021): Autism comorbidities show elevated female-to-male odds ratios and are associated with the age of first autism diagnosis. In: *Acta psychiatrica Scandinavica* 144(5), S. 475–486. DOI: 10.1111/acps.13345.
2. Tebartz van Elst, Ludger; Biscaldi-Schäfer, Monica; Riedel, Andreas (2014): Autismus-Spektrum-Störungen im DSM-5: Autismus als neuropsychiatrische Entwicklungs- und psychiatrische Basisstörung. In: *InFo Neurologie* 16(4), S. 50–59. DOI: 10.1007/s15005-014-0005-5.
3. Das Ausmaß der sichtbaren Hyperaktivität kann bei ADHS stark variieren, sodass manchmal auch nur von ›ADS‹ gesprochen wird. Wir meinen hier beide Typen und schreiben daher das H deshalb in Klammern.
4. Carl, Christine; Ditrich, Ismene; Koentges, Christa; Matthies, Swantje (2022): Die Welt der Frauen und Mädchen mit AD(H)S. Warum sie so besonders sind und was sie stark macht. Weinheim: Beltz.
5. Dworzynski, Katharina; Ronald, Angelica; Bolton, Patrick; Happé, Francesca (2012): How different are girls and boys above and below the diagnostic threshold for autism spectrum disorders? In: *Journal of the American Acade-*

my of Child and Adolescent Psychiatry 51(8), S. 788–797. DOI: 10.1016/j.jaac.2012.05.018.

6. Hartley, Sigan L.; Sikora, Darryn M. (2009): Sex differences in autism spectrum disorder: an examination of developmental functioning, autistic symptoms, and coexisting behavior problems in toddlers. In: *Journal of autism and developmental disorders* 39(12), S. 1715–1722. DOI: 10.1007/s10803-009-0810-8.
7. Allerdings, um ganz korrekt zu sein, werden Depressionen auch bei nicht autistischen Frauen häufiger diagnostiziert als bei Männern; es muss also nicht so sein, dass Autisten wirklich weniger depressiv sind, vielleicht sind sie nur unterdiagnostiziert. Lai, Meng-Chuan; Kassee, Caroline; Besney, Richard; Bonato, Sarah; Hull, Laura; Mandy, William et al. (2019): Prevalence of co-occurring mental health diagnoses in the autism population: a systematic review and meta-analysis. In: *The Lancet Psychiatry* 6(10), S. 819–829. DOI: 10.1016/S2215-0366(19)30289-5.
8. Rødgaard, Eya-Mist; Jensen, Kristian; Miskowiak, Kamilla Woznica; Mottron, Laurent (2021): Autism comorbidities show elevated female-to-male odds ratios and are associated with the age of first autism diagnosis. In: *Acta psychiatrica Scandinavica* 144(5), S. 475–486. DOI: 10.1111/acps.13345.
9. Radtke, Martina; Domschke, Katharina ([3]2021): Autismus-Spektrum-Störungen und Angsterkrankungen. In: Ludger van Tebartz Elst, Verona Monica Biscaldi-Schäfer, Bettina Brehm und Sebastian Dern (Hg.): Autismus-Spektrum-Störungen im Erwachsenenalter. Berlin: Medizinisch Wissenschaftliche Verlagsgesellschaft, S. 223–229.
10. Ebd.
11. Nickel, Kathrin; Isaksson, Alexandra; Zeeck, Almut ([3]2021): Autismus-Spektrum-Störungen und verändertes Essverhalten bzw. Essstörungen. In: Ludger van Tebartz Elst, Verona Monica Biscaldi-Schäfer, Bettina Brehm und Sebastian Dern (Hg.): Autismus-Spektrum-Störungen im Erwachsenenalter. Berlin: Medizinisch Wissenschaftliche Verlagsgesellschaft, S. 258–262.
12. Tebartz van Elst, Ludger; Richter, Harald; Philipsen, Alexandra ([3]2021): Autismus-Spektrum-Störungen und Borderline-Persönlichkeitsstörungen. In: Ludger van Tebartz Elst, Verona Monica Biscaldi-Schäfer, Bettina Brehm und Sebastian Dern (Hg.): Autismus-Spektrum-Störungen im Erwachsenenalter. 3., aktualisierte und erweiterte Auflage. Berlin: Medizinisch Wissenschaftliche Verlagsgesellschaft, S. 252–257.
13. Hartley, Gemma; Sirois, Fuschia; Purrington, Jack; Rabey, Yasmin (2024): Adverse Childhood Experiences and Autism: A Meta-Analysis. In: *Trauma, Violence & Abuse* 25(3), S. 2297–2315. DOI: 10.1177/15248380231213314.
14. O'Halloran, L.; Coey, P.; Wilson, C. (2022): Suicidality in autistic youth: A systematic review and meta-analysis. In: *Clinical Psychology Review* 93, S. 102144. DOI: 10.1016/j.cpr.2022.102144.

15. Cassidy, Sarah; Bradley, Paul; Robinson, Janine; Allison, Carrie; McHugh, Meghan; Baron-Cohen, Simon (2014): Suicidal ideation and suicide plans or attempts in adults with Asperger's syndrome attending a specialist diagnostic clinic: a clinical cohort study. In: *The lancet. Psychiatry* 1(2), S. 142–147. DOI: 10.1016/S2215-0366(14)70248-2.
16. Newell, Victoria; Phillips, Lucy; Jones, Chris; Townsend, Ellen; Richards, Caroline; Cassidy, Sarah (2023): A systematic review and meta-analysis of suicidality in autistic and possibly autistic people without co-occurring intellectual disability. In: *Molecular autism* 14(1), S. 12. DOI: 10.1186/s13229-023-00544-7.
17. Steward, Robyn; Crane, Laura; Mairi Roy, Eilish; Remington, Anna; Pellicano, Elizabeth (2018): »Life is Much More Difficult to Manage During Periods«: Autistic Experiences of Menstruation. In: *Journal of autism and developmental disorders* 48(12), S. 4287–4292. DOI: 10.1007/s10803-018-3664-0.
18. Hamilton, Amy; Marshal, Michael P.; Murray, Pamela J. (2011): Autism spectrum disorders and menstruation. In: *The Journal of adolescent health: official publication of the Society for Adolescent Medicine* 49(4), S. 443–445. DOI: 10.1016/j.jadohealth.2011.01.015; Lee, Douglas O. (2004): Menstrually related self-injurious behavior in adolescents with autism. In: *Journal of the American Academy of Child and Adolescent Psychiatry* 43(10), S. 1193. DOI: 10.1097/01.chi.0000135624.89971.d1.
19. Lever, Anne G.; Geurts, Hilde M. (2016): Psychiatric co-occurring symptoms and disorders in young, middle-aged, and older adults with autism spectrum disorder. *Journal of Autism and Developmental Disorders* 46(6), S. 1916–1930. DOI: https://doi.org/10.1007/s10803-016-2722-8; Obaydi, H.; Puri, B. K. (2008): Prevalence of premenstrual syndrome in autism: A prospective observer-rated study. In: *The Journal of International Medical Research* 36(2), S. 268–272. DOI: 10.1177/147323000803600208.
20. Moseley, Rachel L.; Druce, Tanya; Turner-Cobb, Julie M. (2020): »When my autism broke«: A qualitative study spotlighting autistic voices on menopause. In: *Autism* 24(6), S. 1423–1437. DOI: 10.1177/1362361319901184.

Kapitel 5

1. Dziobek, I.; Rogers, K.; Fleck, S.; Bahnemann, M.; Heekeren, H. R.; Wolf, O. T.; Convit, A. (2008): Dissociation of Cognitive and Emotional Empathy in Adults with Asperger Syndrome Using the Multifaceted Empathy Test (MET). In: *Journal of Autism and Developmental Disorders* 38(3), S. 464–473. DOI: 10.1007/s10803-007-0486-x.
2. Der Test, den wir hier beschreiben, wurde von PD Dr. Dr. Andreas Riedel entwickelt. Solltest du im Rahmen einer Diagnostik auf dieses Foto stoßen,

mach die Diagnostikerin darauf aufmerksam, dass du schon Bescheid weißt. Die Ergebnisse sollen schließlich nicht verfälscht werden.

3. »Der Mann, der zuviel wusste«, *Frankfurter Rundschau* (27.01.2019), https://www.fr.de/panorama/mann-zuviel-wusste-11520662.html, abgerufen am 24.09.2024.

Kapitel 6

1. In der Medizin bezeichnet der Begriff »Diagnose« das Ergebnis einer Feststellung oder Bestimmung einer Krankheit. Da hierbei eine systematische Befragung, Anamnese genannt, durch eine Fachperson stattfindet, kann man sich definitionsgemäß nicht selbst diagnostizieren. Deshalb setzen wir den Begriff »Selbstdiagnose« hier in Anführungszeichen. In der englischsprachigen autistischen Community findet man neben dem Begriff »self-diagnosed« auch »self-identified«, wofür es im Deutschen leider keine gute Entsprechung gibt.
2. Dieser Rat stammt aus: Douglas Adams, Per Anhalter durch die Galaxis (Band 1 der fünfbändigen Intergalaktischen Trilogie).
3. Wir verkneifen uns an dieser Stelle die Anführungszeichen, da diese Personen teilweise wirklich über viel und langjährige Erfahrung, manche sogar über einschlägige Ausbildung verfügen. Leider beharren sie auf einer festen negativen Einstellung gegenüber Autismus, die sie nicht einmal aufgrund der Vielzahl anderer Rückmeldungen von Autistinnen revidieren möchten.
4. »Gatekeeper: Eine Person oder ein System, das den Zugang zu einem Gesundheitsdienst selektiv regelt«, A Dictionary of Epidemiology ([6]2016), Michael Porta, Oxford University Press.

Kapitel 7

1. Lucius-Hoene, Gabriele (2024): Identität. In: M. A. Wirtz (Hg.): Dorsch Lexikon der Psychologie. Bern: Hogrefe. Online unter https://dorsch.hogrefe.com/stichwort/identitaet, https://dorsch.hogrefe.com/stichwort/identitaet.
2. Brecht, Bertolt (2004): *Geschichten vom Herrn Keuner – Zürcher Fassung*. Frankfurt a. M.: Suhrkamp.

Kapitel 8

1. Paschke-Müller, Mirjam S.; Biscaldi, Monica; Rauh, Reinhold; Fleischhaker, Christian; Schulz, Eberhard (2013): TOMTASS – Theory-of-Mind-Training bei Autismusspektrumstörungen: Freiburger Therapiemanual für Kinder und Jugendliche. Berlin: Springer.

2. Ebert, Dieter; Fangmeier, Thomas; Lichtblau, Andrea; Peters, Julia; Biscaldi-Schäfer, Monica; Tebartz van Elst, Ludger (2013): Asperger-Autismus und hochfunktionaler Autismus bei Erwachsenen. Das Therapiemanual der Freiburger Autismus-Studiengruppe. Göttingen: Hogrefe.
3. Grawronski, Astrid; Pfeiffer, Kathleen; Vogeley, Kai (2012): Hochfunktionaler Autismus im Erwachsenenalter. Verhaltenstherapeutisches Gruppenmanual. Weinheim: Beltz.
4. Steinhaus, Martina (2020): Eine Therapiegruppe nur für Frauen. In: C. Preißmann: Überraschend anders – Mädchen & Frauen mit Asperger. Stuttgart: Thieme.

Kapitel 9

1. Weber, Julia ([2]2023): Ich fühle, was ich will – Wie Sie Ihre Gefühle besser wahrnehmen und selbstbestimmt steuern. Göttingen: Hogrefe.
2. Die Liste von Emotionswörtern findest du hier: https://manon-mannherz.de/emotionen.
3. Samulowitz, Anke; Gremyr, Ida; Eriksson, Erik; Hensing, Gunnel (2018): »Brave Men« and »Emotional Women«: A Theory-Guided Literature Review on Gender Bias in Health Care and Gendered Norms towards Patients with Chronic Pain. In: *Pain Res Manag.* 25, S. 6358624. DOI: 10.1155/2018/6358624.
4. van Hecke, O.; Torrance, N.; Smith, B.H. (2013): Chronic pain epidemiology and its clinical relevance. In: *British Journal of Anaesthesia* 111(1), S. 13–18. DOI: 10.1093/bja/aet123.